비전 내공양생법

단전호흡 건강법

머리말

　호흡법은 이미 4,000여년 전부터 문헌에 그 사실이 기록된 중국 고래의 전통적인 자기 단련법이자 자기 요법이다. 호흡법에서 흔히 말하는 「氣(기)」란 곧 만물의 잠재 에너지로서 생명력·복원력·치료력을 갖고 있다. 이러한 「기」의 훈련은 평소 자각하지 못한 내부의 우주적인 생명 조류를 체감하는 데서 시작된다. 마음과 몸의 자기 콘트롤에 의하여 그 「기」의 힘을 최대한으로 발휘, 본래부터 우리의 몸이 가지고 있는 자기 조절 작용(自己調節作用)을 통하여 각종 질병을 예방, 치료할뿐 아니라, 나아가서는 각자가 지닌 신체적·정신적·능력을 고양하여 보다 나은 삶의 지평을 여는 것이다.
　또 이 「기」를 훈련하는 방법에 따라 그 얻는바, 결과도 달라진다. 즉 어떤 훈련은 신체 제어 능력이 증대되어 손가락으로 돌을 쪼개기도 하고, 예리한 칼날 위를 걸어도 베이지않는 등 초능력을 갖게 된다. 텔레비전 등의 매스매디어를 통하여 이런 기공사(氣功師)들의 모습이 전해짐으로써 「기」의 힘에 대한 관심이 높아진 반면, 한편으로는 오해도 생기게 되었다. 즉 「기」의 본래의 목적이 외곡된 것이다. 한 마디로 「기」의 단련은 곧 자기 단련이다. 특정한 병의 예방이나 치료를 위한 것은 더더욱 아니다. 질병의 치료는 그 과정에서 얻어지는 하나의 보너스일 뿐이다.
　앞에서도 기술했다시피 「기」의 단련 목적이 인간의 잠재된 에너지를 발현(發現)시키는 것인바, 그것이 무술(武術)에 응용될 때, 같은 수련을 쌓은 타인보다 강력한 힘을 내기도 하고, 설사 상처를 입더라도 큰 부상을 막을 수 있는 것이다.

또 이는 의학적인 면에서도 이용되는바, 의료 기공 중에서도 오카르트적인 능력이 흔히 사용된다. 실제로 중국에는 환자 치료시 상당히 떨어진 곳에서「기」를 보내어 순간적으로 혈압을 내리기도 하고, 통증을 제거시키기도 하는 의사들이 적지 않다. 이 때 기공사의 손바닥에서「발사」되는「기」는 적외선 측온기(赤外線測温器)나 정전기 증량 탐지 측정기(靜電氣增量探知測定器), 자기(磁氣)를 측정하는 다이오드 장치, 전압 셀라믹 탐지 장치, 혹은 광전자 증배관(光電子增倍管)으로 분명하게 포착할 수 있다. 그러나 그러한 과학적 증거에도 불구하고「기」자체가 무엇인지는 아직도 많은 사람들이 모르는 상태에 있다.

따지고 보면 세포의 DNA가 발견된 것도 20년 전의 일일 뿐이다. 한마디로 우리 스스로에 대한 지식은 아직도 그 시작 단계인 것이다. 그런 면에서 볼 때, 동양의「기」에 근거한 우주관·인간관이 비과학적인 것이 아니라 과학이 아직 인간의 심오한 곳에까지 이르지 못한 것이라 생각할 수도 있다.

따라서 지금까지 인류가 이루어 온「눈에 보이는」과학적 지식을 이용하여「기」가 가진바 거대한 신비의 세계에 도전해 보는 것도 의의있는 일이라 하겠다.

이제 그「기」의 훈련법을 잠시 살펴 보자. 그 훈련의 핵심은「방송(放鬆)」과「입정(入靜)」에 있다.「방송」이란 심신의 깊은 릴렉스 상태를 말하며,「입정」은 명상에 의하여 뇌파(腦波)가 α파로 바뀌어 대뇌 피질이 보호적인 제어 상태에 들어가는 것을 말한다. 입정 중 대뇌의 단위 산소 소모율 저하는 수면 시의 2배에 달하는만큼 「1시간의 기공은 5시간의 숙면과 같다」는 주장의 근거를 여기서 찾을 수 있겠다.

　훈련 방법으로는 좌선(坐禪)처럼 조용히 명상을 하는 「정공(靜功)」과 몸을 움직이는 「동공(動功)」, 신체의 하이 터치 트레이닝인 「안공(按功)」이 있다. 움직임이나 터치가 수반되는 경우라도, 그 움직임이 목적이 아니라 그로써 신경 중추에 작용하는 것이 목적이다.

　특히 현대의 성인병·만성병은 과식·운동 부족·환경 악화·스트레스 등의 복합적인 요인을 가지므로 종래의 의학으로는 치료가 어렵다. 특히 스트레스와 마음의 병이 요인인 경우에는 더욱 그러하다. 반면 「호흡법」은 신경계의 스트레스 배제를 요체로 한 자기 치료인만큼 예방 의학 시대에 사는, 스스로가 스스로를 돌보아야 하는 현대인들의 관심이 높아질 수밖에 없는 것이다.

　어쨌든 우리들의 「기」에 관한 지식은 아직 초보 단계에 있지만, 이를 올바르게 전하여 한 사람이라도 더 많이 실제로 접해 보도록 하는 것이 21세기의 의료와 체육을 위해서도 필요 불가결한 일이라 생각, 이 책을 종합했다. 오류가 있으면 지적을 받고 싶으며 이것이 의료·체육·생명 과학에 관심을 가진 여러분들의 연구를 위한 한 초석이 되기를 바란다.

著 者

차 례

머리말······ 3

제1부 호흡법이란 무엇인가?

제1장 4,000년의 영지(英知)와 새로운 인간학(人間學)······ 14

1. 호흡법의 복권(復權)······ 14
1. 호흡법의 융성······ 14
2. 한방 의학(漢方醫學)과 호흡법······ 15
3. 동서 의학(東西醫學)의 결합 정책과 호흡법에 대한 관심의 발아······ 16
4. 다시 서리를 맞은 호흡법······ 17
5. 다시 태어나는 호흡법······ 17
6. 추진 출신(推陳出新)······ 17

2. 도교(道教)의 양생(養生) 사상과 호흡법······ 19
1. 중국의 양생 사상과 호흡법······ 19
2. 식양·조식·도인·방중(食養·調息·導引·房中)······ 19
3. 기(氣)의 우주관······ 20
4. 잠재 능력으로서의 기(氣)······ 21
5. 외기의 섭취와 내기 연성(內氣鍊成)······ 21
6. 기의 인간관······ 22

3. 《도인도(導引圖)》에서 오금희(五禽戲)로──의료로서의 도인 행기(導引行氣)
1. 행기(行氣)와 도인(導引)······ 24
2. 도인도(導引圖)의 발견······ 25
3. 화타 오금희(華佗五禽戲)······ 27
4. 오금희(五禽戲)의 유전(流傳)과 그 변형······ 27

5. 호흡법의 4대 원류 …… 28
6. 동공과 자기 안마의 계보 …… 29
7. 무술과 관계 …… 30
8. 호흡법과 새로운 인간학 …… 30

제2장 | 기(氣)의 체감 시스템 …… 32

1. 병원이자 학교가 된 이른 아침의 공원 …… 32
1. 우리들의 실천 …… 33

2. 호흡법이란 무엇인가? …… 35
1. 「기」란 무엇인가? …… 35
2. 중국인의 「기」와 우리의 「기」 …… 36
3. 호흡법으로 병이 치유되는 이유를 밝힌다 …… 38
4. 「건강법」에서 산출된, 사람을 위한 건강법 …… 39
5. 「기」를 체감한다 …… 41
   ❶ 49식 경락 운동에서 …… 41
   ❷ 강신 기공(強身氣功)에서 단전공(丹田功) …… 43
   ❸ 신기 운행법(眞氣運行法)에서 …… 46
6. 기의 체감 시스템 …… 47
   ❶ 「의(意)」에 대해서 …… 47
   ❷ 「단전(丹田)」이란 무엇인가? …… 48
   ❸ 「의(意)」와 「기(氣)」 …… 49
   ❹ 색인(索引)이 붙은 자기 해방의 길 …… 51

제2부 실제로 해 보는 호흡법

제1장 | 새로운 호흡법 …… 54

1. 새로운 호흡 요법의 역사적 의미 …… 54
1. 고전 호흡법의 현대적 재편집 …… 54

②. 암의 면역 요법 ······ 55
③. 치료 효과 ······ 58

2. 초급 동공(動功) ······ 60
①. 시작에 앞서 ······ 60
②. 기를 기르기 위한 준비 ······ 61
　❶ 태극 기본공에서 ······ 63
　❷ 노궁을 열다 ······ 67
③. 단전 호흡(丹田呼吸)과 삼개합(三開合) ······ 68
④. 비틀림 운동 ── 정보풍 호흡(定步風呼吸) ······ 72
⑤. 쉬운 보행공(步行功) ······ 74
⑥. 승강 개합 송정공(昇降開合鬆靜功) ······ 76
⑦. 의념 집중법(意念集中法) ······ 80
⑧. 병상·체질(病狀·體質)에 따른 호흡법의 조립 ······ 82

3. 새로운 호흡법의 안마(按摩) ······ 85
①. 머리의 안마(按摩) ······ 85
　❶ 준비 동작 ······ 86
　❷ 인당혈 안마(印堂穴按摩) ······ 87
　❸ 태양혈 안마(太陽穴按摩) ······ 87
　❹ 눈썹과 귀의 안마 ······ 88
　❺ 눈의 안마 ······ 88
　❻ 코의 안마 ······ 90
　❼ 양백·백회·아문(陽白·百會·啞門)의 안마 ······ 90
　❽ 양백·백회·천주(陽白·百會·天柱)의 안마 ······ 91
　❾ 풍지(風池)의 안마 ······ 91
　❿ 예풍(翳風)·예명(翳明)의 안마 ······ 92
　⓫ 도인 회기(導引回氣) ······ 92
②. 발의 용천혈(湧泉穴) 안마 ······ 93

제2장 │ 경락 동공(經絡動功)

1. 암을 극복한 호흡법 ······ 96

2. 「기」체감의 구체성 …… 97
3. 에너지의 흐름으로서의 경락 동공 …… 98
4. 경락 동공의 효과와 실습상의 주의 …… 98
5. 의념—— 자연과의 동화(同化)를 구하며 …… 100

49식 경락 동공(四十九式經絡動功)

예비식 …… 101
제1식 혼원 참립(渾元站立) …… 101
제2식 조정 음양(調整陰陽) …… 102
제1단 통경(通經) …… 103
제1식 회중 포월(懷中抱月) …… 103
제2식 상상 상접(商商相接) …… 105
제3식 장추 화산(掌推華山) …… 106
제4식 금룡 반주(金龍盤柱) …… 106
제5식 주지 통천(柱地通天) …… 107
제6식 엽저 장화(葉底臟花) …… 108
제7식 금착 복도(擒捉伏兎) …… 109
제8식 회중 포월(懷中抱月) …… 109
제9식 상상 상접(商商相接) …… 109
제10식 기침 단전(氣沈丹田) …… 110
● **제2단 순행**(循行) …… 110
제11식 춘풍 파류(春風擺柳) …… 110
제12식 기행 태음(氣行太陰) …… 112
제13식 기행 양명(氣行陽明) …… 113
제14식 기관 백회(氣實百會) …… 114
제15식 노궁 개위(勞宮開闈) …… 115
제16식 노옹 불염(老翁拂髥) …… 115
제17식 기행 궐음(氣行厥陰) …… 116
제18식 기행 소양(氣行少陽) …… 118
제19식 기관 백회(氣貫百會) …… 118
제20식 회중 포월(懷中抱月) …… 119

제21식 상상 상접(商商相接) …… 120
제22식 기침 단전(氣沈丹田) …… 120

● **제3단 도기**(導氣) …… 120
제23식 대붕 압소(大鵬壓嘯) …… 120
제24식 마면 소두(摩面梳頭) …… 122
제25식 동자 배불(童子拜佛) …… 122
제26식 좌우 퇴비(左右推碑) …… 123
제27식 궁신 조미(躬身吊尾) …… 123
제28식 백원 축신(白猿縮身) …… 126
제29식 선학 유슬(仙鶴揉膝) …… 126
제30식 풍파 하엽(風擺荷葉) …… 128
제31식 이용 토수(二龍吐鬚) …… 128
제32식 기도 용천(氣導湧泉) …… 129
제33식 좌우 수침(左右睡沈) …… 129
제34식 저두 사정(低頭思靜) …… 131
제35식 앙면 관천(仰面觀天) …… 131
제36식 뇌후 탁회(腦後托壓) …… 132

제37식 포기 사구(抱氣似球) …… 133
제38식 기도 용천(氣導湧泉) …… 133
제39식 회중 포월(懷中抱月) …… 133
제40식 상상 상접(商商相接) …… 133
제41식 기침 단전(氣沈丹田) …… 134

● **제4단 귀원**(歸原) …… 135
제42식 제갈 무금(諸葛撫琴) …… 135
제43식 쌍용 희수(雙龍戲水) …… 135
제44식 유어 파미(游魚擺尾) …… 136
제45식 기관 운문(氣貫雲門) …… 137
제46식 운문 관폐(雲門關閉) …… 138
제47식 포기 사구(抱氣似球) …… 138
제48식 기도 용천(氣導湧泉) …… 138
제49식 기식 귀원(氣息歸元) …… 139
수식 1 음양 평비(陰陽平秘) …… 141
수식 2 정정 옥립(亭亭玉立) …… 141

제3부 단전 호흡의 이론과 실제

제1장 예비 지식과 기초 훈련 …… 144

1. 활용해야 하는 예비 호기(豫備呼氣)와 예비 흡기(豫備吸氣) …… 144
2. 긴 호기(呼氣)의 훈련 …… 145
3. 호기성 복압·흡기성 복압·지속성 복압·불완전 복압 …… 147
4. 복압계의 사용법 …… 148

제2장 조화 호흡 실습의 기본 사항

1. 자세

1. 상허 하실(上虛下實)에 대해 …… 151
2. 횡격막의 효용 …… 153
3. 가슴 호흡과 배호흡 …… 154
4. 백은 선사(白隱禪師)의 상허 하실 …… 155
5. 상허 하실과 일상 생활 …… 156
  2. 파랑 호흡(波浪呼吸) …… 156
1. 소파랑 호흡(파랑 호흡 2단) …… 158
2. 중파랑 호흡(파랑 호흡 1단) …… 159
3. 대파랑 호흡(파랑 호흡 3단) …… 160

  3. 굴신 호흡(屈伸呼吸 : 동양적 심호흡) …… 162
  4. 대진 호흡(大振呼吸 : 리듬 단전 호흡) …… 164
  5. 완전 호흡(完全呼吸) …… 168
1. 완전 흡기 …… 171
2. 지기(持氣) …… 171
3. 완전 호기 …… 172

  6. 태양 호흡 · 대지 호흡(太陽呼吸 · 大地呼吸)의 개요
        …… 172

제3장 전신 호흡 운동

■ 머리 부분 …… 176
■ 얼굴 …… 176
■ 목 …… 177
■ 팔 …… 177
■ 가슴 …… 177
■ 배 …… 177
■ 등 …… 178
■ 허리 …… 178
■ 엉덩이 …… 178
■ 다리 …… 178
■ 상체 굽혀 펴기 …… 178
■ 발 바닥 …… 178

전신 운동 사전 해설

■ 머리 부분 운동 …… 179
■ 얼굴 운동 …… 180
■ 목 마사지 …… 181
■ 좌우 팔 돌리기 …… 182
■ 상체와 팔의 운동 …… 183
■ 상반신 상하 운동 …… 184
■ 하반신 운동 …… 184
■ 상체 굽혀 펴기 운동 …… 185
■ 두통 해소 …… 186
■ 어깨와 팔 두드리기 …… 187
■ 허리 삐끗 예방 체조 …… 187
■ 누워서 하는 조화 호흡(배꼽 들기 운동) …… 188
■ 줄넘기를 사용한 복압 호흡 운동 …… 189
■ 줄을 사용하여 누워서 조화 호흡하기 …… 190

제4장 │ 단전 호흡법 문답

● 언제 어디서나 할 수 있는 3호 1흡법(三呼一吸法)
…… 192
● 앉아서 하는 마라톤 …… 195
● 아기들의 호흡은 이상적인 단전 호흡 …… 197

● 맺음말 …… 198

제1부
호흡법이란 무엇인가?

제1장
4000년의 영지(英知)와 새로운 인간학(人間學)

1. 호흡법의 복권(復權)

❶. 호흡법의 융성

「호흡법」이 우리에게 아직은 낯설은 말임에는 틀림이 없다. 동양 의학이나 중국 무술을 연구하는 사람들 사이에서나 들을 수 있는 얘기일 뿐이다. 그러나 이웃 중국의 경우에는 성행을 넘어서 하나의 새로운 사회적 현상으로 대두되고 있다. 아침이면 어느 공원에서나 집단으로, 혹은 혼자서 호흡법의 단련에 힘쓰는 사람들을 볼 수 있다. 병원과 요양소에서도 호흡법에 의한 치료가 실시되고 있음은 물론이다. 호흡법에 관한 전문지도 몇 가지 출판되고 있고, 학계(學界)에서도 호흡법의 과학적인 해명을 위한 논쟁이 불을 튀기고 있다.

호흡법의 역사가 긴만큼, 물론 전수자는 있으나 그 전수의 형태가 「한 스승에게서 한 제자로」의 극히 폐쇄적인 성격을 띠어 이렇듯 일반에게 알려져 폭발적인 부움을 일으킨 상태는 극히 최근의 2~3년 사이에 일어난 일이다.

현대의 호흡법이란 정신과 육체의 엑서사이즈이다. 물론 무술가가 큰 힘을 얻고자 하기도 하지만 대중적인 호흡법의 용도는 보건과 질병의 치료에 있다. 결국 요가 등의 오리엔탈 엑서사이즈가, 또 조깅이 대두된 것과 같은 맥락에서 그 부음의 요인을 생각해 볼 수 있겠다. 「스스로 건강을 지킨다」는 세계적 조류의 일환이라고나 할까.

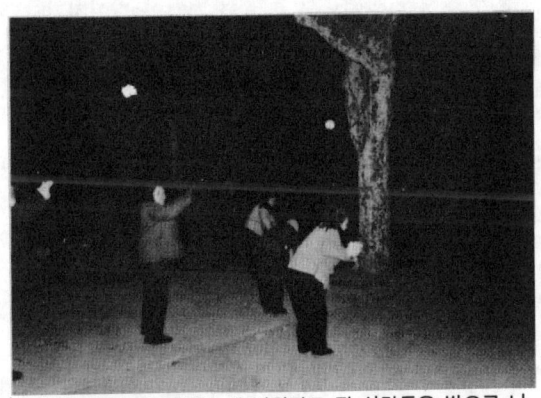

● 아직 동녘으로 햇살이 채 비치기도 전, 사람들은 밖으로 나와 호흡법에 열중한다.

2. 한방 의학(漢方醫學)과 호흡법

4,000년 이상 자료를 더듬어 그 근본을 찾을 수 있는 호흡법은 그 장구한 역사라는 점에서 이미 조깅이나 에어로빅과는 다르다. 중국에서는 일찍부터 예방 의학에 대한 인식이 깊어 지금까지 아무도 고치지 못한 병을 고치는 사람만 「명의(名醫)」라 불렸다. 그러나 그런 명의가 흔할 수는 없다. 따라서 병마와 싸워 이기는 최선의 방법은 평소 스스로 질병에 대처할 수 있는 「예방법」을 개발하는 것이다. 「의식 동원(醫食同源)」, 즉 매일 우리가 섭취하는 음식물이야말로 가장 좋은 의료법이라는 사고 방식도 이에 근거한 것이다. 요즘도 중국인들은 「이것은 보신(補腎)이 되고 저것은 눈병에 효과가 있다」는 식으로 「먹는」 행위를 통하여 병을 고치려 하며, 또 그에 대한 지식도 놀라울 정도이다.

이러한 식사법과 더불어 또 하나 예방 의학의 기간이 되는 것이 호흡법이다. 음식물로 외계의 에너지를 섭취하는 것이 「식사」라면, 호흡을 통해서 에너지를 섭취하고, 다시 그것을 몸 안에서 작용시켜 심신의 건강을 도모하는 것이 곧 「호흡」인 것이다.

따라서 기공은 넓은 의미에서 한방 의학의 일부로 볼 수 있다.

3. 「동서의학(東西醫學)」의 결합 정책과 호흡법에 대한 관심의 발아

1950년대 전반, 중국에서는 한방 의학과 서양 의학 사이에 심각한 대립이 있었다. 「서양식 근대화」의 꿈에 도취되어 있던 일부에서 한방을 비합리적인 미신의 잔재라 단죄, 그 추방 캠페인이 벌어지기도 했다. 그러나 사회의 일각에서는 한방과 서양 의학을 결합시켜 그야말로 새시대의 새로운 의학을 탄생시켜야 한다는 주장이 있기도 했다. 이와 더불어 태극권 등 전통적인 중국 무술의 보급이 활발하게 이루어졌다.

그와 함께 호흡법도 점차 폭넓은 관심을 모아 호흡법에 의한 치료가 여러곳의 병원에서 시도되었고, 따라서 그 임상 데이터가 축적되었다. 1958년과 1964년에는 전국적인 호흡법에 관한 회의가 개최되어 그 많은 유파들이 교류를 시작하게 되었다.

이 호흡법에 대한 연구의 최초의 발아를 리드한 사람이, 현재 「당산 기공 요양원(唐山氣功療養院)」을 이끌고 있는 유 귀진(劉貴珍) 씨이다. 80년대에 이르러 인민중국〉지가 호흡법의 소개를 시작하면서 우선 유 귀진 씨를 소개한것도, 또 한 시대 전의 호흡법 문헌을 집대성한 《기공 정선(氣功精選)》의 머리말에 유 씨의「내양공(內養功)」이 수록된 것도, 모두 그러한 이유에서였다.

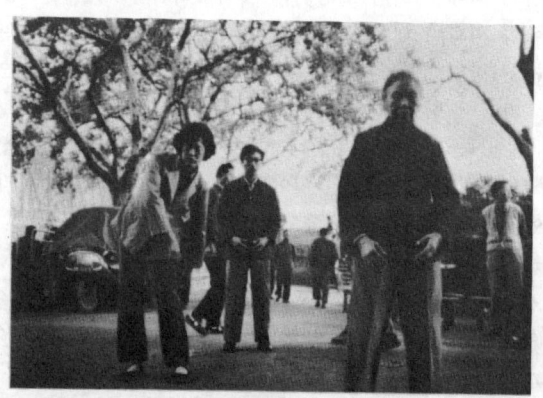

• 학상장을 수련하는 사람들(상해의 황보 공원)

4. 다시 서리를 맞은 호흡법

1964년을 하나의 정점으로 호흡법에 관한 연구는 다시금 정체·후퇴기에 접어든다. 「구풍속·구습관」이라 경시당하게 된 것이다. 그 이유인 즉,

① 호흡법은 침술에 비하여 널리 알려져 있지 않아, 그 신비가 「미신」과 결부되는 오해를 빚었다.

② 침술과는 달리 즉효성이 없어 그 효과를 단기간에 입증하기 어렵다.

③ 호흡법에 흥미를 갖고 연구를 해 온 사람들이 비교적 높은 연령의 인테리 계급으로 그들에게 「반대를 위한 반대」를 하기 위해 깊은 검토도 없이 「구풍속」이라는 딱지를 붙여버린 것이다.

5. 다시 태어나는 호흡법

1970년에서 1980년에 걸쳐 호흡법은 다시 한번 그 빛을 찾게 된다. 이에는 몇 가지 계기가 있었다.

첫째는 1973년 장사(長沙)에서 마왕퇴(馬王推)의 발굴과 함께 도인도(導引圖)가 발견된 일이다. 다만 몇몇 문헌에 의해서만 대략 맥을 짚을 수 있었던 고대 도인술이 상세한 그림으로 발견된 것이다. 그로 인하여 역근경(易筋經)이나 팔단금(八段錦)에 흥미가 있던 사람들의 커다란 반향을 불러일으키게 된 것이다.

두번째는 1978년에 남녕(南寧)에서 개최된 전국 무술 대회에서 많은 무사들이 호흡법을 수련, 그를 바탕으로 한 무서운 괴력을 보여 주었던 것이다. 즉 경기공(硬氣功)·무술 기공(武術氣功)이라고 불리는 손가락으로 돌을 쪼개거나, 날카로운 검(劍) 위에 누워 보이는 등의 묘기가 그것이다. 이들은 본래 무술가가 특출한 힘을 내기 위해, 혹은 무기나 권법에 의해 공격을 받더라도 치명적인 부상을 입지 않도록 하기 위한 훈련법인바, 그것이 일종의 구경거리로서 전해 온 것이다.

마지막 계기는 바로 곽림 여사(郭林女史). 그녀는 호흡법으로 많은 암환자와 만성병 환자를 치유시켜 호흡의 효과에 대한 사람들의 인식을 새롭게 했다. 특히 매스미디어에 의한 보도로 급기야 전국적인 부움을 일으키게 된 것이다.

6. 추진 출신(推陳出新)

오늘날 광범위하게 시행되고 있는 호흡법에는 역근경(易筋經)과 같이 800 여년 전부터 계속되어 온 것과 정좌법(静坐法)이 약 100년 전 정리, 계승된 「내양공」이 있다. 이 중 근자에 이르러 주류를 이루는 것은

옛날 호흡법을 현대인의 요구에 맞추어 재편집한 것이다. 직업병을 위한 체조나 라디오 체조 등의 연공 18법(上海), 기공조(氣功操 ; 천진), 의료조(醫療操 ; 북경)가 그것이다. 「옛것을 익혀 새것을 안다(溫故知新)」, 「베풀고 헤아리면 새로운 것이 나온다(推陳出新)」라는 옛말이 틀림없다고나 할까.

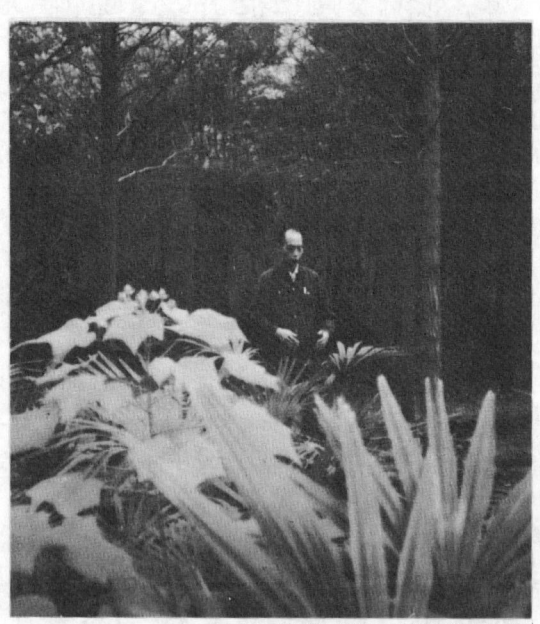

● 참투공(站桩功)「상해의 공원」

2. 도교(道敎)의 양생(養生) 사상과 호흡법

❶. 중국의 양생 사상과 호흡법

 도교가 무엇인가를 한 마디로 설명할 수는 없다. 민간 종교라 할 수도 있겠고, 고대 자연 과학의 집대성이라 해도 좋다. 연금술(화학)·천문학·의학 등의 풍부한 실천적 기술 체계가 함축되어 있으니 말이다. 노장사상(老莊思想)이 곧「도교」라고는 할 수 없으나 그 철학이 커다란 줄기가 되고 있음 또한 부정할 수는 없다.「음양오행」,「역(易)」,「태극 사상」도 이 흐름 속에서 전개된 것으로, 선인(仙人)이 되기를 추구하는 선도(仙道) 역시 하나의 도교적 갈래로 볼 수 있다. 흔히「수신제가 치국평천하 (修身齊家 治國平天下)」라는 유교적 현세 질서의 테두리에서 삐어져 나온 것을「도교적인것」이라 간주하지만 이는 분명히 시정되어야 한다. 유교가 코스모스 철학이라고 한다면, 도교는 카오스의 철학이다. 유교가 표층(表層)의 초자아(超自我)라고 한다면, 도교는 심층(深層)의 무의식이다.
 유교와 도교의 단적인 차이는「내세」관에 있다.「내세」에 대해서 질문을 받은 공자는「현세에 대해서도 알지 못하는데, 어찌 내세에 대한 것을 알 수 있으리오」라 대답했다. 그러나 도교에서는「현세」를 어떻게 초월할 것인가에 주목했다. 영계·귀신·신선을 연구하고「불로 장생」을 구했다. 따라서 도교의 목적이 마치「불로 장생술·양생술」에 있는 것인양 여겨지게 된 것이다. 결국 도교의 현실을 부정하는 철학이 개인적으로는 양생술로 발전되었다고나 할까.

❷. 식양·조식·도인·방중(食養·調息·導引·房中)

 구 덕충(窪德忠) 씨는 도교의 양생술을 「벽곡(辟穀)·복이(服餌)·조식(調息)·도인(導引)·방중(房中)」의 다섯 가지로 나누고 있다. 복이는 식물이나 약이(藥餌)의 섭취법이고, 벽곡은 곡기를 끊어 체내를 정화하는 일종의 단식법이다. 이는 외부 환경에 관련된 것인바, 외단(外丹)이라 불린다. 조식은 호흡법이고, 도인은 체조인데, 단순한 근육 운동이 아니라, 기(氣)를「유도」하여 병을「제거」하는 것이다. 방중이란 규방 요법, 즉 성(性)에 의한 양생법이다. 호흡도 체조도, 성도 모두 체내의 기를 단련하는 것이므로 이들은 내단법(內丹法)이라 불린다.

크게 보아 호흡이란 곧 「기」의 엑서사이즈이므로 조식·도인·방중의 모든 것을 포함한다. 식사를 외기(外氣) 복용이라고 생각하면, 벽곡·복이도 호흡법에 포함되는 것이다. 그러나 통상 내기(內氣)를 「자기 콘트롤」하는 것이 호흡법이라 호칭된다. 방중은 전통 도교에서는 상당한 비중이 부여되고 있었으나, 현대에 이르러서는 「단련 중에는 성생활을 삼가해야 한다」고 엄격히 제한되고 있다. 여기서 그 상세한 사정을 모두 서술할 수는 없으나, 아마도 해방 후 중국을 지배했던 성적 금욕의 전제 —버터 필드가 《중국인 상(上)》속에서 이 문제를 선명하게 파헤치고 있다——에서 비롯된 것이리라 생각된다. 어쨌든 도교에서의 방중은 두 사람이 서로의 기를 해방시키는 「공동의 환희」가 아니라 자신의 기는 내지 않고 상대방의 기만을 탈취하려는 이기적인 싸움이다.

장자(莊子)의 《지북유편(知北遊篇)》에「사람의 생은 기의 모임이다. 모이면 생(生)이 되고, 흩어지면 사(死)가 된다」는 말이 있다. 생명이, 즉「기」그 자체인 것이다. 기를 기분(심리)에 결부시키는 우리의 어감과는 완전히 다른 것이다. 기가 흩어진다는 것은 곧 의식이 집중되지 않음을 말하는바, 장자(莊子)는 기가 흩어짐을 곧「죽음」이라 했다.

3. 기(氣)의 우주관

그렇다면 「기」를 생명의 에너지라 할 수 있는가. 아니 그것도 실은 너무 좁다. 기는 물질 존재의 궁극, 우주의 시원(始源)에 관계된 것이다. 《회남자천문훈(淮南子天文訓)》을 보면 보다 쉽게 이해할 수 있다. 「최초에 확허(霩虛)가 있고, 다음에 우주가 생성되고, 여기에 기가 발생하니, 이에 의하여 천지가 만들어지고 음양이 발생한다. 다음에 4시(四時)가 생겨, 이윽고 만물이 태어났다.」

다음은 《열자천고편(列子天稿篇)》을 바탕으로 한 기술(記述)이다.

「태역(太易)이 있고, 태극(太谷)이 있고, 태시(太始)가 있고, 태소(太素)가 있었다. 태역에서는 기를 보지 못했으나, 태극으로부터 기는 시작되었다. 태시는 형(形)의 시작이었고, 태소는 질(質)의 시작이었다.」 《원기론(元氣論)》을 보자.

「기가 분리되어 하나의 형을 이루지 못했을 때, 기는 하나로 응집되어 계란과 같았다. 즉 완전한 구형(球形)이었다. 이것이 '태일(太一)'이라 불리는 것이다. 그렇듯 아직 혼돈(混沌)의 단계에 있던 '원기(元氣)'는 순수하여 위로 올라 하늘이 되었다. 그리고는 탁해져, 다시 아래로 내려오니 대지가 되었다.」

「인간은 태어날 때 '천지(天地)의 원기'를 받는다. 이 기가 인간의 '신(神)'과 '형(形)'이 되어 '정신(精神)'과 '신체(身体)'가 된다. 또한 인간은 '원일지기(元一之氣)'를 받는다. 이 '근원이 하나인 기'가 타액 및 정(精)이 된다.」

「생태학」이라는 말을 만든 E·헤겔에 의하면 개체 발생(個体発生)은 계통 발생(系統発生)을 반복한다. 그러나 중국적 사고 방식에 의하면, 인간은 태어날 때 이미 천지창조를 체험한다. 이리하여 발생하는 「원기」가 「선천의 기」, 혹은 내기(内氣)라 불린다.

4. 잠재 능력으로서의 기(氣)

현대 동양 의학의 권위자 중의 하나인 구산창랑(九山昌朗) 씨의 《침구 의학과 고전 연구》에 보면 「기에 대해서」라는 짧은 글이 있다. 그는 태역(太易)·태극(太郤)·태시(太始)·태소(太素)의 층 구조론(層構造論)을 소개하면서, 「기(氣)」의 제 1형은 「三」 또는 「乙」이라고 한다. 이것은 「을(乙)」자의 옛형태로서 「을」이란 씨앗으로부터의 발아 상태라 움직임을 구하므로 「걸(乞)」도 된다. 따라서 모든 사물은 활동을 시작하는 시기에는 일단 굽어서 뻗어 간다. 이 굽은 상태는 곧 그 안에 에너지가 충만해 있다는 의미이다」. 모든 행동하는 것은, 우선 굽혀서 뻗치고, 또 굽혀서 뻗친다는 것은 육체 운동이다. 이 행동을 일으키게 하는 원기(原基)가 충실한 상태가 「을」(乙)인 것이다」.

이 「을(乙)」이 「걸(乞)」→「기(気)」로→「기(気)」로 변화했나는 것이다. 따라서 베르그송의 에란 바이탈이 이 「기」의 개념에 매우 가까운 것이라는 것을 알 수 있다.

5. 외기의 섭취와 내기 연성(内氣鍊成)

앙리 마스벨로에 의하면, 고대의 호흡법은 외기의 섭취에 큰 비중이 있었으나 당(唐)나라 때부터 내기 연성(内氣鍊成)으로 관심이 옮겨졌다고 한다.(《도교의 양생술》).

숨을 들이 마신 후, 숫자를 몇 백까지 헤아린 뒤 토한다. 이는 대단히 괴로운 수행으로서 「호흡 300회에 해당되는 시간이 경과하면, 귀는 들리지 않고 눈도 보이지 않고 마음도 이미 비어 아무것도 생각할 수 없다. 그 때 조금씩 숨을 토해야 한다」는 기술을 문헌에서 읽을 수 있다. 또 《왕자교 도인법(王子喬導引法)》에는 「무리하여 오래 호흡을 하면 안된다. 오래 수련하면 저절로 길어진다」라는 말이 있는바, 수행법으로는 이 고행이 요즈음까지 남아, 북경의 백운관(白雲観) 행기법(行氣法)에서는 숨을 멈춘 상태에서 천천히 80보를 걸을 수 없는 사람은 입문(入門)을 허락하지 않으며, 상급자는 1000보 내지 2000보를 걸은 후에야 숨을 토한다.

장자(莊子)의 《태종사편(太宗帥篇)》에 의한 「진인(真人)의 숨은 발뒤꿈치에까지 달하고, 중인(衆人)의 숨은 인후에서 멈춘다」라는 설로부터 여러 장출 기법(長出氣法)과 토납법(吐納法)이 발생되었다. 호흡을 깊게 하면 건강해진다고 하여, 이런 통상의 규정을 벗어난 초인적인 수행법이 나온 것도(아무래도 요가와의 교류 때문이 아닌가 생각되지만) 외기(外氣)를 취하기 위해서인 듯 싶다.

당대(唐代) 이후에는 「호흡에 의해서 취하는 외기는 대체 무엇인가」라는 의문이 제기되어 내기(內氣)를 취하는 데 더 노력하게 되었다. 그러나 길고 느슨한 호흡은 여전히 수행법의 핵으로 보존된바, 이 경우에는 체내의 「원기」를 움직여 단련하기 위함이기 때문에 「외기와 내기를 혼합시키면 안 된다」는 것이다. 어쨌든 오늘날의 호흡법에도 외기 복용을 중요시하는 선도계(仙道系)와 내기 운용을 중시하는 파가 있음은 확실하다. 현실적인 견지에서는 무리하게 숨을 채우는 식의 수련이 아닌 행기법(行氣法 : 필요한 곳에 내기를 보내는 것)이나 연기법(鍊氣法 : 기의 자기 운동에 맡기는 것)을 따라야 할 것이다.

6. 기의 인간관

앞에서 장자(莊子)가 호흡법에 영향을 주었다고 했었다. 그러나 장자 이전부터 호흡법은 왕성하게 수행되고 있었으니, 《외편(外篇)》·《각의편(刻意篇)》에 의하면 「취구 호흡(吹呴呼吸), 토고 납신(吐故納新), 웅경조신(熊経鳥伸)의 술(術)은 장수할 수 있을 뿐이다. 하여 도인사(導引士)나 양형인(養形人), 팽조(彭祖)를 존경하여 장수를 희구하는 사람이 좋아한다」라고 되어 있다. 「웅경조신」에 대해서는 후에 서술하겠다. 「취구 호흡」·「토고 납신」은 호흡법에 의한 신진대사를 말하는 것이다. 「양형」이란 육체만을 중요시한다는 것이리라. 「팽조」는, 800세까지 살고도 「싫다! 아직 죽고 싶지 않다!」고 외치며 죽어간 선인(仙人)의 이름이다.

장자는 장수를 희구하는 사람들을 은연중 멸시한 듯 하지만 생사에 구애받지 않게 되고서야 비로소 모든 것에 초연해질 수 있다는 사상을 갖고 있었으니만큼 당연한 일이리라.

「진인(真人)」이란 목이 거꾸로 매달려 있는 사형수를 말하는 것으로서, 역설적으로 「죽음을 나의 것으로 한 사람」이라는 의미, 즉 생사 초탈을 뜻하는 말이다. 그것이 이른바 장생술의 원조(元祖)가 되었으니, 오해라고밖에 할 수 없지만 어쨌든 「발뒤꿈치로 숨을 쉬는 사람」이라고나 정의할 수 있을까.

진대(晋代)에 도교의 행법을 집성한 갈홍(葛洪)은 《포박자(抱朴子)》 속에서 다음과 같이 쓰고 있다.

「현녀(玄女)·소녀(素女)의 술(術)을 아는 자는 방중술(房中術) 만으로도 선인이 될 수 있다고 했고, 토납도(吐納道)에 밝은 자는 행기(行氣) 만으로 노화(老化)를 막을 수 있다고 했다. 또한 초목(草木)의 방법을 아는 자는 단지 약이(藥餌) 만으로 수명이 무궁하게 된다고 한다. 도(道)를 배웠음에도 그 목표를 성취하지 못함은 이와 같이 편협한 때문이다.」

즉 문파(門派)를 만들 것이 아니라 지혜를 두루 수렴하여 넓은 안목으로 수련을 해야 한다는 뜻이다. 내적인 원기를 배양하는 것이 그 목적이니 말이다. 갈홍(葛洪)이 이들 수행법의 궁극적인 것으로 들고 있는 것이 태식(胎息)이라 호칭되는 것이다. 「 대요(大要)는 태식(胎息)밖에 없다. 코나 입으로 호흡을 하는 것이 아니라 포태(胞胎) 속에 있는 아이와 같이 호흡을 해야 하는 것이다」. 모체 내의 아이는 폐로 호흡을 하지 않고, 배꼽의 탯줄을 통해서 어머니의 원기를 직접 받아들인다. 엄지손가락을 안에 넣고 달걀과 같이 둥글게 주먹을 쥐어, 스스로 내기(內氣)를 복용하여, 수일(守一), 즉 하나(一)로서의 신(神)의 모습을 내관(內觀)하는 명상법에 의하여 사람은 다시 한번 탄생시의 천지 창조와 만날 수 있으며, 그것이야말로 「이런 식일 수 밖에 없는 인생」을 초월하여 몇 번이라도 다시 살 수 있는 길이라는 얘기이다.

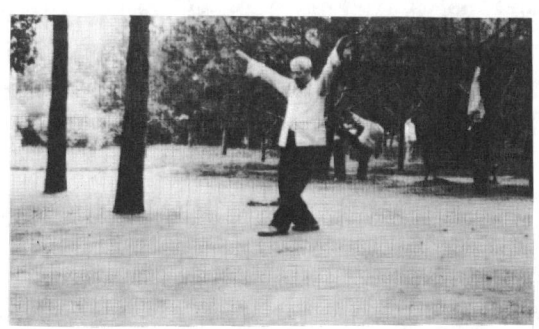

● 대안공(자죽원 공원)

3.《도인도(導引圖)》에서 오금희(五禽戲)로 —— 의료로서의 도인행기(導引行氣)

🔳. 행기(行氣)와 도인(導引)

호흡법은 고대의 「도인」 혹은 「도인행기」와 같다고 인식되고 있다. 방중(房中)을 제외한 내단법(內丹法)이 좁은 의미로서의 호흡법이라고 할 수 있다는 것은 앞에서도 서술한바 있다. 그러나 단편적으로 전해온 까닭에 개념 자체가 혼란되어 「도인=안마」라고 알려져 있기도 하고, 「도인술」이라는 말이 마치 호흡법 그 자체를 가리키는 것인양 사용되기도 한다.

《여씨춘추(呂氏春秋)》의 고락편(古藥篇)에는 고대(古代)의 요(堯)에 속해 있던 씨족(氏族)이 하천이 범람, 지나친 습기와 냉기로 근골(筋骨)이 시들고 축소되자 「춤을 추어 그것을 유도했다」는 기술(記述)이 있다. 즉 우아하고 원활하게 몸을 움직여 동공(動功)을 한 것이며, 「유도((誘導)한다는 것은 「기(氣)를 유도하여 병을 방지하는」것으로 해석된다.

중국 의학 고전인 《황제 내경 소문(黃帝內經素問)》에는 「백병(百病)은 모두 기에 의해서 발생한다. 노할 때는 기가 상승하고, 기쁠 때는 이완되며, 슬플 때는 사라지고, 두려울 때는 내려가고, 놀랄 때는 흐트러진다. 더울 때는 기가 새나가고, 추울 때는 보존되고, 일할 때는 소모되며, 생각할 때는 멎는다」라고 쓰여 있다. 따라서 그 기를 온전히 하기 위하여 약제와 침술이 고안되었지만, 「중앙부는 습기가 많아 허약, 기절, 춥고 열이 나는 등의 질병이 잦아 그 치료에 도인과 발의 안마가 좋다」고 서술되어 있다. 《소문(素問)》과 《영구(靈樞)》의 여러 부분에서도 약만으로서는 치료가 어려우므로 도인을 겸용하는 것이 좋다는 기술(記述)을 볼 수 있다.

춤에 의해 병을 고친다는 것도 상당히 설득력이 있는 말이니, 춤을 추면 소화기를 위시 여러 가지 장애가 제거되어 몸의 긴장이 풀려 균형을 회복, 사소한 병은 치료가 되리라는 것은 당연한 얘기이다.

그런 의미에서는 조용한 사교 댄스 보다는 디스코 등의 격렬한 댄스가 자유 운동이니만큼 보다 효과적이겠다.

2. 도인도(導引圖)의 발견

구체적인 도인의 방법으로,「작무(作舞)」와 함께 남아 있는 것이 「웅경 조신(熊経鳥伸)」이다. 아무래도 해석하기에 어려움이 있지만, 곰이나 새의 「흉내를 낸다」고나 할까. 요가에도 여러 가지 동물의 포즈를 흉내내는 동작이 있는데 그와 마찬 가지로 동물의 자세를 연출함으로써 상실해 버린 야생을 회복할 수 있었다.「태아로 돌아감」과 같이 동물의 상태로까지 퇴보함으로써 생명의 시원(始原)을 보려고 하는 것이다. 《회남자 정신훈(淮南子精神訓)》에는 이것이 6종류로 증가되어,「웅경(熊経)」·「조신(鳥伸)」·「부익(鳬翼)」·「원획(蚖獲)」·「시시(鴟視)」·「호고(虎顧)」라 나와 있다. 그러나 그 해석이 어려웠던바 장사(長沙)의 마왕퇴 삼호 한묘(馬王堆三號漢墓)에서 출토된「도인도」 44도에「웅경」과 「조신」의 해설도가 있어, 그 의미가 밝혀지게 된 것이다. 청나라의 오 상선(呉尚先)이 《이약변문(理瀹駢文)》 속에서 장자(莊子)가 말한 「호흡토납(呼吸吐納)」·「웅경 조신(熊経鳥伸)」의 여덟 자야말로 도인법이라고 서술했을 때는 웅경은 곰이 나무에 올라가서 매달리는 것, 조신은 새가 발을 뻗쳐 나는 동작이라는 주석이 되어 있었으나「도인도」에 의해서 웅경이 매달리는 것이 아니라「곰과 같이 걷는다」는 의미임이 밝혀진 것이다.

이 위대한 발견의 의미는 크지만 그 중 도인도에 묘사된 남녀의 상반신이 알몸, 또는 당시의 서민 복장을 하고 있는 것으로 보아 「도인」이 당시의 서민들을 위한 보건 치료법으로 이용되었음을 알 수 있다는 데 보다 큰 의미가 있겠다. 지배 계급이 장수를 갈구 때는 그 자취가 쉽게 글로 남겨지지만 서민들의 경우에는 그렇지가 못하니 말이다.

이 도해(圖解)의 많은 부분에 제목이 붙어 있으며「웅경」·「조신」도 그 중 하나이다. 제목 중에는「인롱(引聾)」·「인슬통(引膝痛)」이라 붙여진 것이 13가지 정도가 있다. 이는 바로 도인의 인이며 《태청 도인 양생경(太清導人養生経)》에 나오는 「인제 피부 중번기(引除皮膚中煩氣)」와 같은 용법이라고 보이며,「끌어내서 제거한다」정도로 해석할 수 있겠다.

그림에는 정공(静功)과 동공(動功)이 고루 있으며, 입을 벌리고 외치는 수행법도 있다. 이는 소리를 내는 호흡법의 일종이다.

또한 많은 동물들의 이름이 제목에 등장한다. 곰·원숭이·늑대·용·학·솔개 등이 그것이다. 이러한 동물의 이미지 속에서 토템(Totem:血縁物) 신앙의 일면을 상상할 수도 있겠다. 그러나 그보다는 토템적인 자연과의 일체감이 상실된 후에, 인간 행동의 한계를 탈퇴하여 생명의 영

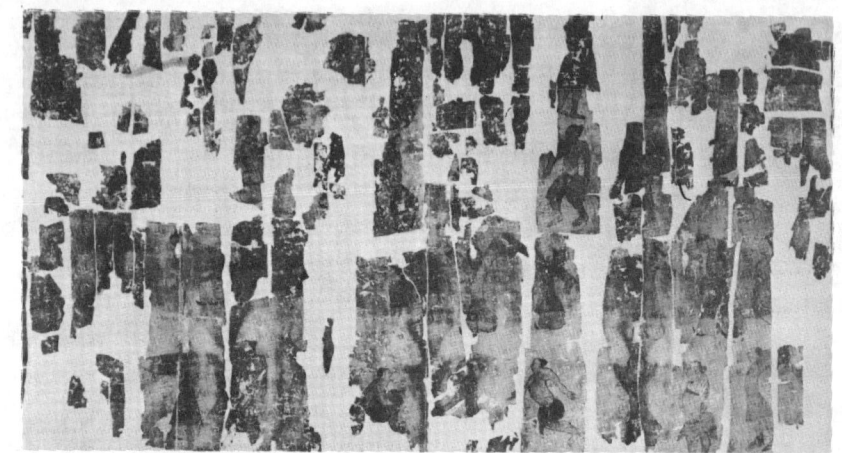

• 3호 한묘에서 출토된 「도인도」

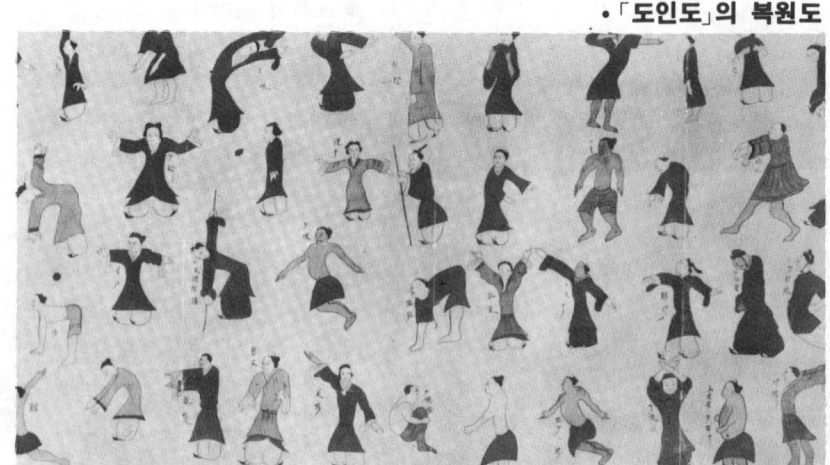

• 「도인도」의 복원도

역을 보다 확장시키고자 하는 염원의 발로가 아닌가 생각된다.
　명나라 송 응성(宋応星)의 《논기(論氣)·기성(氣聲)》 속에는「그 절규는 산과 계곡을 진동시킨다. 수사(修士)에게는 범인이 알 수 없는 도리(導理)가 있으니」라는 문귀가 있다. 신선이 되기를 원하는 수사가 산 속에서 기성을 지르는 등 거의 짐승이 되어 있음을 보았던 것일까.

3. 화타 오금희(華佗五禽戲)

　《후한서·화타전(後漢書·華佗伝)》에 의하면 명의(名医) 화타가 제자인 오진(呉普)에게 이렇게 말했다.
「사람의 몸은 운동을 시켜야 한다. 단 지나치면 안 된다. 몸을 움직이면 소화도 잘 되고, 혈맥의 유통이 원활하여 병이 없어진다. 문설주가 썩지 않는 것과 마찬 가지이다. 옛날의 선인(仙人)은 그래서 '도인' 이란 것을 했다. 웅경(熊経)·시고(鴟顧)로서 목·등·허리 등의 각 부위의 관절을 움직여 노화를 방지한 것이다. 나는 호랑이·곰·사슴·원숭이·새의 5가지 동물을 연출하는 오금희(五禽戲)를 만들었다. 옛사람의 도인과 같으며, 병도 고칠 수 있고 발과 허리도 단련시킬 수 있다. 상태가 나쁘면 자리에 누울 것이 아니라 동물이 되어 보라. 땀이 흘러 온 몸이 가벼워지며, 식욕도 생긴다」.
　화타는 삼국지에 나오는 명의로서 위나라 조조의 병을 고쳐 시의(侍医)가 되어 달라는 간청을 받았으나, 거절하여 옥사(獄死)했는데, 100세를 넘어서도 장년(壮年)과 같았다고 한다. 또 그의 가르침을 빈은 오 진 역시 100세까지 살았고, 90세가 지나서도 눈과 귀가 밝고, 이도 젊었을 때 그대로였다고 전해진다.
　장자(莊子)에서는 2종, 회남자(淮南子)에서는 6종이었던 것이, 여기서는「오금(五禽)」으로 정리되어, 전 오행(五行)·오장(五臟)으로 완성을 보았다.「도인도」의 것과 같은 다양한 호흡법의 세계가 하나로 집약되고, 거기서 또 여러 가지 호흡법의 갈래가 파생된 것이라 볼 수 있겠다.

4. 오금희(五禽戲)의 유전(流傳)과 그 변형

　오금희 자체가, 여러 가지 수법으로 전해진다. 《마적전기(馬賊戰記)》를 보면, 산야를 치달리는 오금희의 모습이 묘사되어 있다. 송 응성이 본 것과 같이 이들이 인간인가 생각될 정도로 기성을 지르고 있었는지도 모를 일이다. 어쨌든 이러한 수법이 정리된 동물 체조로서도 전해지고 있고, 소림 오금희(少林五禽戱)라는 무술로서도, 혹은 마치 신이라도 들린 듯 무의식 상태에서 움직이는 「자발 오금희 동공(自發五禽戱動功)」이란 것도 있다. 따라서 오금희의 진짜 내용을 알아내는 데는 앞으로도 많은 연구가 있어야 할 것이다.

이 외에도 옛 형태가 비교적 잘 전해진 것으로「팔단금(八段錦)」이 있다. 이는《수진십선(修眞十善)》속에「종리 팔단금법(鐘離八段錦法)」으로 종합된 형태에 유래한다. 본래는 좌식(坐式) 상태에서 자기 안마(自己按摩)나 호흡법을 행하는 것이었던바, 현재는 입식(立式)의 팔종 동공(八種動功)이 보통 시행된다.

5. 호흡법의 4대 원류

「그 당시 도교도(導敎徒)였던 저술가들이 각종 종교적 실천에 부수된 도인에 한 언급은, 즉 그 운동은 별도의 것이라고 받아 들이는 편이 옳다」고 앙리 마스페로는 쓰고 있다.「몇 종류의 운동법에 관한 기술(記述)만이 다행히도 오늘날까지 전해져 왔을 뿐, 많은 방법들이 영원히 사라져 버렸다. 그러나 오늘날 남아 있는 방법이 사라진 방법과 비교할 때, 당시 널리 보급된 것이기 때문이라고 단정하는 것은 옳지 않다」.

광주 중산 학원(光州中山學院)의 탁 태굉(卓太宏)씨는「기공 원류 약고(氣功原流略考)」〔《기공정선(氣功精選)》〕속에서 4개의 원천과 4개의 구성으로 호흡법의 원류를 정리하고 있다.「호흡법의 체계는 대별하면 토납(吐納)·운기(運氣)·정좌(靜坐)·참투(站桩)의 4종류로 나눌 수 있다」라고 시작되는 탁 태굉씨의 글을 살펴 보자.

① **토납**(吐納): 옛것을 토하고 새로운 것을 받아들인다, 즉 신진 대사를 말한다. 구체적으로는 호흡법이다. 이에는 첫째로 일반적인 호흡법이 있으며, 보통은 코로 마셔 입으로 토하되(코만을 사용하는 경우도 많다), 가늘고 길며 천천히 숨을 쉬어 몸속의 오염된 물질을 토하고, 새로운 것을 받아들인다. 둘째로는「폐기법(閉氣法)」이 있다. 이는 숨을 들이마신 뒤 일정 시간 멈추었다가 토해 내는 방법으로, 시대에 따라서 여러 가지 방법이 탄생되었다. 어쨌든 호흡법에 있어서「태식(胎息)」이 가장 바람직한 자세임은 앞에서 서술한바 있다. 세째는「육기치병법(六氣治病法)」이며, 육자법·육자결(六字訣)이라고도 하며, 오장과 삼초(三焦) 6가지에 대응한 소리를 내 병을 치료한다.

② **운기**(運氣): 따뜻한 흐름, 혹은 한덩어리의 열기로 지각되는「기」가 몸속을 도는 것을 말한다. 장자의「발뒤꿈치로 숨을 쉰다」는 얘기도

실은 발바닥에 기를 통하도록 호흡을 한다는 말과 같다. 한대(漢代)에 이르러서는 「기침 단전(氣沈丹田)」의 운기법(運氣法)이 시작된다. 「소주천(小周天)」·「통삼관(通三関)」 등도 운기의 일종이다. 상상에 의하여 기를 활동시키는 사이에 실제로 그 부위에 변화가 일어나는 것이라고 탁 태굉씨는 말하고 덧붙여 「이들 현상은 다시 일보 진행시켜 연구해야 한다」고 했다.

③ **정좌**(靜坐): 모든 호흡법은 입정(入靜) 상태를 목표로 하나 그 중 특히 정좌에 의한 진정(鎭靜)이 손꼽힌다. 불교에서는 이를 「좌선(坐禪)」이라 하고, 도교에서는 「정좌」라고 한다. 「조신(調身: 자세를 갖추고)·조식(調息: 호흡을 갖추고)·조심(調心: 입정 상태가 된다)」이라는 세 가지 상태에 의하여 정좌는 호흡법의 왕자가 된다. 탁 태굉씨는 「존상(存想)」·「수지관(修止觀)」·「육묘 법문(六妙法門)」의 세 부문을 들어서 설명하고 있으나 그 설명은 생략하겠다.

④ **참투**(站桩): 자연스럽게 선 자세나, 여러 가지 형으로 정지(靜止)한 상태에서 기를 움직이는 것을 말한다. 이는 무술가들이 주로 이용했던 방법으로 당대(唐代) 이후에 발생한 것으로 보인다. 무술의 기본공(트레이닝)에는 여러 가지가 있으나 그 궁극은 바로 이 「참투」라고 태극권을 위시하여 중국 무술의 각 유파의 고전에서는 말하고 있다. 일종의 서 있는 상태에서의 정좌로서, 토납(吐納)·운기(運氣)와도 관계가 있으나 그 결부 방법은 수행의 각 단계마다 많은 차이를 보인다.

6. 동공과 자기 안마의, 계보

「4대 원류」에서 말하는 호흡법이란 이른바 「정공(靜功)」에 한정되어 있다고 해도 틀림이 없다. 의식적 혹은 무의식적인 신체 운동을 통하여 토납(吐納)과 운기(運氣)를 하는 것이 동공(動功)이라 불리는데 이는 《여씨 춘추(呂氏春秋)》에서 말하는 「작무(作舞)」와 「도인도(導引圖)」에 포함된 증상에 따른 동작, 그리고 오금희(五禽戲)로 집약된 동물 체조 정도를 원류로 한다.

또 하나 자기 안마의 계보가 있다. 몸 표면의 피부·근육·경혈을 마찰하거나 두드리거나, 손을 접촉시킴으로써 기를 유도하거나, 이를 악물어 이 때 나오는 타액으로 양치질을 하여 마시는 것도 옛 도인법 속에 여러번 기술되고 있다. 「동공」에서 근육 골격 계통 운동은 부차적일뿐, 그 진정한 목적은 토납과 운기에 있는 것과 마찬 가지로, 자기 안마도 참다운 목적은 운기에 있다. 때문에 이 역시 호흡법의 일부라고 할 수 있겠다.

7. 무술과의 관계

「소림권」·「태극권」 등의 무술은 고대의 격투기와 호흡법이 어우러져 성립된 것으로서, 동공을 통해서 토납·운기를 하면 반대로 움직임의 질(質)이 변화하여 릴렉스한, 낭비가 없는 힘을 낼 수 있다. [이를 발경(發勁)이라고 한다.] 바로 이 발경을 기본으로 한 것이 이들 권법인 것이다. 그런 의미에서는 무술 또한 호흡의 한 종류라고 할 수 있지 않겠는가. 때문에 고금의 권법가들은 의료에 대한 연구를 게을리하지 않았고, 글자 그대로 「활살자재(活殺自在)」의 경지를 탐구해 온 것이다.

8. 호흡법과 새로운 인간학

현재 중국에서는 이러한 호흡·도인의 역사적 유산을 과학적으로 연구, 발전시키고 있다. 1978년 상해의 원자력 연구소가 호흡법으로 단련한 기공사의 내기(內氣) 및 체외(體外)로 「발사」된 외기(外氣)의 적외선 촬영에 성공했다. 그로서 그들의 기가 훈련을 받지 않은 사람과는 완전히 다른 형태라는 것을 밝힌 이래 「기의 물질성」을 검증하고자 하는 실험이 각지에서 시행되어 왔다. 그러나 그것으로 기의 본체(本體)가 분명해졌다고는 할 수 없다. 차라리 생물학과 의학쪽에서 사고 방식을 바꾸기 시작하는 편이 빠를 것이다. 이미 중국에서는 바이오피드백(biofeedback)과 호흡법의 관련에 강한 관심이 모아지고 있다.

DNA가 발견된 지 이제 20년, 그 유전 정보를 읽는 방법조차 아직 밝혀지지 않고 있으니 우리 자신에 대한 지식은 아직 초보 단계에 있는 것이다. 서양 의학이나 생물학이 인간이나 동물의 시체를 해부한, 즉 해부학의 지식 위에 서서 그 오랜 세월 동안 자기 만족을 해 왔다면, 이제부터라도 생명의 비약으로서의 기를 대상으로 함으로써, 인간 공학은 그 근저(根底)에서부터의 전환이 가능해질 것이다. 3 차원의 공간을 2 차원의 평면에 억지로 끌어다 맞추려는 것과 같은 우를 범하기 쉽지만, 머지 않아 이 「별도의 차원」이 적외선이나 저주파 등의 이미 알려진 카테고리나 「따뜻한 흐름」·「뜨거운 덩어리」라는 식의 느낌에 그치지 않고 분명히 보이게 될지도 모를 일이 아닌가.

이제 호흡법의 유구한 흐름과 이 시대의 인간 과학을 결부시킴으로써 그러한 일은 가능해질 수도 있지 않겠는가?

눈을 감고 당신 몸 속에서 뛰놀 때, 그곳에는 우주가 전개되니, 천지의 시원(始原)을 목격할 수도 있다. 간단한 호흡법이라도 터득만 하면, 한 호흡마다 우주가 수축하고 팽창하는 것을 볼 수가 있다. 이러한 감각은 아직도 「괴로운 휴머니즘」에 머물러 있다고 할 수도 있겠으나, 이를 이 괴로운 세상의 「평화를 위한 기술」로 단련시키는 것도 좋은 일이 아니겠는가!

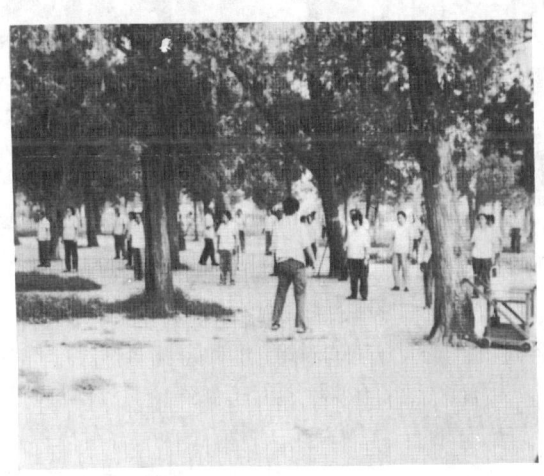

●참투(자죽원 공원)

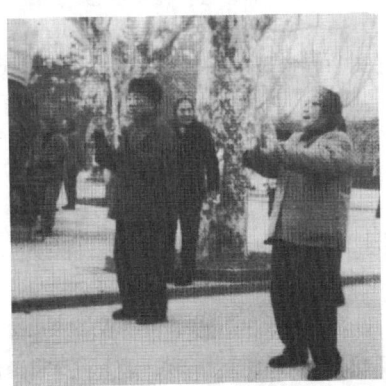

●상해의 공원에서 **호흡법**으로 심신을 단련하는 사람들.

제 2 장
「기(氣)」의 체감 시스템

1. 병원이자 학교가 된 이른 아침의 공원

중국의 아침 거리를 걸어 본 적이 있는 사람이라면 누구나 볼 수 있는 특유한 광경이 있다. 골목에서, 공원에서 전개되는 태극권 등 온갖 무술, 그리고 기묘한「체조」, 나무 아래서, 마치 경치 속의 한 부분인양 미동도 없이 서 있는 사람, 한가하고 거침이 없는 움직임을 조용한 호흡과 함께 계속하고 있는 사람, 마치 나무 등걸을 사랑해 못견디겠다는 듯이 양손으로 계속 쓰다듬는 노파……. 공원 광장이나 큰 빌딩 앞뜰에는 20~30명, 많을 때는 50여명이 집단을 이루어 스스로의 몸을 마사지하기도 하고, 구령에 맞추어 손발을 굽히고는 편다. 그것을 멀리서 보면서 따라서 몸을 움직이는 사람들도 있다.

이런「체조」가 총칭하여「호흡법」이라 불린다. 모두 매우 행복해 보인다. 마치 건강 그 자체를 보고 있는 듯한 느낌이다. 그러나 그 대부분이 환자이거나, 환자였던 사람들이다. 최근의 2~3년 사이에 젊은이들의 참가도가 눈부시게 증가했으며 바로 그들에 의하여 널리 알려지게 된 것이다.

또 한가지 특기할 일은 곽림 노사(郭林老師)의「신호흡 요법」이 있다. 이는 1970년 이래,「암에 효험이 있다」고 알려졌고, 실제로 현재까지 7,000명의 암환자를 사회에 복귀시켰고, 헤아릴 수 없을 정도로 많은 만성병 환자를 회복시켰다.

그리고 1982년 이후「학상장(鶴翔庄)」이라는, 학이 날개를 치는 모습을 주체로 한 호흡법이 전국적인 부움을 일으켜, 그 신속한 효과와 쉽게「기」를 느낄 수 있다는 점에서,「신호흡 요법」을 능가하는 열기로 보급되고 있다.
 이 밖에도 수많은「호흡법」이 있으며, 더구나 각 지방마다 독자적인 호흡법이 있으니 중국 내에만도 그 종류는 수 백에 이른다.
 현재 호흡법을 학습하는 방법으로는「학습반」과「보도참(輔導站: 학습반과 같으나 지도원이 파견된다)」이 공원, 직장 안에 조직되어 있다. 만성병으로 고민하는 사람들은 우선 여기서 2~3개월 수순과 방법·주의점 등을 배운 뒤 각각 이「나무와의 대화」에 들어간다. 대부분 정해진 나무 밑으로 간다. 들고 있던 백 등의 소지품을 가지에 걸어 놓고 1~2시간 정도 그 나무 아래서 지낸 뒤 일하러 가는 것이다. 이렇듯 이른 아침의 공원은「호흡법」을 이용한 병원이자「그것」을 배우는 학교이기도 한 것이다.
 어떤 의사는 나에게 말했다.「호흡은 밥과 같습니다. 그것을 하지 않은 날은 밥을 먹지 않은 것과 같이 곤란을 받습니다」. 의사인 그녀도 매일 아침 거르지 않고「호흡법」을 수행하고 있음은 물론이다. 공원의 사람들도 어지간한 일이 없는 한 쉬는 일이 없다. 일요일에도 가랑비 정도라면 태연히 나간다. 이는 병을 치료하기 위해서가 아니라 그에 대신할 수 있는 즐거움이 없기 때문인 듯하다.

1. 우리들의 실천

 이상과 같은「호흡법」을 나역시 미력하지만 조금씩 소개해 왔다. 그리고 어느 정도의「성과」를 올릴 수도 있었다. 20년 동안이나 잦은 심장발작으로 고생을 해 온 사람이, 호흡법을 수련한지 1개월째부터 눈에 보일 정도의 변화가 나타나 3개월 정도부터는 거의 발작이 일어나지 않게 되어 사회 활동을 시작하게 된 예도 있고, 환절기 때마다 천식으로 고생하던 사람은 어느 단계에서 완전히 정상으로 돌아가기도 했다. 만성 위장병으로 앙상하게 뼈만 남았던 사람이 식욕이 생겨 얼굴색도 좋아지고 10kg이나 체중이 증가되기도 했고, 특히 몸이 노근하고, 의욕이 없는 등의 무기력증에 큰 효과가 있었으니, 몸이 따뜻해지고 가벼워져 스스로도 놀랄 만큼 행동적이 된 사람도 많이 있다.
 이와 같은 효과는 이 외에도 얼마든지 들 수 있는바, 그러나 병이 낫고 낫지 않는 것을 떠나「건강」이란 것에 대한 사고 방식 그 자체를 우리는「호흡법」으로부터 배울 수 있다.
 우리들이 오랜 동안 가까이 해 온 치료 방법, 즉 서양 의학에서는 위가 나쁘면 위를, 심장 기능에 이상이 있으면 심장을 대상으로 치료를 한다. 그 결과 어떤 장기를 치료하기 위한 약이 다른 장기에는 유해한 경우도 있어 또 그를 위한 약이 필요하게 되므로, 결국에는 밥보다도 많은 약을 먹어야 하는 희극 아닌 희극까지 일어나게 된다.

즉 서양 의학에서는 진료가 몸의 이상을 찾는 것이며, 어떤 이상을 발견하면 그것을 인공적으로 배제시키거나 박멸시킨다. 그러나 「호흡법」에서는 이러한 발상이나 방법을 취하지 않는다. 인간의 몸——장기·골격·근육·피부——을 유기적인 소우주로 생각, 그 작용의 근본에 「기」가 있고, 병은 이 「기」의 변조(變調)에 의하여 일어난다고 생각하는 것이다. 때문에 잘못된 「기」의 흐름을 원래의 상태로 돌아가도록 할 때, 저절로 병은 치유되는 것이다. 그리고 가장 좋은 약은 「자기의 몸 속에 있다.」그 약을 활용해서(결국 기를 완전히 흐르게 하여) 병을 극복한다. 이를 서양 의학의 입장에서 말한다면 「면역 요법」이 되겠다. 「호흡법」에서는 병에 걸리는 것도, 또 그것을 치료하는 것도 자기 안에 있는 「힘」에서 구한다. 몸에 대한 철저한 낙천주의가 그 근본을 이루고 있는 것이다. 자기 몸에 대한 철저한 신뢰, 이것이야말로 「호흡법」이 우리에게 가르쳐 주는 가장 큰 교훈이다. 그리고 이 신체관을 보다 확대시켜 주위의 사람들에게까지 넓혀 갔을 때, 사람과 사람과의 관계 또한 달라진다.

몸에 문제가 생겼을 때는 우선 자기 몸에, 상대방의 몸에 대해서 물어 보아 몸에 대한 「지혜」를 서로 배우는 것이다.

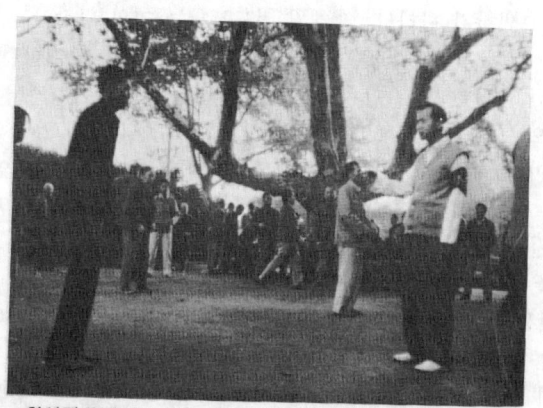

● 학상장(鶴翔庄) : 지도원이 왼쪽 사람에게 움직이는 방법을 가르치고 있다.

2. 호흡법이란 무엇인가?

❶. 「기」란 무엇인가?

「기」가 무엇인가에 대해서는 여러 가지 설이 분분하다. 「전류」라고도 하고, 「자기(磁氣)」라고도 한다. 또 그 어느쪽도 아닌 「미립자」라고 하는 사람도 있다. 아직까지 통일된 견해는 없다. 그 모든 설이 다 옳다. 사람에 따라서 느끼는 방법이 다를뿐.

작년 여름 북경 체육 학원에서 「기」의 사진을 볼 수 있었다. 부원장이 기도 한 매 선생(梅先生)은 「호흡법」의 실천가로서도 유명한 사람으로서, 그가 나에게 보여 준 사진은 상당히 충격적이었다. 손바닥 사진이었는데, 네가 필름을 투시해 볼 때와 같이 검은 땅 속에 5개의 손가락과 손바닥이 희미하게 떠올라 있었다. 어느 저명한 기공사(「호흡법」에 의하여 병을 치료하는 의사)의 손바닥이라고 했다. 「기」를 모아서 발하기 전의 5분 후, 10분 후, 15분 후가 연속 촬영되어 있었다. 「기」가 모이기 전에는 5개의 손가락과 손바닥이 보일락말락할 정도로 희미했다. 5분 후에는 노궁(勞宮 : 손바닥의 가운데 부분)에 직경 2㎝ 정도의 흰 구름과 같은 빛이 나타났다. 10분 후에는 그 빛이 상당히 크게 퍼졌고, 손가락의 봉긋하게 나온 부분마다에도 드문드문 불이 밝혀진듯이 흰 여운이 떠올랐다. 15분 후에는 빛이 더욱 크게 퍼졌고, 20분 후에는 손가락의 빛은 희미해지고 노궁에 마치 빛이 응축된 듯 분명한 여운이 나타났다.

현재 중국에서는 이런 사진 등 여러 가지 측정 기구를 사용해서 「기」의 물질성, 「호흡법」의 「과학성」을 증명하고자 하는 실험이 계속되고 있다. 1982년에 개최된 「중국 체육 학회 운동 의학회」에서도 수많은 의료 기기에 의한 측정 결과가 보고된바, 인체 내의 적외선에 촛점이 맞추어져 있었다. 기공사의 「기」와 같은 물질을 발사하는 기계를 개발하여 치료에 이용하고자 하는 계획도 나왔다. 북경의 모 병원에서 이 기계를 보았다는 사람이 있는바 그의 말에 의하면, 기계의 몸체에 카세트 테이프와 같은 것이 둘러져 있고, 그로부터 코드로 연결된 마이크로폰 형태의 단자가 나와, 그것을 환자의 환부에 대고 치료를 하고 있었다고 한다.

이런 계기 측정, 기계화에 의하여 과연 「기」의 본질이 해명될 것인지는 알 수 없는 일이다. 부분적인 해명은 가능하겠지만, 그러나 이런 시도에서 우리는 중국인의 「기」에 대한 자세, 「기」의 포착 방법을 읽을 수 있다. 그들에게 있어서 「기」란 눈에는 보이지 않지만 분명히 존재하는 「물질」인 것이다. 아니 보인다는 사람도 있다. 나에게 「경락동공(経絡動功)」을 지도한 장 광덕(張広徳) 선생은 항상 수업 후에 「오늘은 너의 머리 위 50cm까지 '기'가 원통상으로 나왔다」라는 말을 했고, 「졸업 시험」도 실습하는 학생의 주위를 걸어 다니며 「기」가 나오는 방법을 보고 합격·불합격을 결정했다.

또한 앞에서 서술한 매선생도 실습 중의 내게 「여지간히 좋은 기가 나오고 있다. 색깔이 푸른 것을 보니 신장의 기로군!」이라는 말을 한 적이 있다. 그에게는 나무 한 그루의 「기」까지도 보인다고 한다. 언젠가 「이보게, 저 나무의 기는 힘이 좋군. 이쪽의 것은 약한 걸.」하며 손가락으로 가리켰지만 유감스럽게도 나에게는 보이지 않았다. 어쨌든 그런 말 속에서 「기」가 얼마만큼 구체적으로 그들의 일상 생활에 존재하고 있는가를 알 수 있었다.

2. 중국인의 「기」와 우리의 「기」

중국인에게 있어서, 「기」는 전반적인 「생명력·활동력」을 의미한다. 「호흡법」에서는 중국 의학을 기초로, 이 「기」를 「선천의 기」와 「후천의 기」로 분류한다. 「선천의 기」란 「원기」·「정기」 등으로도 불리며, 출생 이전, 어머니의 태내에 있을 때부터 가지고 있는 「본래의 생명력」이다. 「후천의 기」는 출생 후에 외부로부터 획득하는 생명력이며, 호흡에 의한 「천기」와 음식에 의한 〔「지기(地氣)」, 「수곡(水谷)의 기」라고도 한다〕로 구성되어 있다. 이 선천·후천의 「기」의 상호 작용이, 생명 활동의 에너지, 즉 「진기(真氣)」를 형성한다는 것이 중국 의학의 이론이다. 「호흡법」

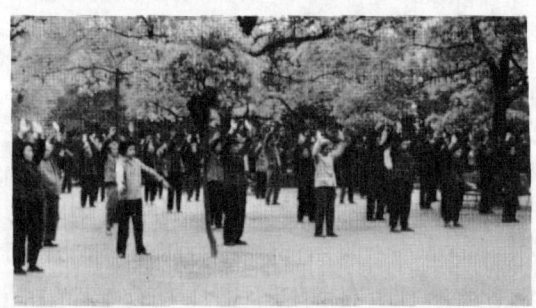

• 이른 아침의 공원은 호흡법의 학교

역시 이「진기」를 단련하는 것이다. 이러한 각종「기」의 관계를 북경 기공 연구회의 고문·초 국최(焦国㩲) 노사(老帥)의 《실용 기공 강신법 (実用氣功強身法)》을 기초로 도표로 하면, 아래와 같다.

도표1 기의 분류

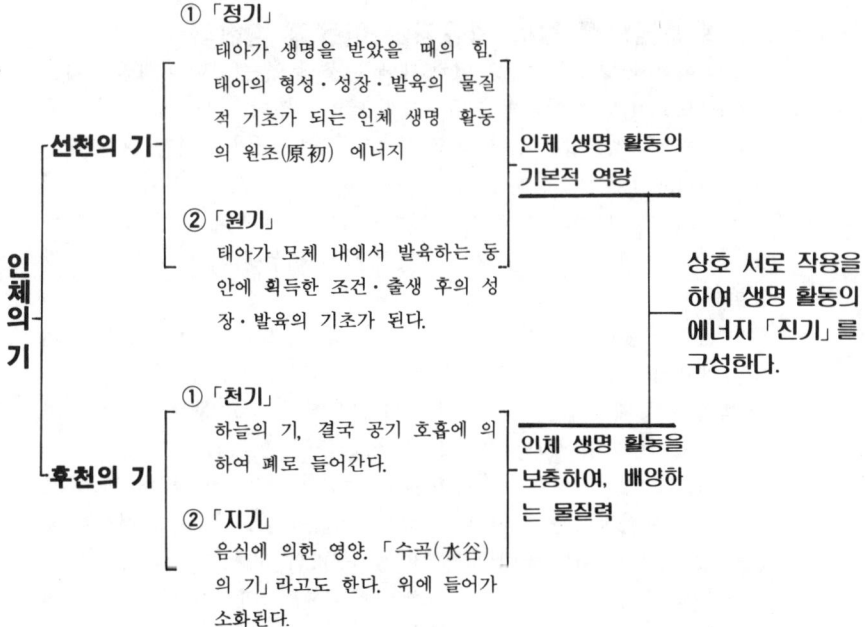

이「기」에 상당한 개념을「기」와 함께 살아오지 않은 타 국민에게 전하기는 대단히 어려우며, 일반적으로는「Breath Exercise(호흡 훈련)」이라는 용어를 사용한다. 확실히「기」의 일면을 표현하고는 있다. 중국어로「단기(短氣)」라 하면, 숨이 짧은, 즉 여명이 얼마 남지 않은 상태를 표시하므로.

대체로 중국인의「기」는 지극히 구체적으로「에너지」를 가리키며, 우리의「기」와 같이「웬지 모르게」·「분위기적인」의미는 없다. 앞에서 말한「원기」는 타고난 생명력이고,「병은 기에서 부터」라는 말도「기」의 막힘, 변조(變調)에서 병이 일어나는 것이라 자연스럽게 이해되는 것이다. 그 점, 일상어에 있어서도 중국인은 우리처럼「기」를 난발하지 않는다.「생기(노하다)」·「기분(분위기)」·「기극요(氣極了：알았다)」·「설

기요(泄氣了 : 실망했다)」와 같이, 분명히 몸 속의 에너지가 상승 (혹은 역상) 하기도 하고, 새나가기도 하는 등 감정의 움직임에 한정되어 있다. 이렇듯 같은 글자를 사용함에도 중국인과 우리는 완전히 다른「기」를 맛보며 살고 있다.

3. 호흡법으로 병이 치유되는 이유를 밝힌다

이런 에너지로서의「기」는 인체 내에 머물러 있는 것이 아니라 자기를 둘러싼 모든 생명 에너지와 교류하도록 열려져 있다고 생각된다. 이른 아침의 공원이「호흡법을 위한 학교」가 되는 것도 단지 공기가 맑기 때문이 아니라, 식물의「기」와 감응—교류— 하기 쉬운 시간대이기 때문이 아닐까.「기」를 연마하는「상대」로는 소나무·잣나무가 가장 좋다고 한다. 이것도「기」의 교류가 오랜 세월에 걸친 경험에 의한 결과임에 틀림 없으리라.

수 많은 호흡법의 유파 중 특히 감동을 받은 것의 하나로「자발공」(의식을 개재시키지 않고 몸 안의 동요, 즉 움직임에 맡긴다. 앞에서 서술한 학상장이 대표적인 예이다)이 있다. 몇 가지 유도 동작 후「참투(선·명상·입선)」에 들어가면 점차 몸이 동요되거나 떨리기도 한다. 그 움직임에 따르고 있자면, 어떤 사람은 새나 동물과 같은 소리를 내기도 하고, 어떤 사람은 아름다운 발레리나와 같이 춤을 추기도 한다. 그 무심한 움직임 속에 나뭇잎이나 풀이나 벌레와의「생명의 교류」가 있는 것이다.

따라서「호흡법」이란 이런 구체적인 에너지로서의「기」를 자기 자신의 내부에서, 그리고 주위에서 체감, 그「기」를 유도함으로써 병을 극복하고, 혹은 건강을 획득하는 시스템이라고 할 수 있겠다.

이는 지금까지의 일상과는 분명히 다른, 새로운 감각을 얻는 것이며 「이제 더 이상은 아무것도 필요없는」만족감과 평온의 경지에 들어가는 것이기도 하다.「경락 동공」에는 연공 전에 묵상하는 4 구절의「노래」가 있다.

「용용쇄사거일변(冗冗瑣事拠一辺)
아여천지공일면(我與天地共一眠)
성래신청기상후(醒來神清氣爽后)
당작지사조서완(当作之事照序完)」

(일상의 자질구레한 것은 모두 던져 버리고, 천지가 일체가 되어 수면한다. 머리가 상쾌하여 마음이 맑아진 후에, 순서를 세워서 연공에 들어간다.)

제1부 호흡법이란 무엇인가? 39

이는 단지 기공에 들어가기 전의 마음의 대비 뿐만 아니라, 도달해야 할 경지를 나타내고 있기도 하다.
「호흡법」에서는 「입정(入靜)」이란 말이 흔히 키 월드(Key word)로 사용된다. 집중하여 무념 무상에 들어간 상태를 말하는바, 대뇌 피질의 이상 흥분이 억제되어, 내장이 활발하게 활동하여 병의 원인이 제거된다는 것이 일반적인 설명이다. 확실히 대부분의 만성병은 일상적인 스트레스, 즉 대뇌 피질의 과도한 긴장에서 발생하는 것인만큼 이론적으로도 충분히 납득할 만하다.
이 「입정」에 대하여 몇몇 선생님들께 질문을 해본바, 대개 「아무것도 생각하지 않는 상태」라는 대답을 얻었다. 그러나 나는 앞에서 서술한 것과 같이 외부에 대하여 완전히 열려진 상태를 「입정」이라고 이해하고 있다.
「선다」는 것을 생각해 보자. 나를 설 수 있도록 하는 지구의 인력, 태양과 별들의 힘을 느끼며 나무와 새, 벌레와 함께 이 힘 속에서 산다. 생태계의 일원으로서의 「나」를 느낀다. 그것은 「서 있다」기 보다는 「세워져 있다」는 느낌이다.
따라서 병을 극복할 수 있음 또한 이 평온함과 충족감에서 비롯되는 것이라 생각할 수 있다. 병과 「싸우는」 것이 아닌, 오로지 개방된 신체 감각을 추구할 뿐이다. 환자임에도 맑기 그지없는 수련자들의 밝은 표정도 그에 연유한 것이리라.
뒤집어 얘기하자면, 환자란 극복해야 할 핸디캡을 짊어진 사람이 아니라, 이런 신체 감각 훈련의 계기, 수색의 자료를 스스로의 몸 속에 가진 행운아인 것이다. 건강한 사람에게 「신체」란 좀처럼 대단한 느낌으로 다가오지 않는 것이므로.

4. 「건강법」에서 산출된, 사람을 위한 건강법

「기」의 훈련인 호흡법의 독특한 장점의 하나는 그것이 몇몇 특정한 사람들의 것이 아니라 환자든 고령자이든 누구나 할 수 있다는 「대중성」에 있다. 앞에서 서술한 바와 같이 2~3년 전까지만 해도 「호흡법」이라면 늙은이나 환자들이 하는 것으로 생각되었으나, 최근에 이르러서는 국가 체육 의원회에서 발간하는 《체육보》등 매스미디어의 적극적인 보도에 힘입어 젊은이와 건강한 사람들의 참가가 부쩍 늘게되었다. 따라서 요즘 「호흡법」의 「주력 부대」는 윤기 있는 얼굴을 가진 노인들이다.
이러한 사실은 소위 「건강법」을 생각할 때 그 의미가 크다. 우리들 주위의「건강법」, 특히 체육 관계의 그것은 한 마디로 건강한 사람이 보다 건강해지기 위한 방법이다. 「에어로빅은 몸에 좋다.」 물론 그렇다. 그러나 그만큼 격심한 활동이 요구되니 이미 어느 정도의 건강을 유지하고 있는 사람이나 할 수 있을 뿐이다. 조깅 등 기타 스포츠들도, 「몸에 좋다」는 것은 충분히 알고 있지만 주저하는 사람이 얼마나 많은가. 또한 정말로「건강법」을 필요로 하는 사람은, 체력에 완전히 자신이 없고, 체조 따위는 할 마음조차 들지 않는 사람들인 것이다.

이와 같은「건강법」을 가장 필요로 함에도「건강법」으로부터 내쫓긴 아웃사이더들에게「호흡법」의 문호는 개방되어 있다.

이는 최초로 중국 의학을 체계적으로 설명한 《황제내경소문(黃帝內經素問)》의「이법 방의론(異法方宜論)」을 볼 때 더욱 명확해진다. 즉 중국 각지에서 발달한 치료법을 간략하게 추려 보면 동쪽 지방에서는 골석 (砭石 : 돌로 만든 수술칼과 같은 것)에 의한「수술」, 서쪽 지방에서는 「독약 (한방약과 같은 약)」, 북쪽에서는「뜸」, 남쪽에서는「침」이 발달했다. 그리고 중앙부는「평지로서 습기가 많고, 식사의 양은 많으나 노동량은 적어 손발이 위축되거나 얼기도 하고 열이 오르기도 한다. 이를 치유하는 데는 도인 안교(導引按蹻)가 좋다」라고 서술한 대목이 있다.

여기서의「도인」이란 사지(四肢)를 움직여 기를 돌리는 것,「안」은 맛사지,「교」는 팔다리를 뻗친다는 뜻으로 결국 호흡법을 말한다. 따라서 호흡법이 운동 부족에 빠진 사람들을 대상으로 한 치료법, 건강법으로서 발생했음을 알 수 있다.

또「운동」의 원리라는 면에서 볼 때도 여러 가지 문제점이 제기된다. 몸을 움직이게 하는 원리 자체가, 우리가 해 온 서양식 체조와는 완전히 다른 것이다. 물론 손발을 움직이기는 한다. 그러나 그것은「기」의 순환을 촉진시키기 위해서일뿐, 근육 단련을 위해서가 아니다. 결국 근육과 골격의 발달에 초점이 맞추어진 서양식 체조에 비하여, 인체 내부의 「기」의 흐름에 중점을 둔 것이「호흡법」이라고 할 수 있겠다. 따라서 「형(形)」은 그다지 중요하지 않다. 형은 기를 흐르게 하기 위해서, 즉 기를 느끼기 위해서 있는 것이다. 또 그 기를 느끼기 위해서는 호흡에 유념해야 한다. 근육의 긴장에 의해서가 아니라,「의(意)」──「의념(意念)」의 집중에 의해서 기를 느낀다. 이를 위해 근육의 긴장은 오히려 마이너스이다.「중의 불중형(重意不重形 : 형이 아니라 의를 중시한다)」이 호흡법의 기본인 것이다.

때문에 온 몸을 릴렉스시켜 의식을 집중시킬 수만 있다면, 아무리 허약한 사람이라도(예를 들어 일어날 수 없는 환자라도) 기를 온 몸 구석 구석까지 보낼 수 있다. 결국 전신 운동을 할 수 있는 것이다.

5. 「기」를 체감한다.

이하에서 3종류의 호흡법을 예로 하여 「기」의 체감을 실습해 보자.

❶ 49식 경락 운동에서

① 노궁개위(勞宮開闓)

한 손을 얼굴 높이로 올려 손바닥이 얼굴을 향하게 한 후 두 눈으로 노궁(손바닥 중앙)을 조용히 바라본다. 손가락은 가볍게 뻗쳐 힘을 빼고, 노궁이 다소 우묵하게 들어가도록 한다. 잠시 후 노궁이 근질거리는 듯한 느낌이 온다. 빙빙 소용돌이를 치는 것 같기도, 전기가 통하는 것 같을 수도 있다. 사람에 따라서는 그 즉시 붉게 「기」가 나타나는 수도 있다.

정식으로는 사진 A와 같이 허보(뒷발에 완전히 체중을 걸고, 체중이 전혀 실리지 않은 앞다리의 발 끝을 든다)로 서서, 한쪽 손의 노궁을 팔꿈치에 붙이는 것인바, 여기서는 의자에 앉아서, 혹은 팔꿈치를 책상에 올려 놓고 해도 좋다. 어쨌든 노궁의 느낌을 구체적으로 포착하라. 「기」가 모이면, 시선을 손바닥에서 떼도 손바닥이 눌리는 듯한 느낌이나 빙빙 도는 듯한 느낌이 남을 것이다. 노궁은 중요한 경혈의 하나로 「기」를 내 병을 치료하는 데도 대부분 노궁이 사용된다. 반신 불수 등의 치료에도 큰 효과가 있는 것으로 알려 져 있다.

② 회중포월(懷中抱月)

양 손의 가운데손가락 끝이 노궁에 닿고, 엄지손가락과 집게손가락이 고리를 만들도록 손가락 끝을 합친다[사진 B 참조. 이하 「동공권(動功拳)」이라 한다]. 양 손의 동공권의 집게손가락 제 1 관절이 접촉하도록 하여 양 팔을 원형으로 만든다. 동공권의 위치는 명치 높이이다. 어깨를 낮추고, 목을 편다. 눈은 엄지손가락이 집게손가락과 만난 곳을 본다. 가만히 이 이음매를 보고 있으면 점차 양 팔로 만든 원으로 둘러싸인 공간이 바깥의 공간과는 별개의 것으로 보이게 된다. 바닥도 붕 떠오르는 듯한 느낌이 든다. 이 때쯤 엄지손가락과 집게손가락에도 열이 나며, 원형을 그린 팔의 안쪽 전체로 따뜻한 느낌이 퍼지기 시작한다. 가슴도 따뜻해진다. 따뜻한 느낌이 원형의 전체로 퍼지면 이윽고 무릎 안쪽·사타

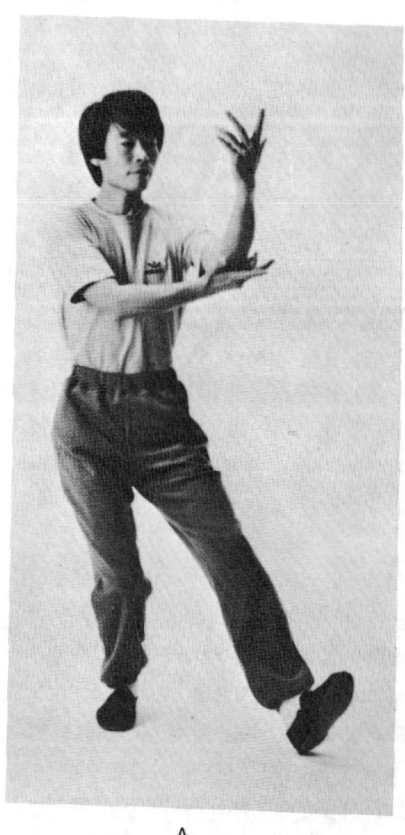 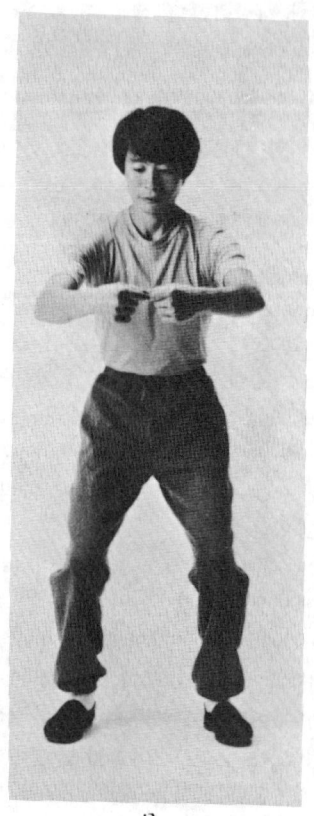

A　　　　　　　　　　　B

구니·회음 부위에 따뜻한 느낌이 나타난다. 허리·배꼽의 주위로까지 따뜻함이 올라올 즈음에는 양 옆구리에 촉촉하게 땀이 밴다.

　수련 중인 사람에게 다가가 팔의 고리 안에 손을 넣거나, 몸 가까이에 손을 대 보면 따뜻한 기운, 혹은 뜨거운 바람이 나오고 있음을 확인할 수 있다. 장소에 따라서는 차가운 바람이 나오기도 한다.

　빠른 사람은 2~3호흡 후에, 늦은 사람이라도 10분 정도면 반드시 무엇인가를 느끼게 된다. 수련자가 차가운 바람을 느끼는 사람도 많이 있는바, 회를 거듭함에 따라 따뜻함으로 변하게 된다. 몸 속의 이곳 저곳에서 떨림과도 같은 움직임이나 장이 빙글빙글 돌며 움직이는 듯한 「내동(內動)」을 느끼는 사람도 많다. 장 노사(張老師)는 폐암의 치료에 이 방법을 쓴다.

제1부 호흡법이란 무엇인가? 43

「제2부」에서 되풀이하겠지만, 처음 느끼는 「기」의 감각인 '만큼, 차분히 해 보기 바란다.

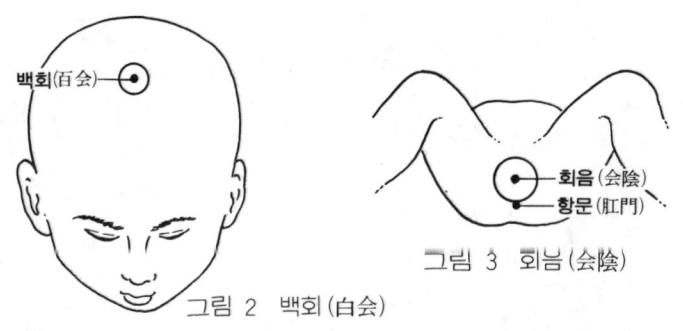

그림 2 백회(白会)

그림 3 회음(会陰)

❷. 강신기공(強身氣功)에서 단전공(丹田功)

① 관기공(貫氣功)

두 발을 허리 넓이로 벌리고 자연스럽게 선다. 두 팔을 몸 옆에서 위로 올려, 팔꿈치를 굽혀 손바닥을 안쪽으로 하여 장심(掌心)이 백회(百會: 머리의 정상부)를 향하게 한다 (◉ 1). 백회 주변에 가벼운 바람이 일어 간지럽히는 듯한 느낌이 인다. 두 손을 몸 앞에서 아래로 낮추기 시작한다 (◉ 2). 아랫배 부근까지 (◉ 3).

이 동작에 맞추어 다음의 3단계로 나눈 기의 흐름을 포착한다.

(1) 처음에는 백회(그림 2)에서 좌우로 나뉜 두 귀를 통하여, 인후에서 하나가 된다. 여기서 다시 2개로 나뉘어 쇠골(鎖骨) → 유두(乳頭)로 내려와 배꼽에서 하나가 되어 회음(그림 3)까지 간다. 다시 한번 나뉘어 두 다리 안쪽 사타구니를 통과하여 용천혈(湧泉穴)에 도달하여, 용천혈에서 바닥 아래 약 90cm까지 들어간다 (그림 4).

(2) 다음에는 백회에서 회음까지 몸의 중심축을 밑으로 떨어뜨려, 회음에서 2개로 나뉘어져 대퇴골의 중심(골수)을 통하여, 용천혈을 빠져 바닥 아래 약 90cm까지 들어간다.

(3) 마지막으로 백회에서 등뼈를 따라 명문(命門: 배꼽 바로 뒤)까지 떨어져, 2개로 나뉘어 두 다리의 바깥쪽을 통하여, 용천혈에서 바닥 아래 약 90cm에 도달한다 (그림 5).

두 손을 올릴 때 천천히 조용하게 숨을 마시고 내릴 때에 완만하게 토한다. 가슴을 펴지 말고, 허리를 젖히지 말고, 머리 정상부가 천장으로

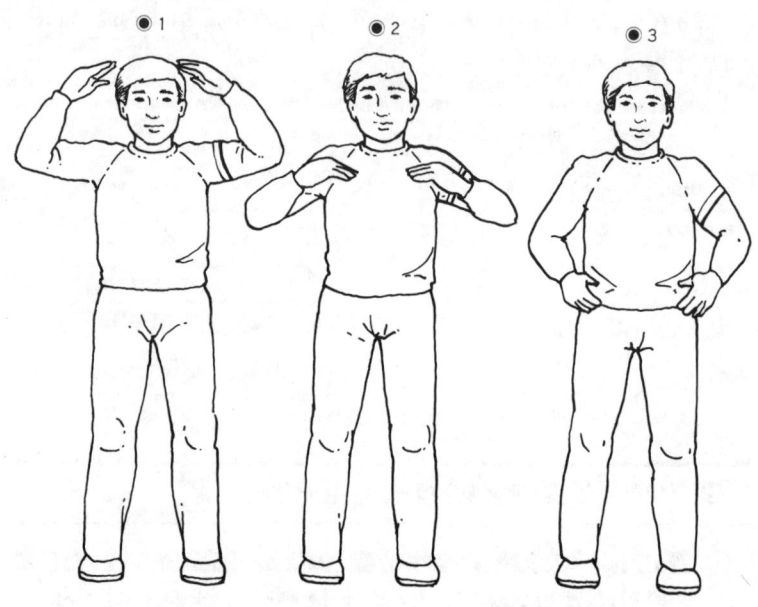

끌어 올려진 느낌으로 등 근육을 편안하게 편다. 무릎을 가볍게 굽히면 하반신의 느낌을 포착하기 쉽다.

이상과 같이 3곳으로 나뉘어진 기의 통로를 통하여 따뜻한 흐름을 느끼거나 서늘한 바람을 느끼게 된다. 또한 손과 발에 열이 나는 듯한 느낌이 들 때도 있다.

② **좌공**(坐功)

의자에 앉거나 (◉ 4), 정좌 혹은 반좌(盤坐, ◉ 5·6) 한다. 복식 호흡으로 아랫배에 의식을 집중하여 그림과 같은 소용돌이 형 회전을 일으킨다(그림 6). (처음에는 이해하기 어렵겠지만 소용돌이가 일어났다고 생각하라.) 남성은 시계바늘이 도는 방향을 정전(正轉)으로, 그 반대 방향을 역전으로 한다. 여성은 그 반대이다. 천천히 정전을 24회 하고 역전도 같은 회수만큼 한다. 36회, 72회, 81로 점차 증가시키는 것도 좋다. 그로서 배꼽의 주위와 깊은 부분에 뜨거운 덩어리와 같은 것이 있음을 느끼게 된다. 마춘 노사(馬春老師)에 의하면 그 영역은 그림과 같다(그림 7).

제 1 부 호흡법이란 무엇인가? 45

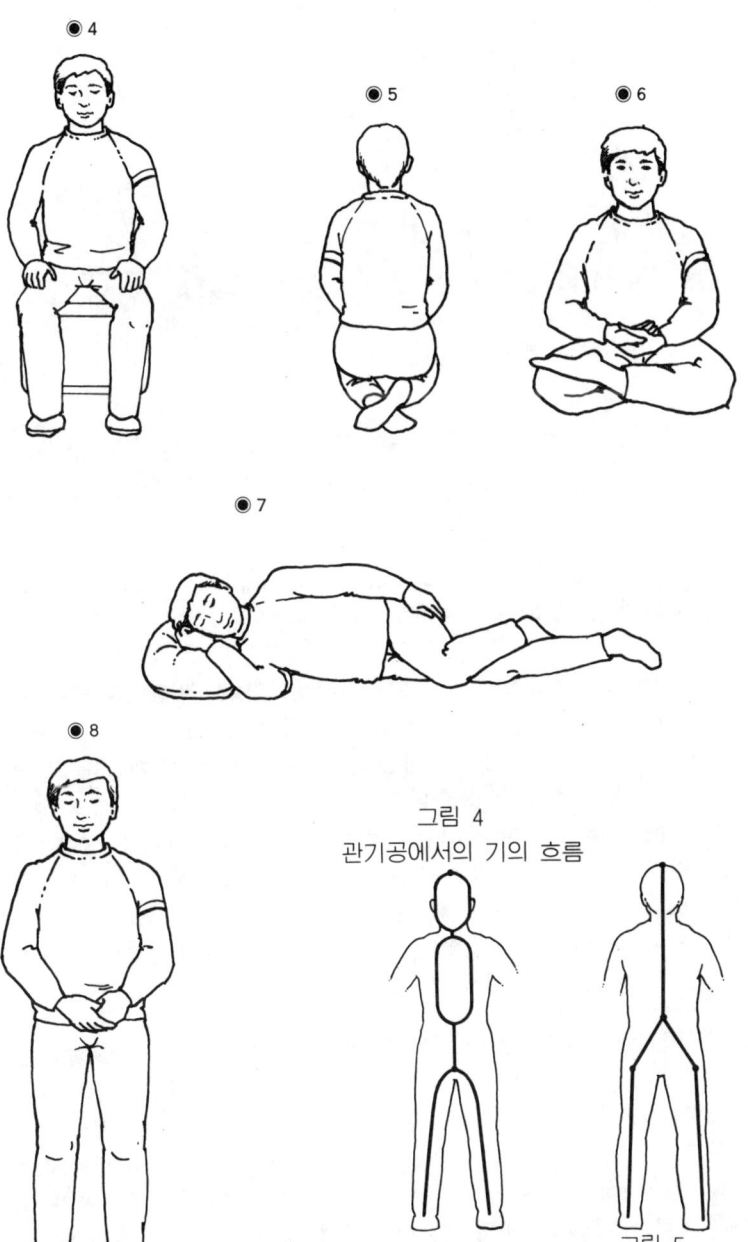

그림 4
관기공에서의 기의 흐름

그림 5
관기공에서의 기의 흐름

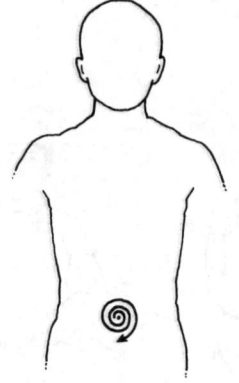
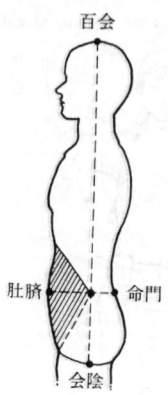

그림 6 좌공에서의 기의 흐름   그림 7 좌공에서의 기가
　　　　　　　　　　　　　　　　느껴지는 범위

❸. 진기 운행법(眞氣運行法)에서

① 들이마신 숨을 명치에 집중시킨다

그림과 같이 좌식(◉ 4), 와식(◉ 7), 입식(◉ 8)의 어느 한 자세가 된다. 잠시 코 끝을 응시한 뒤 눈을 감고 명치 부근에 의식을 집중시킨다[내시(內視)한다]. 숨을 내쉴 때 그 숨이 명치로 내려간다고 생각한다. 숨을 마실 때는 아무 생각도 하지 않는다. 몇번 호흡을 반복하다 보면 명치를 중심으로 따뜻한 기운이 퍼짐을 느끼게 된다. 이 때 한쪽 손의 노궁을 명치에 가볍게 대 보면 즉시 확인할 수 있다. 단 숨을 내쉴 때는 은은하고 가볍게 해야 한다. 따뜻한 느낌을 얻고자 힘을 주어 내쉬면, 오히려 명치가 긴장하여 괴로움을 느끼게 되는 경우도 있다.

② 단전으로 숨을 내린다

명치에 발열을 느끼면, 내쉬는 숨을 아랫배에까지 내려 보낸다. 진기 운행법에서는「한줄기 뜨거운 흐름을 단전으로 보낸다」고 표현하지만, 아랫배 뿐만 아니라, 허리 주위에까지 숨이 내려가는 느낌으로 해야 한다. 이리하여 단전에 기가 모이면 자연히 독맥(督脈)을 따라 올라 간다는 것이 이 소파 노사(李少波老師)의 이론이다. 실제로 아랫배와 허리에 따뜻함을 흠뻑 느끼게 되면 척추 전체로도 후끈한 느낌이 퍼진다.

❹. 릴렉스하게

이와 같이 아랫배와 허리의 따뜻한 느낌·발열감·충실감, 손바닥과 발의 열감이나 전기가 통하는 듯한 느낌, 몸의 여기저기에서 따뜻한 (경우에 따라서는 서늘한) 바람이 부는 것 같은 느낌 등이 우리가 우선 확인할 수 있는 「기」의 감각이다. 상당히 구체적인 감각인바 이를 느끼기 위해 꼭 필요한 두 가지 사항이 있다. 「릴렉스」와 「의식의 집중」이 그것이다. 릴렉스, 즉 「송정자연(松靜自然 : 헛된 힘을 빼고 마음을 안정한다)」은 「기」의 체감을 위한 대 전제이자 목표이다. 긴장하면 절대로 「기」를 느낄 수 없다. 동시에 「기」를 느낌으로써 릴렉세이션의 질도 보다 깊어진다. 단순한 「탈력(脫力)」이 아니라, 몸 전체가 충실한 느낌으로 가득찬 탈력이다.

「노궁개위(勞宮開闈)」의 손을 예로 들면 탈력 상태의 손은 손가락 5개가 모두 힘없이 굽는데, 각각의 손가락 사이에 작은 솜뭉치를 끼워 이 솜뭉치가 찌부러지지도 떨어지지도 않게 의식을 집중하면 순간적으로 손가락에 열이 나기도 하고 피부 밑에 어떤 움직임, 또는 흐름이 있음을 느끼게 된다. 이것을 온몸에 퍼뜨리는 것이 「송정(松靜)」의 감각이다.

❻. 기의 체감 시스템
― 의(意)가 기를 유도한다 ―

❶. 「의(意)」에 대해서

「의」는 비단 호흡법에서 뿐 아니라, 태극권을 비롯 중국 무술 전반에 걸쳐 중요한 키 월드(Key Word)이다. 「용의불용력(用意不用力 : 힘을 사용하지 않고 의식을 사용한다)」, 「의령기(意領氣 : 의로서 기를 유도한다)」, 「의도기도(意到氣到 : 의가 이르면 기도 이른다)」, 「의수단전(意守丹田 : 의가 단전을 지킨다) 등과 같이 빈번히 사용된다. 이 「의」를 우리말에서는 흔히 「의식」이라고 번역하나 정확한 표현이라고는 생각되지 않는다. 「호흡법」에서는 일반적으로 「의」=「의념(意念)」으로 사용된다. 의념이라니, 분명 생소한 말이다.

이 「의념」에 대하여 한 높이뛰기를 지도하는 선생은 이렇게 설명했다. 「눈 앞에 2m 높이의 막대가 있다. 스타트하기 전에 발판까지 점차 속도를 높여 질주하는 나 자신의 모습, 그리고 땅바닥을 밟는 힘, 장대를 화살처럼 던질 때의 폼을 생각한다. 오직 그것에만 집중하여 다른 것은 일체 생각하지 않는다. 이것이 '의념' 이다」.

이것만으로 보아도「의념」이란 이미지를 수반한 마음의 작용을 말하는 것 같다. 따라서 각성된, 분별성을 지닌「의식」에 비하여 보다「감성(感性)」에 가까운 것인 것이다.

또한「의식」에는 과거 → 현재 → 미래로 흐르는 시간이 항상 내재되어 있음에 반하여「의념」은「지금」, 즉 현재에 고정된 마음의 움직임을 가리킨다. 이「의」를 신체의 어떤 부위, 혹은 공간의 어떤 물체, 혹은 특정된 말에 집중한다. 그리고 잡념이 없는 명상 상태인 입정(入靜)으로 들어간다.

❷.「단전(丹田)」이란 무엇인가?

단전의「단」이란「약(藥)」을 뜻하며, 인체에서 가장 귀중한「약」을 만들어 내는 장소로서의「밭(田)」이란 의미이다. 따라서「단전」은 생명력·활동력의 원천이며, 생식력 및 성장력의 기본이 되는 곳이기도 하다. 위치에 대해서는 여러 가지 설이 있어 한마디로 정의하기 어려우나 일반적으로는「상단전」·「중단전」·「하단전」으로 분류하며, 상단전은 백회〔혹은 인당(印堂)〕, 중단전은 배꼽〔혹은 배꼽 안쪽으로 4인치 정도 되는 곳, 또는 명치. 그러나 배꼽 아래 약 3cm에 위치한 기해(氣海) 라는 설도 있다〕, 하단전은 관원〔(関元), 배꼽 아래 약 9cm. 이밖에 기해라는 설, 회음(會陰)이라는 설도 있다〕이다.

단순히「단전」이라고 할 때는, 위치에 다소의 차이는 있어도 아랫배 부근을 가리키며, 관원혈(関元穴)이나 기해혈(氣海穴)을「단전」으로 생각하는 것이 타당한 것 같다. 특히 하단전은 모든 경락이 모이는 곳으로서 기의 흐름의 요체이다. 생명력을 배양하는 곳이자 복식 호흡의 기본력이기도 하다. 태극권에서는 흔히 이 하단전의 충실감을「신장·방광이 비등(沸騰)하는 느낌」이라고 표현한다.

어쨌든「단전」이란 감각이지 위치는 아니다. 그리고 이 단전 감각이야말로,「호흡법」의 재산이며, 수련이 어디까지 진행되고 있는지, 건강이 어느 정도 회복되고 있는지를 재는 척도가 된다.「진기 운행법(眞氣運行法)」에서는 매일 3회, 매회 30분 정도 의념에 의한 훈련을 반복하면 10일 전후에「기침단전(氣沈丹田 : 기가 단전에 이름)」을 느낄 수 있다고 한다. 이 방법에서는 단전 감각이 얻어지면, 단전 주위의 장기, 즉 대장·소장·방광·신장등의 기능이 활성화되어 식욕이 생기고, 대소변의 이상이 조정된다는 직접적인 의료 효과가 있다. 그러나 원기의 충실, 즉 전반적인 체력 강화, 결국 면역성의 향상이라는, 보다 본질적인「의료 효과」가 전제되어 있음에는 두 말할 나위도 없다.

예를 들어 암세포는 중년을 지나면 어떤 사람의 몸에나 나타난다. 일종의 노화 현상으로 암을 생각하는 사람도 있을 정도이다. 그러나 어떤 사람은 실제로 발병을 하고 어떤 사람은 그렇지 않다. 그 차이는 어디에서 오는 것일까. 중국 의학에서는 그 사람 안에 있다고 생각한다. 결국 「내인론(内因論)」이다. 실제로 오늘날의 눈부신 예방 의학의 발달로 인체가 얼마나 많은 질병의 위기에 노출되어 있으며, 또 어떻게 인체의 정교한 메카니즘이 이 위기를 극복, 생체의 균형을 유지하고 있는지,「과학적으로」명백하게 밝혀지고 있다. 따라서 인체의 종합적인 체력이 질병 발생 유무의 결정적인 분기로를 형성하고 있음 또한 증명되고 있다.

「단전」은 이러한 종합 체력의 역량을 표시하는 바로미터이자 그것을 배양하는 장소이다. 지금「무병(無病)」한 상태라 해도 단전에 힘이 없으면, 그 사람은 잠재적인 환자 (숨이 얕으므로 가슴에서 걸려 아랫배에까지 내려가지 않는다)라고 보아야 한다. 반대로 어떤 큰 병을 앓고 있어도 단전에 힘이 있으면 건강하다 (어떤 병이나 스스로의 힘으로 극복할 수 있다)고 할 수 있는 것이다.

❸.「의(意)」와「기(氣)」

이상과 같은 단전 감각은「호흡법」의 기조(基調)를 이루는 것으로서「단전」을 빼고「기」를 말할 수 없다. 이는 말하자면 3000여년 동안 축척된 경험에 의해서 얻어진「직감」이다. 우리나라에서도 이「직감」을 기르는 여러 가지 방법이 발달해 왔다.「천지와의 합일」이든,「자연과의 융합」이든, 외계와 어울리기 위한 센터는 역시「단전」임에 틀림이 없다.

단「호흡법」의 경우, 이 직감에의 일종의 교량으로서「의」의 역할을 최대로 활용한다는 점이 특징이다. 즉 일반적으로 의식 작용의 무의미함을 강조하여,「몸으로」직감하는데 치충함에 반하여 호흡법에서는 의식도 부분적으로 포함된「의」에서부터「직감」으로 들어가는 것이다. 물론 이러한 배경에는「경락」이라는「기의 통로」가 대중적으로 인식된 민족 문화가 있다.「기」를「의」로서 유도한다는 이치가 이미 존재하고 있는 것이다. 또한 그것이 인체의 활동에 어떻게 영향을 미치는지도 의학적으로 대략 밝혀져 있다. 그 결과「직감」을 누구나 구하고, 또 구하여 체험할 수 있다는「대중성」을 갖게 된 것이다.

중국에서 호흡법이 일반인들에게 널리 사랑을 받게 된 데에는 이 「의」의 역할이 크다. 「기」 혹은 「단전」 등의 용어를 우리는 거의 무책임하게 이해하고, 사용해 왔다. 그 이치를 적당히 사용하기도 하고, 신비주의와 적당히 섞어서 사용한 일도 있었다. 그러나 이제는 다르다. 지극히 명확하게, 구체적으로 우리의 눈 앞에 제시되어 있다. 더구나 감각 훈련 단계까지 밝혀져 있다.

그런데 「의」의 집중, 즉 의수(意守)는 앞에서도 말했지만 인체 내에만 한정된 것은 아니다. 꽃·나무·별·하늘 등 외계에 지향시키기도 하고, 「릴렉스한」·「건강한」 등의 언어에 대한 것이기도 하다. 과거에 경험한 쾌적한 감각, 예를 들면 적당한 온도의 물로 샤워를 하는 상태에 집중하는 경우도 있다. 「이일념 대만념(以一念代萬念: 일념으로 만념에 대신한다)」에 의해서, 「심원의마(心遠意馬)」라 일컫듯이 잡념에 사로잡히기 쉬운 마음을 한 점에 멈추는 것이다. 단 어떤 경우에든 단전 감각이 그 축이 됨은 말할 것도 없다. 「의」를 집중하여 릴렉스할 수 있으면, 단전은 자연히 충실해지는 것이다.

그렇다면 「의」는 완벽하게 「기」를 유도할 수 있는가? 내 생각에는 「기」의 움직임의 본질은 그 무질서함에 있는 듯 싶다. 예를 들면 경험으로 「기」를 단전으로 내리려 해도 도대체 되지 않는 일이 있다. 언젠가 좌공(坐功) 중의 일이었다. 양미간 부근에 가벼운 통증이 일어, 그대로 계속하자 그 감각은 코 끝에서 인중(윗 입술의 윗 부분)으로 내려갔다. 혀를 윗턱에 대자, 혀 끝으로 전기에 접촉된 것 같은 느낌이 전해졌고, 다시 혀→턱→인후로 내려왔다. 이윽고는 가슴까지 내려왔고, 그러자 이번에는 감각의 내용이 달라졌다. 내 흉부(胸部)의 늑골(肋骨)에 가벼운 금이 가 있었기 때문이었다. 거기서 잠시 「기」는 머뭇거렸다. 그리고 나서 간신히 명치에서 배꼽으로 내려와 아랫배에 까지 이르렀다. 그 시간이 무려 1시간이나 걸렸다.

반대로 「기」의 움직임의 속도를 지적하는 사람도 있다. 북경 체육 학원에서 민간 의료를 연구하고 있는 이 선생(李先生)은, 「백회에 접촉하면 순식간에 온 몸의 말단에까지 도달한다. 이것이 기의 움직임이다」라고 했다. 또 「대안공(大雁功: 뱁새가 날개를 치는 형태로 우아하게 기를 방출하여 단전에 기를 넣는 공)」을 지도한 장 선생(張先生)도 다음과 같이 말했다.

「단전이 충실하게 될 때까지는 오직 '의'에 의해서만 기를 유도한다. 그러나 점차로 '기단(氣丹): 직경 2~3 cm의 뜨거운 기의 덩어리)' 이 형성되기 때문에 이 때부터는 의념을 중지하고 그 덩어리의 움직임에 따른다. 기단은 독맥・임맥을 돌아, 몸속의 나쁜 곳, 약한 부위에 이르러 그것을 극복한다.」

그렇게 볼 때「기」에는 독자적인 운동 법칙이 있는 것 같다.「의」란 이 법칙에 자기를 피이트시켜 가기 위한 자기 유도라고도 할 수 있을 것이다. 때문에「의」에 의한「기」의 유도에는 한계가 있다.

「호흡법」에서는 이 한계를 인정하나 그 한계의 끝까지「의」를 활용하고자 한다. 그 결과 많은 사람이 할 수 있는 「기」의 체감 시스템을 형성하게 된 것이다.

❹ 색인(索引)이 붙은 자기 해방의 길

결국「기」의 체감으로부터「입정」에 들어가기까지의 과정 전반에 걸쳐 단계가 설정되어 있으나 특히 최초의 도입 부분에 정성을 들인다. 예를 들면 도원 선사(道元禪師)의「지관타좌(只管打坐)」에서 볼 수 있듯이 선(禪)의 세계에서는 스트레이트하게 진리를 향해 돌진한다. 우선 앉는다. 그러나 마음의 조작을 하거나 의식을 사용하는 등의 일체가 부정된다.「의식의 주체로서의 자기」를 버린 세계로, 명상이라는 실천을 통해서 들어가는 것이 출발점이자 도달점이므로 생각해 보면 가장 빠른 길일 수도 있다. 그러나 그만큼 어렵고 우리들 평범한 사람들이, 특히 환자가 이 자기 해방을 달성할 수 있을지 매우 의문스럽다.

「호흡법」에서는 선의 목적과 같다고 할 수 있는 경지, 즉「입정」을 향해 다소 돌아가는 것이라 할 수 있다.「의」란 급한 언덕을 갈지자로 올라가기 위한 도표와도 같은 것이다. 올라가는 사람의 체력과 기운에 맞추어 그때 그때 알맞은 길을 택할 수 있다. 때문에 기공은 색인이 붙은 자기 해방의 길인 것이다.

이 색인은 여기서 소개하는 신 호흡법, 경락 동공과 같은 중국 의학과 결합하여, 특히 경락 중에서도 12정경맥(正經脈)을 사용하는 방법을 통하여 보다 구체적으로 광범위한 것이 되고 있다.「간염이 치유된다」・「위장병에 효험이 있다」는 식으로 각각의 방법이 가진 효과만을 중시한「호흡법」이 증가되어 온 것도 사실이다. 이는 물론「수행」이라는 입장에서 볼 때 정도를 이탈한 것이라고 생각할 수도 있겠다. 병의 회복이 끝이 아니라「무의자연(無意自然)」・「오성(悟性)」이란 보다 차원 높은 세계를 목표로 하는 것이「수행」의 기본 자세이니 말이다. 그러나 병을 실마리로 회복 과정을 통하여「오성」으로 가는 길도 있는 것이다.

쿵후·스포츠·건강·댄스 서적

★ 록스타와 함께 나도 본격파 브레이커
鄭 和 엮음／값 4,500원

모든 것은 변화」한다. 「변화」는 곧 발전이다. 인적 드문 골목 어귀에서 고독한 자신과의 싸움으로 시작된 브레이크 댄스가 이제는 댄스계에 그 이름과 스탭과 비트를 분명히 남기고 있다. 그러나 그 근원이 「보통 아이」들에 있기에, 여전히 보통 아이들은 태어나고 성장하고, 그만의 독특한 스탭을 창조해 나간다. 여기 그 완벽한, 가장 최신의 스탭과 테크닉이 모여 있다.

★ 우리 시대의 뉴웨이브 댄스·뮤직·스타들
鄭 和 엮음／값 5,000원

최신 록 음악을 즐기며 그 비트에 맞추어 할 수 있는 록 댄스가 완벽한 사진 동작으로 해설되었다. 각 페이지마다 그 동작에 알맞은 록 음악이 선별되어 있으며, 「007살인 목격」으로 해체설을 말끔히 씻어 버린 듀란듀란의 근황과 그들의 사생활, 음악을 칼라로 담았다.

특히 「뉴웨이브·펑크·록·브레이크 뮤직」을 위한 새로운 D.J 상(像)의 정립을 위해 혜성처럼 등장한 D.J 스타일 「래퍼」에 관해 상세히 다루었다. 마돈나·신디·로퍼·프린스의 편업용 칼라 화보도 멋진 선물이 될 것이다.

★ 마이클 잭슨과 함께 브레이크 댄싱을!
鄭 和 엮음／값 5,000원

영웅이 없는 시대」에 살면서 영웅을 꿈꾸는 우리들에게 이 스물 여섯 살 난 사내는 상당한 가능성을 암시해 주고 있다. 또한 그로 인하여 우리에게 알려지기 시작한 브레이크 댄스!

책에 나오는 많은 스탭이 어려워 보이지만 연습만 충분하다면 마스터할 수 있다. 연습할수록 좋은 브레이크 댄스.

* 즐거운 재즈 댄스 서림편집부 엮음／값 3,500원
* ★ 최신 디스코 댄스 서림편집부 옮김／값 3,500
* ★ 최신 에어로빅 댄스 서림편집부 옮김／값 3,500
* ★ 챔피언에게 배우는 브레이크 댄스/댄싱 크루
鄭 和 엮음／값 3,000원

跆拳道全書

우리의 국기 태권도가 '86아시안게임의 정식종목으로, '88올림픽게임의 시범종목으로 채택되었다. 이에 종주국으로서의 면모를 지키며 또한 우리의 기술을 전 세계에 알리는 기회로 삼고자, 태권도인이라면 반드시 알아 두어야 할 기본 자세와 품세는 물론, 고급 기술·지도 원리 및 국제심판 규정 및 각종 규칙 등 태권도의 모든 것을 수만 장의 연속 동작 사진과 도표를 이용하여 알기 쉽게 수록한 본서는 태권도인 필독의 지침서이다.

편저자: 김병운·김정록
감수자: 김순배 外 10名

국배판(조대형판)800페이지
영구보존판(고급양장·금박·케스)
고급표지(80파운드 미색 보안지)
값 35,000원

내공(內功)·양생(養生)·단식(斷食)·활법(活法)

* 선·단식 조기법 박종관 지음／값 9,500원
* 기공과 처력술 박종관 지음／값 9,500원
* 기공치료와 호흡건강법 김주호 옮김／값 9,500원
* 비전내공양생법 단전호흡법 김주호 옮김／값 9,500원
* 중국인의 장생비술 7일 완성 단식법
* 합기도 활법 교본 한국합기도연맹／값 12,000원
* 내공·양생술전서 석원태 지음／값 9,500원
* 도인술과 양생법 석원태 지음／값 9,500원
* 태기권(太氣拳) 澤井健一・값 4,000원

정통 쿵후 시리즈

* 쿵후 教範 上 조은훈 지음／값 7,000원
* 쿵후 教範 下 조은훈 지음／값 7,000원
* 진가 태극권 조은훈 지음／값 3,000원
* 중국 무기술 조은훈 지음／값 3,000
* 비문 당랑권 조은훈 감수／값 3,000원
* 도설 중국 무술사 조은훈 지음／값 3,000원
* 쌍절곤·삼절곤 비법 박종관 지음／값 2,500원
* 검술 교본 김상덕 옮김／값 3,000원
* 도술 교본 김상덕 옮김／값 3,000원
* 창술 교본 김상덕 옮김／값 3,000원
* 검술 창술 교본 박종관 지음／값 6,000원
* 소림 흥권 무림편집부 옮김／값 3,000원

* 이소룡의 생애와 사랑 그리고 무술 조은훈 지음／값 5,000원
* 실전 취권 조은훈 지음／값 3,000원
* 당랑 흑호 출동권 박종관 지음／값 3,000원
* 쿵후의 세계 무림편집부 옮김／값 1,500원
* 쌍절곤 백과 이소룡 지음／값 4,500원
* 쿵후 호신술 박종관 지음／값 3,000원
* 절권도 上 이소룡 지음／값 4,500원
* 절권도 下 이소룡 지음／값 4,500원
* 이소룡의 영춘 권법 이영복 옮김／값 3,000원
* 필승격투기 이소룡 지음／값 3,000원
* 당랑대가식·소가식 이소룡 지음／값 3,000원
* 소림 나한권·용권 김상덕 지음／값 3,000원

* 소림 쿵후(호학 쌍형권) 조은훈 지음／값 2,500원
* 소림 학권 박종관 지음／값 3,000원
* 공력권·손빈권·덕벽권 (북파 권법) 무림편집부 옮김／값 3,000원
* 통배권(북파 소림권) 무림편집부 옮김／값 3,000원
* 칠성 당랑권 무림편집부 옮김／값 3,000원
* 팔괘장(각파 원리 총정리) 무림편집부 옮김／값 3,000원
* 십로담퇴·연보권 (북파 소림권) 무림편집부 옮김／값 3,000원
* 소림학권(북권 소림권) 무림편집부 옮김／값 3,000원
* 내공팔권(북파 소림권) 무림편집부 옮김／값 3,000원
* 육단 취 권(영춘다어) 무림편집부 옮김／값 3,000원
* 실용 철사장공 무림부편집 옮김／값 4,000원

최신 스포츠 시리즈

* 전통 무술 택견 송덕기 지음／값 6,000원
* 스포츠 용어 사전 강태형 지음／값 9,500원
* 정통 유도 백과 스포츠편집부 편／값 7,000원
* 실전 씨름 교본 김필széket 엮음／값 4,500원
* 최신 윈드 서핑 교본 서림편집부 편／값 3,500원
* 검도 입문 편집부 옮김／값 2,500원
* 공수도 백과 편집부 옮김／군 간
* 비전 합기도 김상덕 편／값 4,000
* 야구 규칙 해설집 스포츠편집부 편／값 2,500원

* 홀런 야구 편집부 편／값 2,500원
* 필승 배드민턴 교본 스포츠편집부 편／값 2,500원
* 필승 복싱 교본 스포츠편집부 편／값 2,500원
* 최신 유도 기법 이성우 옮김／값 3,000원
* 최신 테니스 기법 스포츠편집부 편／값 3,000원
* 최신 축구 기법 스포츠편집부 편／값 3,000원
* 최신 레슬링 기법 스포츠편집부 편／값 7,000원
* 줄넘기 백과 한국줄넘기협회 지음／값 8,000원

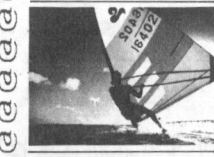

건강·지압·낚시 시리즈

* 백만인의 요가 김주호 옮김／값 3,000원
* 건강 요가체조 서림편집부 편역／값 5,000원
* 여성 헬스클럽 제인존스 지음／값 5,000원
* 자기지압·맛사지·경혈체조 김주호 옮김／값 5,000원
* 비전 합기도 강태정 옮김／값 4,000

* 최신 카메라 기법 정 화 편역／값 3,500원
* 민물낚시의 재발견 이형림 지음／값 3,000원
* 바다낚시의 재발견 이형림 지음／값 3,000원
* 발의 리플렉스 요법 강태정 옮김／값 3,000원

★※★※★
즐겁고 유쾌한
레크레이션 백과 ①·②
정 화 편역／값 3,000원
★※★※★

무림 회원 모집

무림계의 소식과 의문사항을 교류하기 위한 무림 회원을 모집하오니 뜻이 있으신 분은 주소, 연령, 운동 경력, 사진 2매를 보내시면 「무림」지를 보내드립니다.

무술·체육·건강서적의 본산
서림문화사
763·1445, 742·7070

무술인의 도복 및 운동구를 독자의 희망가로 한 판매합니다.

지금 서점에 있읍니다.
서울시 종로구 6가 213-1
(영안빌딩 101호)

무술 수련 문의
국련맹 한국합기회 ☎ 서울 829-8100
한국심판기협회 ☎ 인천 73-9613
한화세유관 ☎ 서울 462-2185
한중무술연합회 793-5411 교환 229

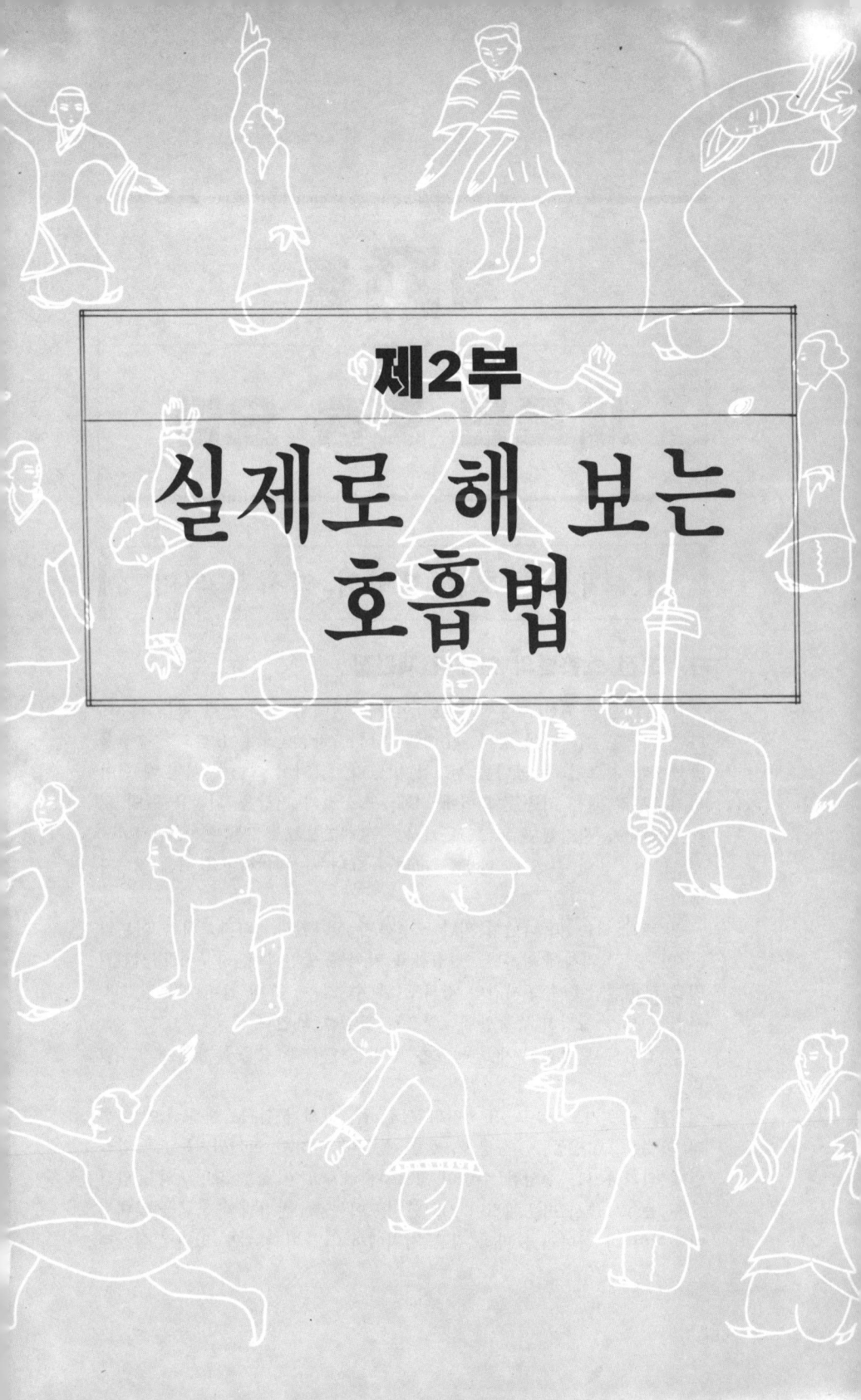

제2부
실제로 해 보는 호흡법

제1장

새로운 호흡 요법

1. 새로운 호흡 요법의 역사적 의미

1. 고전 호흡법의 현대적 재편집

일반 대중을 위한 호흡법의 보급이라는 면에서 우리는 곽 림(郭林)이라는 이름을 기억해야 한다. 40대에 그녀는 자궁암으로 6회의 수술을 받았으나 치료될 수 없다는 선고를 받았다. 급기야 그녀는 어릴 때 할아버지로부터 배운 각종 호흡법에 의해, 스스로의 건강을 되찾을 길이 없는지 연구를 시작했다. 극도로 쇠약한 상태였으므로 단순한 움직임만으로 효과를 올릴 수 있는 방법을 그녀는 그녀 자신의 생명을 위해 찾고자 했다.

결국 곽 씨는 30여년이 지난 오늘까지 살아있다. 환자로서가 아니라, 《인민 중국》 기사에 의하면 「건강하고 기력에 충만하여, 하루에 18시간의 일을 하며, 단숨에 4시간의 강의도 할 수 있는」 슈퍼 할머니가 되었다. 사진을 본즉 상당히 뚱뚱한데, 참으로 건강해 보인다.

그 결과로서 발견된 새로운 호흡 요법은 다음과 같은 특징을 가지고 있다.

첫째 배우기도 쉽고 또 「기의 실감」을 얻기가 쉽다. 예를 들어 좌선과 비슷한 「내양공」·「강장공」 등을 통하여 단전이 뜨거워지는 느낌을 얻게 되기까지는 상당한 수련이 필요하나 「새로운 호흡 요법」의 「단전 호흡」은 그 즉시 따뜻해지기 시작한다. 이는 두 손바닥의 노궁을 맞대기 때문이며 이 실마리를 따라 깊은 경지에까지 들어갈 수도 있다. 실제로

「기」를 느낄 때까지는 아무 재미도 없는 것이 이 호흡법인바, 이러한 의미에서 첫걸음부터가 쉬운 것이다.

둘째 중병 상태에서 만들어져 움직임이 어렵지 않다.

세째 주도 면밀한 체계성과 종합성을 갖고 있다. 예를 들어「내양공」이나「방송공」등은 앉거나 누운 상태에서 의념(意念)과 호흡법을 할 뿐이다.「팔단금」도 기본의 8가지 체조에 일련의 체조를 부가시킨 것으로 어느것이나 의념 도인(意念導引)에 호흡법이 수반된 체조일 뿐이다. 그러나 신기공 곽 림씨가 개발한 호흡법은 그 주축이 되는 보행공(걸어가면서 하는 명상) 외에 정보풍 호흡(定步風呼吸)이나 승강 개합 송정공(昇降開合鬆靜功)이란 동공과 송정 참립(鬆靜站立)과 같은 정공(靜功)이 포함되었을 뿐 아니라 여러 가지 안마 분야도 있다. 송유 소곤 공법(鬆揉小棍功法)이라 불리는 부분은 태극봉(太極棒) 기공이라고 불려온 것의 응용이다. 새로운 호흡법이니만큼, 전통 호흡법의 좋은 부분만을 선택적으로 조립했다는 종합성이 있는 것이다.

네째로 새로운 호흡법은 여러 가지 호흡법의 흐름 속에서도 경락을 통해 기의 흐름을 체감하는 것을 비교적 중시한다. 이러한 점에서 가장 철저한 부분이 경락공·경락 동공인바 모든 동작은 손바닥의 노궁혈(勞宮穴)의 리드하에 이루어지며 허리부에서는 앞쪽의 기해혈(氣海穴)과 등쪽의 명문혈(命門穴) 및 신유혈(腎兪穴)이 결정적인 역할을 한다. 승강 개합(昇降開合)에서는 단중(膻中)·인당(印堂)이 움직임의 마디가 된다. 머리와 발의 안마에서는「경혈 자극」뿐이 아니라 안마를 하는 손가락의 경락에도 신경을 쓴다.

전통적인 호흡법에서는 기껏 임맥과 독맥을 사용한 소주천(小周天)이 있을뿐, 12 정경맥 8기경맥(十二正經脈八奇經脈)을 구체적으로 사용하지 않았다. 새로운 호흡법과 경락공에 의해서 결부되기 시작한 것이라 해도 지나치지 않은바, 호흡법의 새로운 물결을 대표하는 것이라 할 수 있겠다. 또한 막연히「체력이 회복되어 병이 치유된다」는 식이 아니고,「이 경락을 통해서 이런 병을 치유한다」는 식으로 병의 치료 효과가 구체적으로 분절화(分節化) 되기를 바라는, 즉 현대인들의 확증을 원하는 마음에도 연유한 것이라 할 수 있을 것이다.

2. 암의 면역 요법

곽 림씨는《신기공 방치암 증법(新氣功防治癌症法)》(인민 체육 출판사)의 서두에서「이러한 호흡 요법을 일종의 면역 요법이라 부를 수 있다」고 기술했다.

「당장은 주로 외과 수술이나 방사선 치료에 의지하고 있다.……면역 요법에 의지할 수 있는 방법을 계속 연구하고 있으나 이를 암과 난치병 등에 어떻게 응용해야 하는지는 아직 밝혀지지 않았다. 어쨌든 우리들의 새로운 호흡법이 암등 각종 난치병과의 투쟁 단계에서 기뻐해야 할 한 발자욱을 내디딘 것이다」

점차 암으로 인한 사망이 늘고 있다. 외부로부터 병균이 들어오는 것이 아닌, 내부의 세포가 이변을 일으키는 것이 암인바, 종래의 의학은 거의 손을 쓰지 못하고 있는 상태이다.

우선 암의 원인은 완전히 밝혀지지 않았으나 지금까지의 연구로는 세포내 유전자의 손상에 관련이 있다. 인간의 몸은 10조(兆)에 달하는 세포로 이루어져 있는바, 그 눈에 보이지 않는 하나하나에 「DNA」가 카세트 테이프와 비슷한 양식으로 세트되어 있다. 그 속에 생명의 발생으로부터 오늘날까지 진화하는 동안의 정보가, 「인간이란 무엇인가」라는 정보가 축적되어 있는 것이다. 그 때문에 단 하나의 생식 세포로부터 인간이 태어나는 것이다.

그리고 여성의 생식 세포와 남녀의 뇌 세포를 제외한 인체의 모든 세포는 대부분 2주일만에 완전히 바뀐다. 낡은 세포는 버려지고 새로운 세포가 만들어지는 것이다. 그럼에도 계속 같은 사람일 수 있는 이유는 세포 하나하나가, 똑같은 정보가 입력된 카세트테이프의 복제이기 때문이다. 이「복제」야말로 생명 현상의 가장 근본인 것이다.

그런데 이 복제가 제대로 이루어지지 않는 경우가 있다. 그 중 하나는 자연적인 품질 저하이다. 비디오 테이프도 더빙을 2～3회 거듭하다 보면 비가 내리는 것처럼 희미해진다. 이와 마찬 가지로 인간 세포의 복제가 점점 선명하지 못하게 된다. 이것이 노화(老化)이다.

다른 이유는 외적인 요인에 의하여 이 테이프가 끊기는 경우이다. 그런 일이 생식 세포에서 일어날 때 즉「심장은 좌측에, 손가락은 5개」라고 쓰여진 부분이 절단될 때 심장이 우측에 있기도 하고, 손가락이 6개인 아기가 태어나게 된다. 보통 세포라도 「세포란 이런 것」이라고 쓰여진 부분이 절단되면 그 잘못 복제된 세포가 주위의 세포를 먹어 증식하게 되는 수도 있으며 그것이 암이라 불리는 것이다. 결국 노화와 기형, 암은 같은 맥락에서 그 원인을 찾을 수 있는 것이다.

발암 물질에는 담배 연기, 불고기의 까맣게 탄 부분에 있는 TRY·PI·PH 등 여러 가지가 있다. 그러나 가장 큰 것은 석유의 연소 가스이다. 해마다 세계적으로 24억톤의 연소 가스가 대기·물·흙 속에 축적되고 있다. 그 거의 전부가 발암 물질이다. 인간의 몸 속에는 DNA 가 손상을 받더라도 스스로 회복시킬 수 있는 효소가 있으며, 그것이 없으면 부모의 DNA로부터 새로운 인격을 가진 아기가 태어날 수 없다.

1회의 X레이 조사(照射) 만으로도 수 천개의 암세포가 발생함에도 모든 사람이 암으로 죽지 않는 이유는 자기 치유력이 있기 때문이다. 그러나 석유 만능 시대가 30년 이상 계속되어 발암 물질이 과도하게 증가되면, 체내의 자연 치유력만으로는 감당할 수가 없다. 과식・운동 부족・심리적인 스트레스 또한 자연 치유력을 저하시킨다. 만성병이 만연되어 평균 수명은 늘었음에도 노화가 빨라지고, 암이 사망 원인으로 등장한 것은 모두 이런 문명의 산물인 것이다.

그 예방법은 환경을 더이상 악화시키지 않고, 석유와 원자력의 공포에서 탈피할 수 있는 길을 하루라도 빨리 발견하며, 적량의 식사와 충분한 운동・심리적 해방 등에 의해서 종합적으로 체력을 회복하는 것이다. 이는 암 뿐만 아니라 모든 성인병을 위한 예방 의학의 당연한 결론이다. 그러나 이미 암에 걸려 버린 경우에는 어떻게 해야 하는가?

서양 의학이 내 놓은 대답은 현재 세가지이다. 외과 수술에 의한 절제, 방사선 조사, 화학적 항암제가 그것이다. 그러나 앞에서 충분히 논의한 바와 같이 이 세 가지 어느것에나 중대한 문제점이 있다. 첫째로 환부 주위를 5 cm 이상 절제하지 않으면 의미가 없는바, 그만큼이나 절단을 하고도 정상적일 수 있는 부위를 인간의 몸에서 과연 찾을 수 있겠는가?

둘째로 방사선의 경우, 그 부작용은 차치하고라도 방사선으로 암 세포를 죽인다 해도 주위에 새로운 세포를 만든다는 딜레머가 있다.

세째로 항암제의 경우, 피부에 한 방울만 떨어져도 흔적조차 찾을 수 없게 되는 극약이 많다. 간장이 손상되고 머리칼이 모두 빠져 버리는 경우도 있다. 어느것이나 「암은 치유되나 환자는 죽는다」는 당연한 논리에 귀착되고 만다.

이에 초점을 맞추어, 기성 의학계의 반발을 받으면서도 점점 주목을 받고 있는 것이 면역 요법이다. 유명한 의학평론가에 의하면 10년 전만 해도 의사의 90%가 「박멸파」, 즉 「수술・방사선・항암제 밖에 없다」는 입장이었으나 근자에는 60%가 「면역파」라고 한다.

암의 면역법에는 크게 나누어 두 가지가 있다. 하나는 체외로부터의 보충을 통하여 면역력을 강화시키는 것으로서 왁찐처럼 다른 균의 작용을 이용하는 것과 「분말 우유 단식 요법」처럼 유산균을 보충하여 장의 활동을 촉진시키면서 감식을 하여 저항력을 강화시키는 것이 있다. 또 영지(靈芝) 버섯 등의 다당류(多糖類) 자연 식품을 이용하거나 맥류의 어린 잎이나 양파 등에 함유된 유전자 수복 작용(遺傳子修復作用)을 가진 효소를 보충하는 방법도 있다.

이외에 마음과 몸을 근본적으로 변화시키는 트레이닝 법이 있으며, 미국의 사이몬튼 심리 요법, 곽 림씨의 새로운 호흡 요법 등이 그것이다.

사이몬튼 방식은 미국에서 높은 치료 효과를 보이며 급속히 보급되고 있는 것으로서 일정한 대상을, 그것을 마치 실제로 체험한 것과 같은 상태가 될 정도로 분명히 생각해 내는 훈련을—— 매실을 생각하기만 해도 침이 나오는 것과 같이—— 한 후에 자신의 몸 속을 여행하여 암 세포와 싸우는 것이다.

새로운 호흡 요법도 정신 집중이 매우 중요한 요소이며 이 점 사이몬튼 방식과 맥락을 같이한다고 하겠다. 호흡법에서는 「의공(意功)」이 같은 이미지 여행을 이용한 것이다. 그러나 사이몬튼 방식은 전혀 움직임이 없는 「정공(靜功)」이며, 게다가 의식에만 치중, 「기(氣)에 대한 배려가 되어 있지 않으므로 호흡법 쪽이 보다 전체적인 방법이라고 할 수 있다.

이렇게 보면 호흡법은 면역 요법 중에서도 구체적이고 전체적인 방법이라 특정지을 수 있다. 다만 호흡법이 구체적으로 어떤 면역 기구에 관련되어 있는지를 밝히는 것이 숙제로 남아 있을 뿐이다.

현대 의학에서는 유전자 수복(遺傳子修復) 의 메카니즘을 추적, 강화시키는 방법의 발견과 모노크로날 항체라 불리는 유도 미사일과 같은 항체에 항암제를 발라 주위 세포에 영향을 주지 않고 암 세포를 봉쇄하는 방법에 관심을 집중시키고 있다. 이 모두가 바이오 테크놀로지의 혁신적인 방법들이다. 이제 현대의 바이오 테크놀로지가 호흡법이라는 생명력의 증폭 현상 분야에 눈길을 돌려 서로 협력한다면 분명 바람직한 돌파구를 찾을 수 있으리라 생각된다.

③. 치료 효과

1979년 북경시에서는 6개월의 시한부 인생을 선고 받은 암환자 20명이 곽 림씨의 지도에 의해 어떻게 달라지는지 조사했었다. 그로서 조금이라도 호흡법을 한 사람은 모두 1년에서 5년 이상 생명이 연장되었으며, 20명 중 8명은 통상적인 업무에 복귀했고, 7명은 오전 근무에 종사하게 되었다는 놀라운 결과를 밝혀 냈다.

또 1980년에는 북경시의 폐부종 암 연구소(肺部腫癌硏究所)가 50세 전후의 폐암 환자 7명을 곽 림씨에게 부탁했다. 그중 5명은 이미 수술을 받은 사람이었고 2명은 너무 허약하여 수술을 할 수 없는 사람이었다. 반년 후 그들 모두가 눈에 띨 만큼 건강해졌고, 검사 결과 악화된 사람은 아무도 없었다.

특히 해군(海軍)의 고위 간부였던 고 문무(高文斌)씨의 예는 거의 극적이다. 고씨는 1976년에 폐암(우측 폐문의 임파선 암전이증)이라는 진단을 받았다. 수술을 시도, 절개까지 했으나 암 세포가 너무 넓은 범위에까지 퍼져 있어 수술을 할 수 없었다. 방사선과 항암제, 한방 등 온갖 치료를 받았으나 만성적인 불면·식욕 부진·다리의 부종·감기에서 폐염으로의 악화 상태만 계속되었다. 이제 6개월의 시한부 생명을 선고받았을 때 고씨는 호흡법에 대한 빌을 들렸다. 처음에는 반신반의했으나, 로사해 본즉 가능성이 있을 것 같아 1977년 5월에 곽 림의 새로운 호흡법을 시작했다. 처음에는 짧은 시간도 서 있기가 힘들었으나 1개월이 경과하자 식욕이 나고 잠도 깊이 잘 수 있었다. 다리의 부종은 사라지고 기침과 열도 멈추었고, 간장도 정상으로 회복되었다. 3년 후, 그를 검사한 의사는 「기적」이라고 소리쳤다. 그는 아직도 건강하며, 81년부터는 통상 업무를 시작했다.

《신기공 방치암 증법(新氣功防治癌症法)》에는 이외에도 42세의 여성 유암 환자, 홍반성 한창(紅斑性狼瘡)인 44세의 여성, 폐암인 42세의 남성, 악성 임파 육유(惡性淋巴肉瘤)라는 44세의 남성, 식도암인 45세의 남성의 예와 함께 그 진단서와 X레이 사진이 실려 있다.

고전 호흡법이 조용히 그리고 몇몇 소수인에게만 전해져 온 것이라면 이 새로운 호흡법은 퍽 화려하게 데뷰를 했다고나 할까. 곽 림씨의 저술도 어떤 면에서는 상당히 저널리스틱한 점이 있다. 때문에 「암치료만 선전한다」는 비판도 있다. 호흡법 관계자들과 의사 모두에게 말이다. 나도 곽 림씨의 호흡법을 좋아하지만 이것이 「만병 통치」인양 전달할 생각은 없다.

호흡법에도 유행이 있다. 대안공(大雁功)은 매력적인 동공이지만, 전국적으로 유행하는가 싶더니 쇠퇴하여 이제는 몇몇 사람만이 하고 있다. 새로운 호흡법도 폭발적으로 확산되었으니만큼, 빨리 싫증이 날 수도 있다고 생각할지 모르나 그렇게 간단한 문제가 아니다. 어쨌든 호흡법의 입문으로서는 드물게 굉장한 것이니 말이다. 덧붙여 곽 림씨 자신도 그것만이 암치료의 결정적인 수단이라고는 하지 않았다. 현대 의학의 화학·물리 요법을 병용해야 한다고 말했다.

2. 초급 동공(動功)

🔳. 시작에 앞서

내가 중국에서 수련하고 또 그 이후, 나 스스로 고안한 방법과 곽 림씨가 현재까지 발표한 글에 기초하여 새로운 호흡법의「초급공」이라 불리는 입문 코스를 소개하겠다.

곽 림씨가 강조하는 것은 마음의 대비 자세이다. 그녀는「3심을 수립하라」는 말을 자주 한다. 신심(信心)·결심(決心)·항심(恒心) 이 그것이다. 신심이란 건강해진다는 확신을 가지라는 얘기이다. 의심이 사라지지 않는 한 효과를 기대하기는 어렵다.

결심도 같은 것으로「해 낸다./」라는 마음의 대비, 항심은「지속하는 의지력」이다.

이는 매우 중요한 사항이다. 왜냐 하면 서양 의학·침·안마·한방약 등의 경우에는 전문가에게 나를 맡기는 것, 즉 수동적인 자세가 되므로, 치유된다는 확신이 반드시 필요 불가결한 요소라고는 할 수 없다. 그러나 이 새로운 호흡법뿐만 아니라 모든 호흡법의 주체는 나 자신이다.「여기서는 자신(自信)이 선결 조건이다. 자신이 없이 결의를 공고히 할 수는 없다」고 곽 림씨는 누차 강조했다.

그러나 자신이 저절로 나오는 것은 아니다. 이에도 충분한 준비가 필요하다.

① 집중하고 하면 기분이 좋다.
② 몸 속에서 무엇인가 변화가 생긴다.

이 두 가지 감각이 시작을 가능하게 한다.

물론 효과가 구체적으로 나타나면, 예를 들어 계단을 가볍게 뛰어 오를 수 있게 되었다든가, 깊이 잠들어 아침에 일어나면 기분이 좋다든가, 배에 손을 대면 즉시 등쪽의 신장이 따뜻해지며 자신감도 깊어진다. 또 이러한 행동뿐 아니라「호흡법」을 여러 가지 각도에서 생각해 보는 것도 중요하다.「3심 수립」그 자체에만 오랜 과정이 필요한 것이다.

곽 림씨는「의·식·주(衣·食·住)」에 주의를 하고 있다.

『옷은 몸을 조이지 않고 헐렁해야 한다. 보온에 유의해야 하며 바닥이 딱딱한 구두는 좋지 않다. 자극성 있는 음식은 피하며, 술과 담배는 끊어야 한다. 식후 1시간 지난 후에 수련을 하며, 수련 후 식사까지는 30분 이상 공간을 두어야 한다. 신선한 공기를 위해서 창문을 열고, 혹은 집 밖에서 하는 것이 좋다. 될 수 있으면 소나무나 잣나무가 있는 곳에서 한다. 감정에 휘말리지 않아야 한다. 성 행위는 하지 않는다.』

소나무나 잣나무 밑에서 하라는 얘기는 삼림욕(森林浴)과 맥락을 같이 한 것이라 볼 수 있다. 태풍이 부는 날이나 분위기가 나쁜 날은 하지 않는다. 사기(邪氣)를 흡입해 버린다. 성교를 하지 말라는 부분은 이해가 다소 힘들다. 좋은 성교는 호흡법과 마찬 가지로 좋은 것인바, 곽 림씨의 얘기는 요양 중에 쓸데 없는 일에 정기를 소모하지 말고 집중하라는 뜻으로 받아들여야 할 것이다.

곽 림씨는 또「원(円)·연(軟)·속(速)의 3자결(三字訣)」을 주장한다. 결은「비결」의 결이다. 동작은 원을 그린다. 즉 부드럽게 움직이며 딱딱함을 피한다. 이 두 가지는 당연한 것이므로 설명이 필요없을 것이다.

「속(速)」에 대해서는「가볍게 눈을 감고 앞을 보며, 의념 활동은 몸밖에서 진행된다」고 되어 있다. 어려운 얘기다. 그러나 몸의 내부에 의식을 집중하면 안 되는 이유가 자세히 설명되므로 그에 연관시켜 이해하면 무리가 없을 것이다. 「의념」을 논의할 때 다시 한번 생각해 보기로 하자.

결국「의념 도인(意念導引)」이 모든 것의 중심이라고 곽 림씨는 말하고 있다. 다시 말해서 동작을 하는 동안「대뇌 피질을 보호성의 억제 상태에 두고, 중추 신경을 조정하여 평형을 유지」함으로써「내기(內氣)를 산출(産出), 경락을 소통시켜 음양을 조정하며 기혈(氣血)의 부족을 보충, 면역력을 길러 병의 치료를 하는」것이다.

입문시에는 동작을 정확히 하는 것이 중요하지만, 일단 익힌 뒤에는 지나치게 그 하나하나의 형에 구애받을 것이 아니라 의가 기를 유도하고, 기가 형을 유도하도록 하는 것이 좋다.

2. 기를 기르기 위한 준비

자연스럽게 선다(◉1·2).

발을 어깨 넓이로 벌린다. 장군의 조상처럼 기운차게 설 필요는 없다. 발 끝을 약간 앞으로 한다. 무릎을 아주 조금만 굽혀 이완시킨다. 무릎이(위에서 보아) 발 끝보다 나오면 안 된다. 무릎과 고관절(股關節)의 힘을 빼, 중심이 자연히 한가운데에 실리도록 한다. 궁둥이를 내밀지 말고 허리를 이완시켜 미골(尾骨) 끝이 아래를 향하도록 한다. 이 때 항문이 들려진다. 배는 내밀지 않는다.

「함흉 발배(含胸拔背)」라는 중국 권법 특유의 자세를 취한다. 어깨의 힘

→ 오른손(右手), 오른발(右足)
‣ 왼손(左手), 왼발(左足)
⇒ 허리만이 아닌 몸 전체로 선다

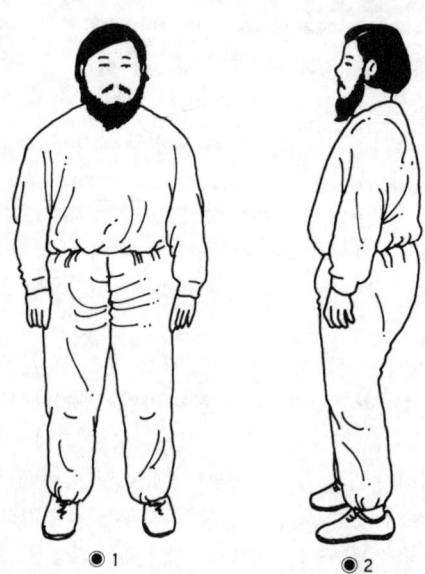

● 1　　　● 2

을 뺀 상태에서 조금 앞으로 안쪽으로 오무린다고 생각한다. 동시에 등뼈 제일 위의 대추혈(大椎穴:흉추 1번 위)이 뒤쪽 위로 잡아당겨 진다고 생각한다. 등은 약간 굽혔지만 가슴이 들어가거나 나오지 않도록 한다. 목은 머리 정수리의 백회혈(百會穴)이 하늘을 향하도록, 길고 바르게 한다. 턱은 약간 당긴다.

팔은 자연스럽게 늘어뜨리고, 어깨가 올라가 힘이 주어지지 않도록 한다. 겨드랑이 밑에 달걀 하나가 들어갈 정도의 간격을 두고 이완시키며, 동시에 양 늑골을 조금 안쪽 밑으로 당겨, 기가 단전으로 내려가기 쉽게 한다.

혀는 위턱의 이뿌리 뒤에 가볍게 댄다. 이렇게 하면 등쪽을 통과하는 독맥과 앞쪽의 임맥이 연결되어 하나의 회로가 만들어진다. 입가도 긴장하지 않도록 이완시킨다. 눈은 정면을 멀리 바라본 후 즉시 가볍게 감는다.

상당히 어렵다고 느껴질 것이다. 그러나 이는 태극권을 비롯한 중국 무술은 물론 모든 호흡법에서 자연스럽게 설 때의 기본적인 서기이므로 그대로 할 수 있도록 노력해야 한다. 자주 스스로 서 보면서, 하나하나를 점검해 볼 필요가 있다. 한꺼번에 암기할 수 없으면 다른 사람에게 천천히 읽어 주도록 부탁하면 된다. 이하 이를 「자연 서기」라고 한다.

천천히 배를 써서 코로 호흡한다. 쓸데없는 긴장이 아직 남아 있으면 1번 숨을 내쉴 때마다 그 부분을 이완시켜 쓸데 없는 긴장을 버리도록 한다. 점점 투명해지는 자신을 느끼게 된다. 천천히 이를 악물어 본다. 가만히 악무는 편이 좋다. 1번 악물 때마다 침이 고이게 된다. 36번 그렇게 한다. 고인 침을 천천히 3회로 나누어 삼킨다. 침은 해독 작용이 있어 중국인들은 예로부터 소중히 했다. 특히 암환자는 행공의 시작과 중간, 그리고 마지막에 반복하여 하는 것이 좋다고 곽 림씨는 말한다.

다시 한번 자연스럽게 선 상태에서 안정한다. 선(禪)의 경지에 들어가고 있는 자신을 느끼게 된다. 이렇게 몇분 정도 서 있는 것 만으로 대뇌는 깊고 긴 휴식을 취한 것이다.

이제 바로 단전 호흡(円田呼吸)으로 들어가도 무방하다. 그러나 초보자들을 위하여 다시 그 준비가 되는 운동을 덧붙이고자 한다. 이는 새로운 호흡법이 아니므로 독립시켜 해도 무방하나 도입(導入) 부분을 위한 운동으로도 나쁘지 않다.

 태극 기본공에서

태극권을 위한 간단한 연습 동작을 해 보자. 이는 「내기(內氣)」를 끌어내는데 적합한 동작이다.

「자연 서기」 상태에서 양 손을 배 앞으로 가져 와, 손바닥을 배쪽으로 한다. 배에서 몇 cm 떨어진 곳에서 포갠다(손바닥도 붙이지 않고 2~3cm 뗀다)(◉ 3). 배꼽에서 4cm 정도 아래의 기해혈(氣海穴) 앞을 통과시킨다. 여기가 바로 기의 중심인바, 새로운 호흡법에서 가장 많이 사용하는 경혈이다. 통과시킨 양 손은 멈춤이 없이 기해혈 앞에서 엇갈려 포개진 그대로 몸의 중심선을 따라 입 앞에까지 올라간다. 자연히 팔꿈치가 내려가면서 양쪽으로 나뉘며(◉ 4), 어깨죽지 부분에서 손을 뒤집어 손바닥을 아래로 하여 밑으로 눌러 내린다(◉ 5). 내리면서 무릎을 굽혀 허리를 낮춘다. 허리뼈에 손바닥이 다다르면 다시 손바닥을 배 쪽으로 향하게 하여 당겨 올리며 무릎을 천천히 편다. 이렇게 반복하는 것이다.

올라갈 때에 숨을 마시고 내려갈 때 내쉰다. 어깨와 팔꿈치가 긴장하

▮▮▮▮▮ 태극동공의 제 1 동작 ▮▮

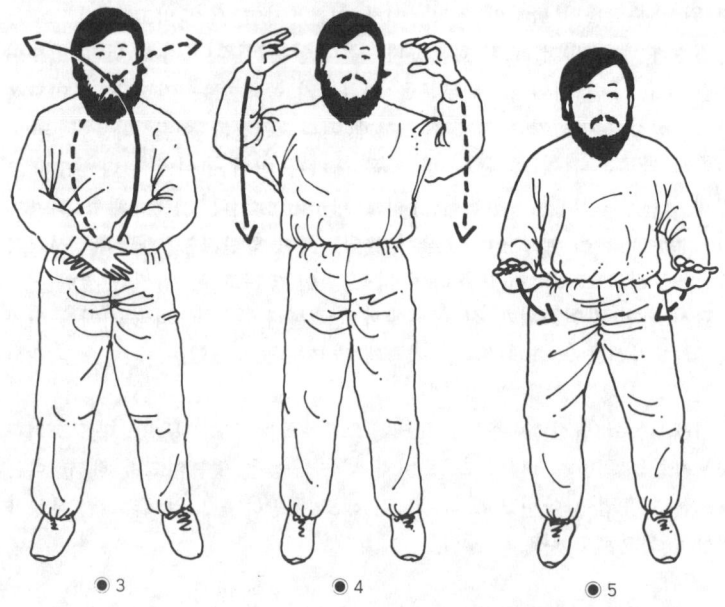

●3　　　　　　　　●4　　　　　　　　●5

지 않도록, 유연하고 매끄럽게 움직이며, 손가락도 릴렉스시켜 조금 벌려 놓는다.

「자연 서기」에서 대각선 앞쪽으로 양 팔을 벌린다(◉ 6). 팔을 바깥쪽으로 돌려 손바닥이 위를 향하도록 하여 어깨 높이까지 올린다. 팔꿈치를 내린다. 이제 팔은 안쪽으로 돌아 손바닥이 대각선 안쪽을 향하여 큰 구(球)를 끌어안듯이 접근해(◉ 7), 얼굴 앞에서 머리 정도 크기의 구를 갖고 아래로 내려간다. 손바닥은 밑을, 엄지손가락이 몸쪽을 향해 기해혈 앞까지 내려지며, 동시에 무릎을 이완시켜 허리를 낮춘다(◉ 8). 무릎을 펴 몸을 일으키며 팔을 바깥으로 벌린다. 이렇게 반복한다.

올라갈 때에 숨을 들이마시고 내려갈 때 내쉬는 것은 같다. 이는 형의권(形意拳)의「조양공(調養功)」과 유사하다.

이번에는 태극권의「기세(起勢)」를 해 보자. 단순하지만 매우 깊이가 있는 동작이다.「자연 서기」에서, 손바닥을 아래로, 양 손은 가지런히 하여 어깨 높이까지 올린다(◉ 9). 팔꿈치를 낮추면서 몸쪽으로 손을 조금 끌어당긴다. 이 때 팔을 약간만 바깥쪽으로 돌려 손바닥이 마주보도록

제 2 부 실제로 해 보는 호흡법 65

▌▌▌▌▌ 태극동공의 제 2 동작 ▌▌

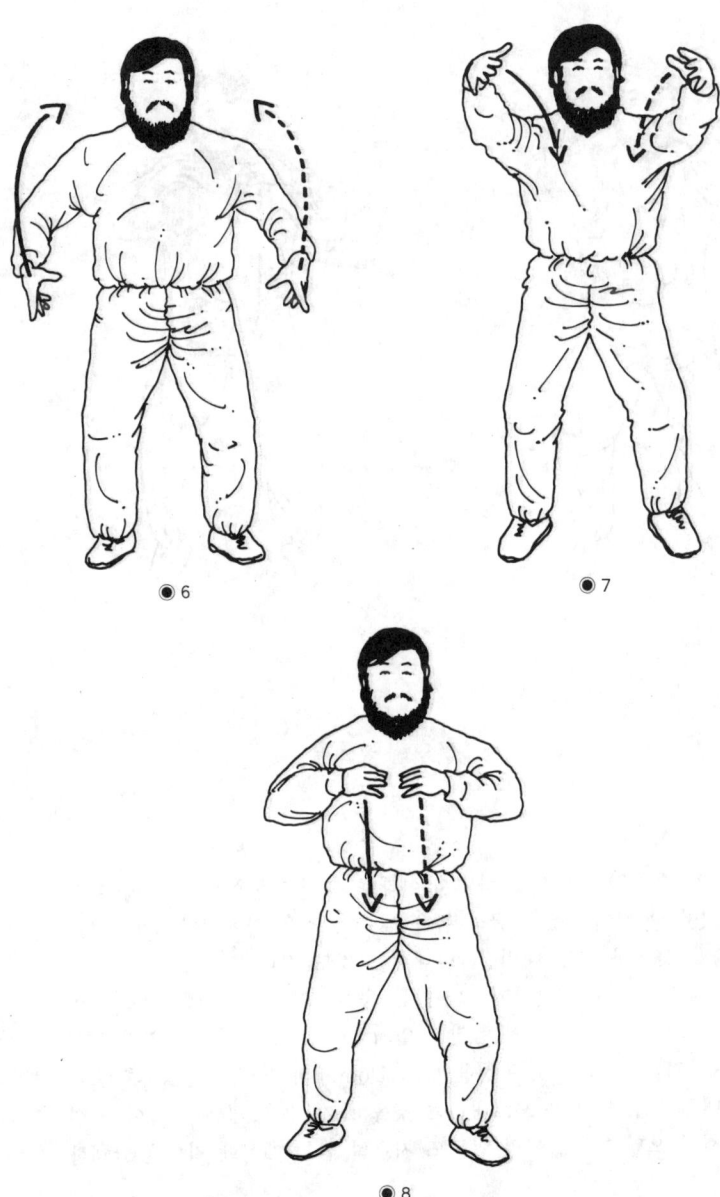

▓▓▓▓ 태극동공의 제3동작 ▓▓▓▓▓▓▓▓▓▓▓▓▓▓▓▓▓▓▓▓▓▓▓

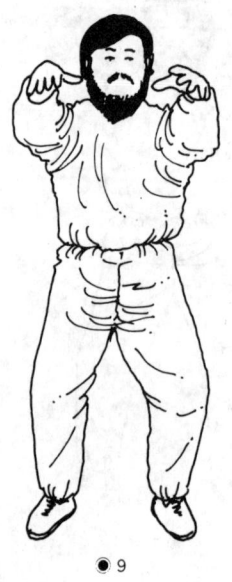
● 9

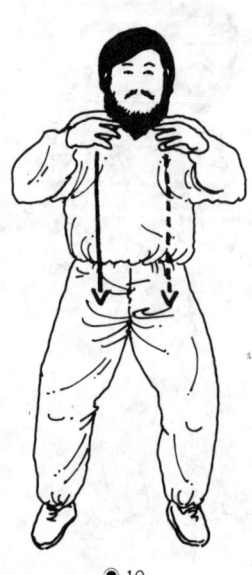
● 10

한다. 다시 손바닥을 밑으로 하면서 아래로 눌러 기해혈의 높이에 다다른다(● 10). 동시에 무릎을 굽혀 몸을 낮추는 것은 앞에서와 같다. 올라갈 때 숨을 들이마시고, 내려갈 때 내쉬는 것도 같다.

이 3 가지는 모두 단순하기 그지없는 동작이지만 힘을 빼고「원・연(円・軟)」으로 움직여 호흡과 동작이 일치하면, 손바닥이 뜨거워지며 기해혈에서 기가 올라와 상반신을 돔(Dome)과 같이 덮음을, 혹은 손의 오르내림과 함께 기가 오르내리는 것을 느낄 수 있게 된다. 이 느낌을 터득해 놓으면 호흡법에의 입문도 지극히 쉽기 때문에 지면을 할애한 것이다.

노궁을 열다.

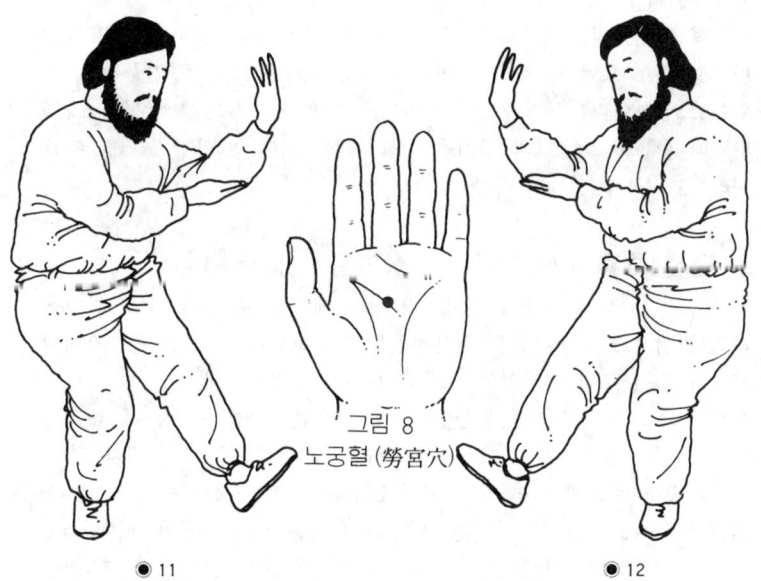

그림 8
노궁혈(勞宮穴)

● 11   ● 12

여기서 다시 준비의 준비를 점검하자.

선술한 태극 기본공에서도 하복부의 기해혈과 함께 손바닥이 기를 유도하는 중요한 역할을 했다. 이 손바닥 감각의 중심이 손바닥 가운데에 있는 노궁혈(그림 8)이다. 손바닥쪽에 있는 것이 내로궁혈(內勞宮穴), 그 뒤 손등 쪽에 있는 것이 외로궁혈(外勞宮穴)이며, 이 두 혈은 호흡법에서 많이 사용되므로 주목하기 바란다.

우선 왼발을 한 발 앞에 내어 발뒤꿈치를 땅에 대고, 중심은 완전히 오른발에 걸어, 좌허보(左虛步)가 된다. 왼손을 앞으로 내어, 왼팔꿈치는 왼무릎과, 왼손목은 왼발목과 위아래로 마주보도록 한다. 손바닥은 얼굴 높이에 둔다. 오른손의 노궁혈을 왼팔꿈치의 맨 끝에 댄다. 이 자세에서 가만히 왼손의 내로궁(內勞宮)을 본다(● 11). 글자 그대로 주목한다. 꼼짝 않고 손을 보는 것이다. 집중이 되면 노궁의 바로 위가 맥박처럼 뛰거나 뜨거워지기도 하고, 근질거리기도 한다. 이윽고 따뜻한 기운이 손바닥에서부터 팔을 타고 흐르며 팔꿈치에서 양 팔을 지나 가슴 중앙의 단중혈(膻中穴)에서 만난다. 즉 시선으로 노궁혈을 「여는」 것이다.

우허보(右虛步)로 오른손도 해 보자(◉ 12). 반복할수록 민감한 변화가 나타난다. 앉은 상태에서 손만 이와 같이 하여 응시해도 같은 효과를 얻을 수 있다.

노궁혈은 심포경(心包經)에 속하며 뇌를 진정시켜 마음을 고요하게 한다. 또 촉수 요법(触手療法)이나 사기공(射氣功)에서도 기를 내는 포인트는 노궁혈이다. 무술에서의 손바닥을 사용한 찌름도 노궁혈이 초점이다. 따라서 이 노궁혈의 감각을 강화시키는 것이 곧 향상의 가장 빠른 길이라고도 할 수 있다.

3. 단전 호흡(円田呼吸)과 삼개합(三開合)

마음을 편히 갖고 조용히 선다. 양 손을 배 앞으로 한다. 절대로 허둥거리거나 갑작스런 움직임을 취하지 않는다. 고요한 움직임 그 자체에 의하여 마음이 보다 가라앉는 동작법이 가장 바람직하다.

여성은 우선 오른손의 내로궁혈(內勞宮穴)을, 남성은 왼손의 내로궁혈(內勞宮穴)을 배꼽에서 4cm 정도 아래의 기해(氣海)에 포갠다. 이 때 엄지손가락을 배꼽에 대면, 손바닥의 노궁은 거의 기해혈에 닿게 된다. 그리고 또 한쪽 손(여성은 왼손, 남성은 오른손)의 내로궁을 배에 대고 있는 손의 외로궁에 댄다(◉ 3). 남성과 여성은 우반신(右半身)과 좌반신(左半身)의 음양의 균형이 다르기 때문에 때로 동작의 방향도 이렇듯 달라야 하는 것이다.

이로서 기해와 2개의 내로궁(內勞宮), 2개의 외로궁(外勞宮)이 포개졌다. 이 자세에서 입을 조금 벌려 숨을 내쉬면서 무릎을 이완시켜 약간만 굽힌다. 호흡은 무리없이 쾌적한 범위 내에서 길게 한다. 힘을 주지 말고 배에서 사타구니가 이완되는 느낌으로 숨을 내쉬며, 쭈구려 앉는다 (◉ 14).

그 자세에서 코로 숨을 들이마신다. 때로 이 숨을 들이 마실 때 일어나고 싶은 유혹을 받게 되는데, 그렇게 하면 가슴이 막히는 경우가 있으므로 좋지 않다. 들이마시고 나서 올라올 때는 의식하지 말고 1~2회 자연 호흡을 한다. 또 내쉬면서 허리를 낮추어 3회 호흡한다.

쭈구려 앉을 때는 아래까지 완전히 주저앉는 것이 아니라 보통 태극권의 중허리 자세, 결국 위에서 보아 무릎이 발 끝보다 나오지 않는 범위를 표준으로 한다. 궁둥이를 내밀지 말고 등 뼈, 즉 미골(尾骨)은 바른 자세 그대로이다. 이 상태에서 허리를 조금 낮추는 것이니, 소위「상허하실(上虛下實)」이 되며, 기가 아래로 내려간다. 때문에 기가 올라가기

제 2 부 실제로 해 보는 호흡법 69

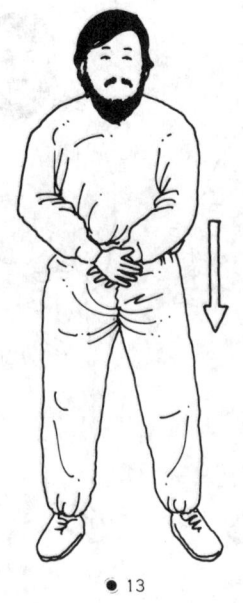
● 13

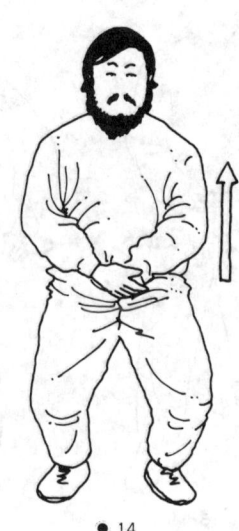
● 14

쉬운 고혈압 환자는 시간을 들여 쭈구려 앉는 것이 좋으며, 혈압이 낮은 사람은 너무 기가 떨어지지 않도록 가랑이와 무릎을 이와시키는 편이 좋다.

이 단전호흡을 하는 주된 이유는 그럼으로써 몸에게 「이제 호흡법이다」라는 신호를 보내 대뇌를 깊은 진정 상태로 인도하는데 있다. 이것과 다음의 「삼개합(三開合)」은 정보풍 호흡(定步風呼吸)의 비트는 운동을 하기 전과 후에, 보행공(步行功)의 전과 후에, 안마의 전과 후에 반복해서 하게 된다. 기해와 노궁을 포개어 릴렉스한다. 이것이 좌표축(座標軸)의 영도(零度)이다. 행공 도중에도 기가 약해지거나 갑자기 강해지는 느낌이 들면 다시 하는 것이 좋다.

단전기 호흡은 독립된 호흡법으로 생각할 수도 있다. 1분도 걸리지 않기 때문에 한 대 피우고 싶을 때 담배 대신 할 수도 있다.

입으로 내쉬고 코로 들여마셔 자연 호흡으로 연결하는 「일호 일호평(一呼一呼平)」이 기호흡이다. 암환자는 보통 들이마시는 쪽부터 시작한다. 이것은 「병상·체질(病狀·體質)에 따른 호흡법의 조립」(82페이지 참조)에서 다시 서술하겠다

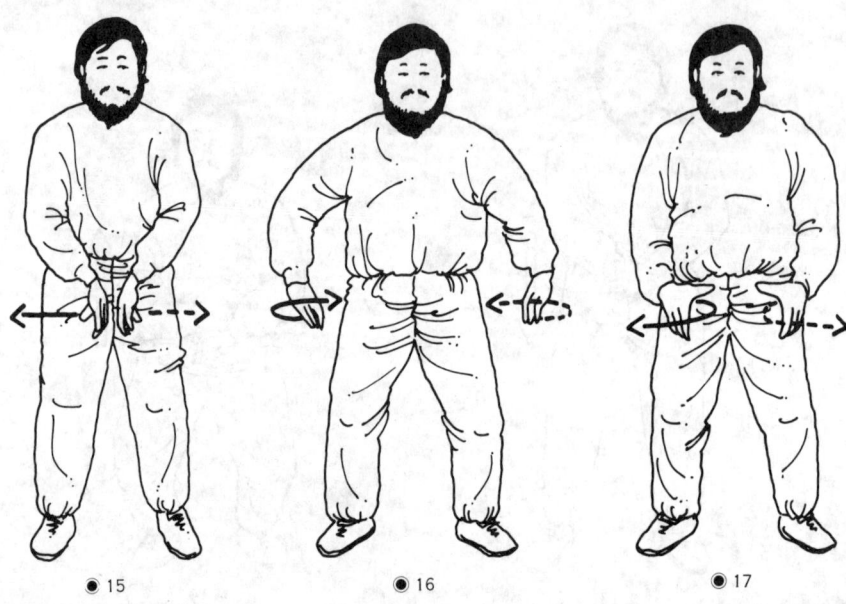

● 15　　　　　● 16　　　　　● 17

　양 손을 배에 포개고 숨을 내쉬면, 단전 부분이 따뜻해진다. 체온을 느낄 뿐 아니라 끈적거리는 열기가 내부에서 솟아나오는 듯한 느낌이다. 내쉴 때 손바닥에서부터 배로 기가 전달된다고 생각하고 들이마실 때 배에 기가 충만되어 손바닥 쪽으로 흘러 넘친다고 생각하면 이 감각은 더욱 강화된다.
　다음은 「삼개합」이다. 개(開)·합(合)은 무술에서도 흔히 이용되는 말로서 기가 확산되어 퍼지는 상태가 「개」, 기가 단전에 집중되어 한 점에 모이는 상태가 「합」이다.
　단전기 호흡을 3회 한 뒤 손바닥을 배에서 떼 기해 앞에서 양 손의 외로궁이 서로 마주보도록 한다(● 15). 결국 엄지손가락이 배쪽을, 가지런히 된 네 손가락이 아래를 향하고, 손바닥이 바깥쪽을 향한다. 손은 배에서 몇cm 떼며, 손등도 서로 2~3cm 떨어진다. 이 자세에서 어깨의 힘을 빼면 손은 자연히 떨어진다.
　무술에서는 개에서 들이마시고, 합에서 내쉼이 일반적이지만 이 경우에는 동작과 호흡을 맞추고 싶으면 개에서 내쉬고 합에서 들이마시는 편이 쉽다. 그러나 무리하게 맞출 필요는 없고 자연스럽게 한다. 무의식에 맡기는 상태가 가장 좋은 것이다.

제 2 부 실제로 해 보는 호흡법 71

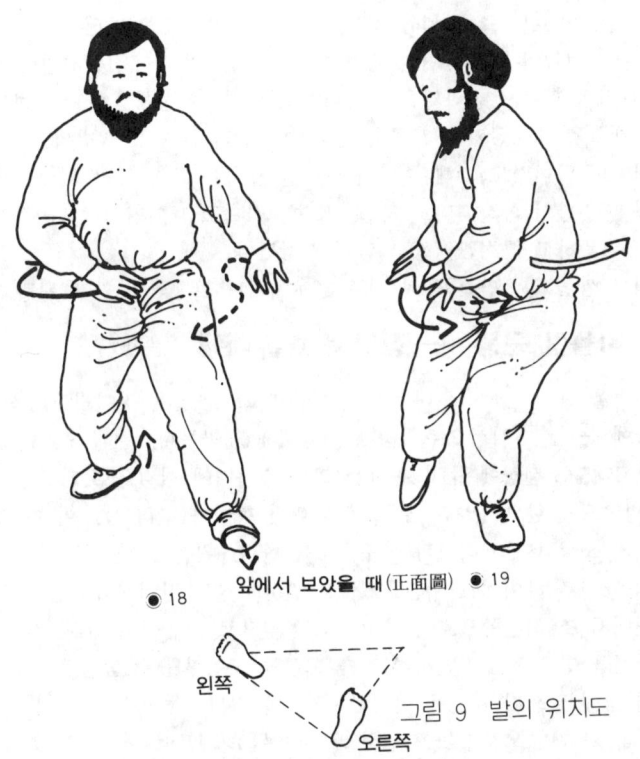

● 18   앞에서 보았을 때(正面圖) ● 19

그림 9 발의 위치도
왼쪽
오른쪽

옆에서 보았을 때(橫面圖)

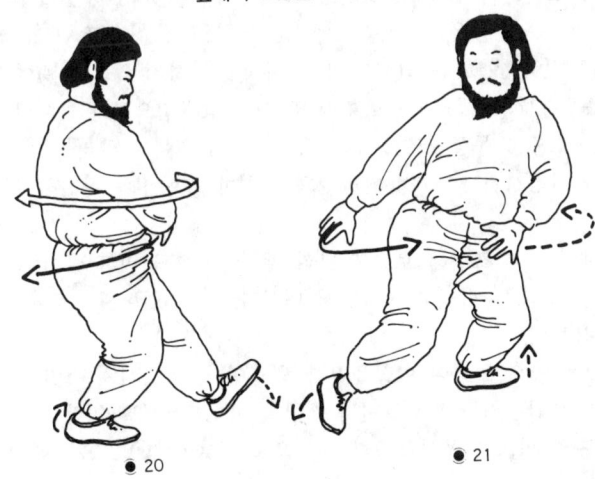

● 20   ● 21

허리 넓이 보다 조금 넓을 정도로 양 손이 벌려졌으면(◉ 16), 조용히 양 손을 뒤짚어 내로궁이 서로 마주 보게 하여 천천히 접근시킨다(◉ 17). 붙기 직전에 다시 손바닥을 뒤짚어서 벌린다. 이렇게 3회 반복한다.

삼개합은 내로궁과 외로궁을 강화시키는 가장 좋은 공법의 하나이다. 손바닥이 떨어져도 기해 주위의 따뜻한 기운은 계속 남아 있다. 개합에 따라 따뜻함이 확산되기도 하고, 또 한 점으로 보이기도 한다. 손바닥 쪽에도 따뜻하고 끈적끈적한 느낌이 시작된다.

이 느낌을 얻으면 다음의 비트는 운동이나 보행공이 쉽게 된다.

4. 비틀림 운동 ── 정보풍 호흡(定步風呼吸)

왼발을 한 발 앞으로 내 발뒤꿈치를 대고 발 끝을 젖힌다. 중심은 오른발에 둔다. 대각선으로 T자보(T字步)를 만든다. 결국 오른발을 대각선으로 45도 선상에 두고 왼발을 그 복숭아뼈에 직각으로 댄 뒤, 그 발 끝 방향으로 한 발(약간 좁은)을 내디딘 형이다(그림 9). 이 때 오른손바닥의 노궁혈이 기해혈과 마주보도록 한다. 왼손은 왼쪽 허리 옆에, 손바닥을 뒤로 하여 둔다. 손은 몸에서 10cm 정도 떨어진다. 몸과 얼굴은 정면에서 조금 왼쪽으로 향하고 조금 앞으로 기울어져 있다.

중심을 앞으로 옮기면서 허리를 오른쪽으로 비틀며 앞발은 발바닥 전체가 땅에 닿으며 뒷발은 발뒤꿈치가 올라간다. 동시에 왼손의 노궁이 기해를 향하며 오른손은 자연히 오른쪽 뒤로 가도록 한다. 다시 중심을 뒤로 두면서 발뒤꿈치를 굽혀 앞발의 발 끝을 올리며 허리를 왼쪽으로 비틀어 오른손이 기해 앞으로 온다. 반복한다(◉ 18·19·20·21).

이 비트는 운동을 「정보풍 호흡(定步風呼吸)」이라고 한다. 정보는 중심 이동(重心移動)은 있어도 발의 위치는 변하지 않으며 걸어가지 않는다. 풍호흡(風呼吸)은 기호흡과 또 다른 호흡법으로서 들여마시는 것과 내쉬는 호흡 모두를 코만으로 이용, 자기의 귀에만 들리는 숨소리를 내 호흡을 안정시킨다. 우선 빨리 2회 들이마시고, 1회 천천히 길게 내쉰다.

앞의 동작과 조합해 보면 앞발의 발뒤꿈치를 붙이고 발 끝을 들은 상태에서 2회 들이마시고 비틀면서 내쉰다. 다시 돌아와서 2회 들이마시고 반복한다.

왼발을 앞으로 하여 이상을 9회 하고 발을 복귀시켜 자연 서기 자세에서 3번의 단전기 호흡과 3번의 개합을 한 뒤 오른발을 앞으로 하여 정보풍 호흡의 비트는 운동을 9회(왼쪽으로 비틀기)(◉ 22·23) 하고, 다시 삼

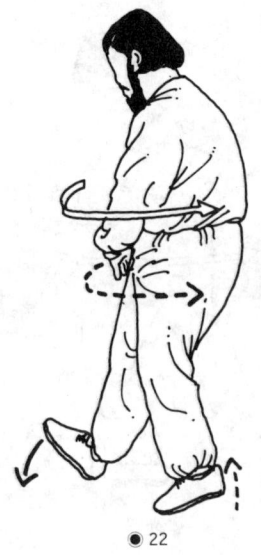
● 22

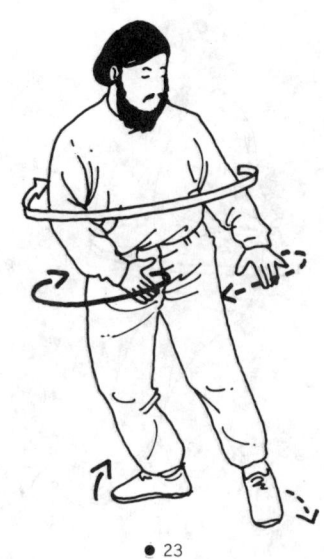
● 23

개합과 3회의 단전 호흡을 한다(수공 때는 순서가 반대, 즉 삼개합→단전 호흡의 순서이다).

병상·체질에 따라 속도를 바꾼다. 「기관지염, 혈침(血沈)이 빠르고, 혈소판(血小板)이 적고 혈압이 낮은 저지표(低指標)인 환자」의 경우에는 비교적 빨리하고「고혈압, 심장병, 간염」등의 경우에는 천천히 한다.

「신유식(腎俞式)」이라는 독특하고 매우 기분이 좋은 수법이 있다. 신유(腎俞)는 신장 위의 경혈로서 배꼽 바로 뒤의 명문혈(命門穴) 양쪽에 있다. 양 손등의 외로궁을 이 신유혈에 대고 같은 발, 같은 호흡으로 비트는 운동을 하는 것이다(◉ 24). 특히 천천히 이 신유식을 하는 경우에는 상체가 기울어진 상태에서 원을 그리듯이 한다. 결국 왼발의 발뒤꿈치가 땅에 닿았을 때 몸이 기울어져 왼발의 앞부분을 가리게 되며 비틀었을 때 오른발을 가리게 된다(◉ 25). 매끄럽게 해야 한다.

신유식을 천천히 할 때는 흡—흡(吸) 두 번하고 나서 내쉰 뒤 자연 호흡으로 연결한다. 내쉬고 들이마시는 사이에 숨을 정지시키지 않는 것이다. 신유식은「부인과·비뇨기 계통의 병이나 신허(腎虛:성기능 쇠약)·심장병」등에 적합하다.

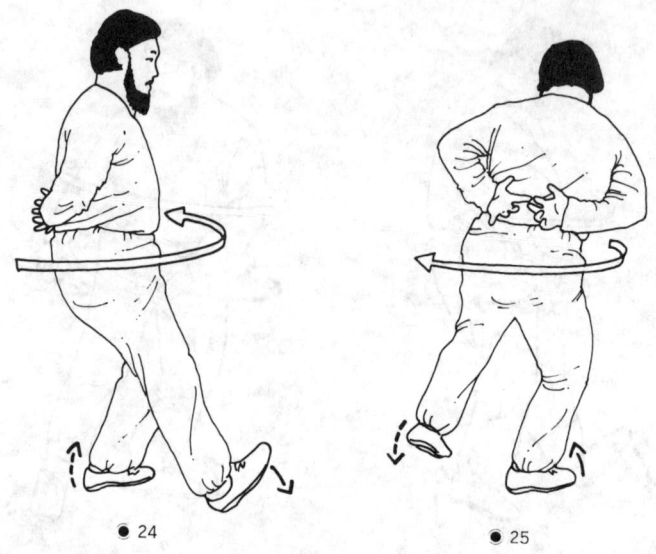

● 24　　　　　　● 25

　내 경험으로는 단전 호흡에 의하여 따뜻한 덩어리와 같은 열기가 생겨 삼개합으로 그 열기가 허리 넓이로 확산되었다가 다시 모아진 뒤에 이 정보풍 호흡을 하면 열기가 벨트와 같이 허리를 감아 마치 전기 모포를 허리에 감은 것 같은 느낌이 된다.
　배 뿐만 아니라 명문과 신유 부근도 후끈후끈해지면 제대로 된 것이므로 이를 하나의 지표로 삼으면 된다. 신유식에서는 신장에 손을 대므로 등이 후끈해지는 느낌은 누구나 쉽게 감지한다.

5. 쉬운 보행공(步行功)

　보행공은 걸으면서 하는 것이다. 정보풍 호흡의 비트는 운동을 끝내면 즉시 보행공에 들어갈 수 있다. 곽 림씨의 새로운 호흡법에서는 이것을 나중에 소개할 「승강 개합 송정공(昇降開合鬆靜功)」에 이어서 하는바, 정보풍 호흡을 할 수 있으면 즉시 시험해 보아도 무방하다. 혹은 단전 호흡과 삼개합에서부터 이 호흡으로 들어가도 좋다.
　왼발을 앞으로 내 발뒤꿈치를 땅에 붙인다. 허리와 목을 함께 오른쪽으로 돌려 오른발의 힘을 이완시키고, 왼손을 오른쪽 앞으로 휘둘러 단전 앞으로 가져온다(● 26). 자연스럽게 힘을 빼더라도, 노궁과 기해가 마주보고 있다는 감각은 분명해야 한다. 오른손은 자연스럽게 오른 허리

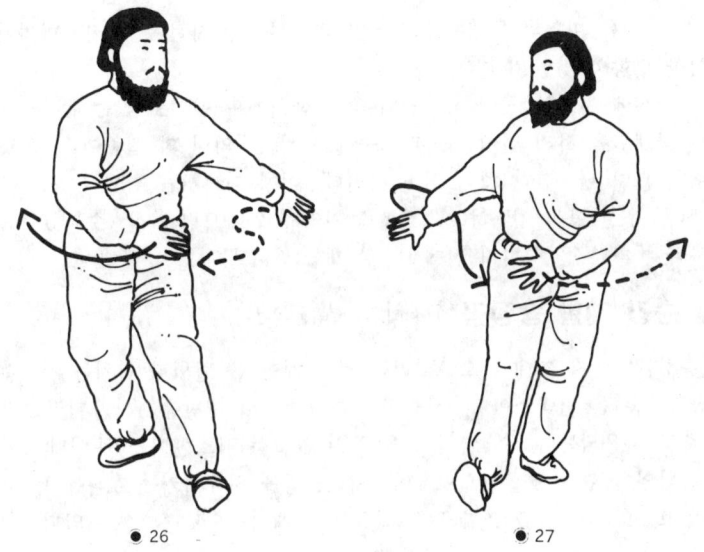

● 26   ● 27

뒤로 돌려 왼손보다 약간 내린다. 허리를 왼쪽으로 비틀면서 오른발을 내고 왼손은 왼쪽 뒤로 휘두르며 오른손을 기해혈 앞으로 가져온다(◉ 27). 이렇게 하여 천천히 한 걸음씩 걸어간다.

이 때는 자연 호흡도 좋지만, 정보풍 호흡이 바람직하다. 왼발을 디뎠을 때 2회 짧게 들여마시고 오른발을 낸 뒤 내쉬는 상태로.

이상을 10분 내지 15분 한 뒤 끝날 때 삼개합과 단전 호흡을 마음껏 한다.

결국 정보풍 호흡의 비틀림 운동을 한발 한발 전진하면서 하는 것과 같다. 이를 천천히, 혹은 빨리 하기도 하고, 여러 가지 호흡법과 조합함으로써 변화를 주는 것인바, 자연 호흡과 풍호흡에 의한 만보행공(慢步行功)──정성껏 천천히 걸음──을 충분히 해 보라. 병을 치료하기 위해서 하는 경우에는 이를 30분~50분 정도 한다.

행공시에 주의해야 할 점은 다음과 같다.

① 혀 끝을 윗턱의 이와 잇뿌리의 경계선에 가볍게 붙인다.

②「요요천주(搖搖天柱)」. 천주혈은 뒷머리부의 경혈인데「요요」, 즉 천주를 흔든다는 것은 허리에서 목까지를 1개의 축으로 하여 팽이와 같이 원추형으로 돌리는 것을 말한다. 상체로 작은 원을 그리며 흔드는 것이다.

③ 양 눈은 머리의 돌림에 자연히 따라 가는데, 시선은 항상 머리가 향한 방향의 정면을 본다.
④ 입속에 자연히 침이 고이는데 즉시 삼키지도 뱉지도 않는다. 끝난 뒤 삼개합을 하기 전에 삼킨다. 중요한 것은「의념」의 집중이다. 그것이 없으면 단순한 산책이 되어 버린다. 이에 대해서는 뒤에서 서술하겠다. 우선 형을 기억하고 호흡을 기억하고 매끄럽게 할 수 있도록 하라.「의념」을 익히기 전에「승강 개합(昇降開合)」을 끝내자.

6. 승강 개합 송정공(昇降開合鬆靜功)

「승강」은 글자 그대로 오르내리는 것,「개합」은 벌렸다 합치는 것, 송정공의「송」은 릴렉스이다. 무술이나 호흡법에서는 방송(放鬆)이라는 말이 흔히 사용되는바, 이 역시 힘을 주지 않고 릴렉스한다는 뜻이다. 이는 하나의 독립된 호흡법으로, 이로서 큰 병을 치유시키는 효과를 볼 수도 있고, 또 보행공을 조합하여 그 준비 트레이닝으로 할 수도 있다.

자연 서기에서 단전 호흡과 삼개합을 한 뒤 계속해서 한다. 왼쪽과 오른쪽 어느쪽을 해도 무방하나 여기서는 좌식(左式)을 하겠다. 오른발로 중심을 옮기고, 왼발을 한 발 낸다. 발 끝을 땅바닥에 대면서 허보가 된다. 동시에 양 손을 단전의 기해혈로 끌어당겨 가운데손가락 끝이 몇 mm 정도 떨어진 상태에서 손바닥을 위로 하여 몸의 정중선을 따라 위로 올린다(◉ 28). 동시에 앞발의 발뒤꿈치를 땅에 붙여 중심을 앞으로 옮기고 뒷발의 발뒤꿈치를 조금 들어올린다. 몸은 곧바른 상태이고 어깨는 긴장하지 않도록 한다.

단중혈(膻中穴 : 가슴 중앙의 양 유방 사이)까지 올린 곳에서 팔꿈치를 내려, 손가락을 위로 하여 손바닥을 마주보게 하고, 다시 올리면서 합장한다. 마주보게 한 노궁혈이 인당혈(印堂穴 : 이마의 중앙) 앞에 왔을 때 멈춘다(◉ 29). 손바닥은 손가락이 닿을락말락할 정도로만 합장한다.

양 손바닥을 앞에서 바깥쪽으로 돌려 손등의 외로궁혈이 대각선으로 마주보도록 벌린다. 눈 높이에서 어깨 넓이보다 조금 넓게 벌림과 동시에 상반신을 약간 뒤로 기울여 중심을 뒤로 옮기고 앞발의 발뒤꿈치를 올린다(◉ 30).

천천히 양 팔을 바깥쪽으로 돌려 손바닥의 내로궁이 서로 마주하도록 하고, 중심을 앞으로 옮겨 뒷발의 발뒤꿈치를 조금 올리면서 양 손바닥을 천천히 이마의 인당혈 앞으로 당긴다(◉ 31).

중심을 뒤로 옮기면서 손바닥을 아래로 하여 인당혈 앞에서부터 단중

제2부 실제로 해 보는 호흡법 77

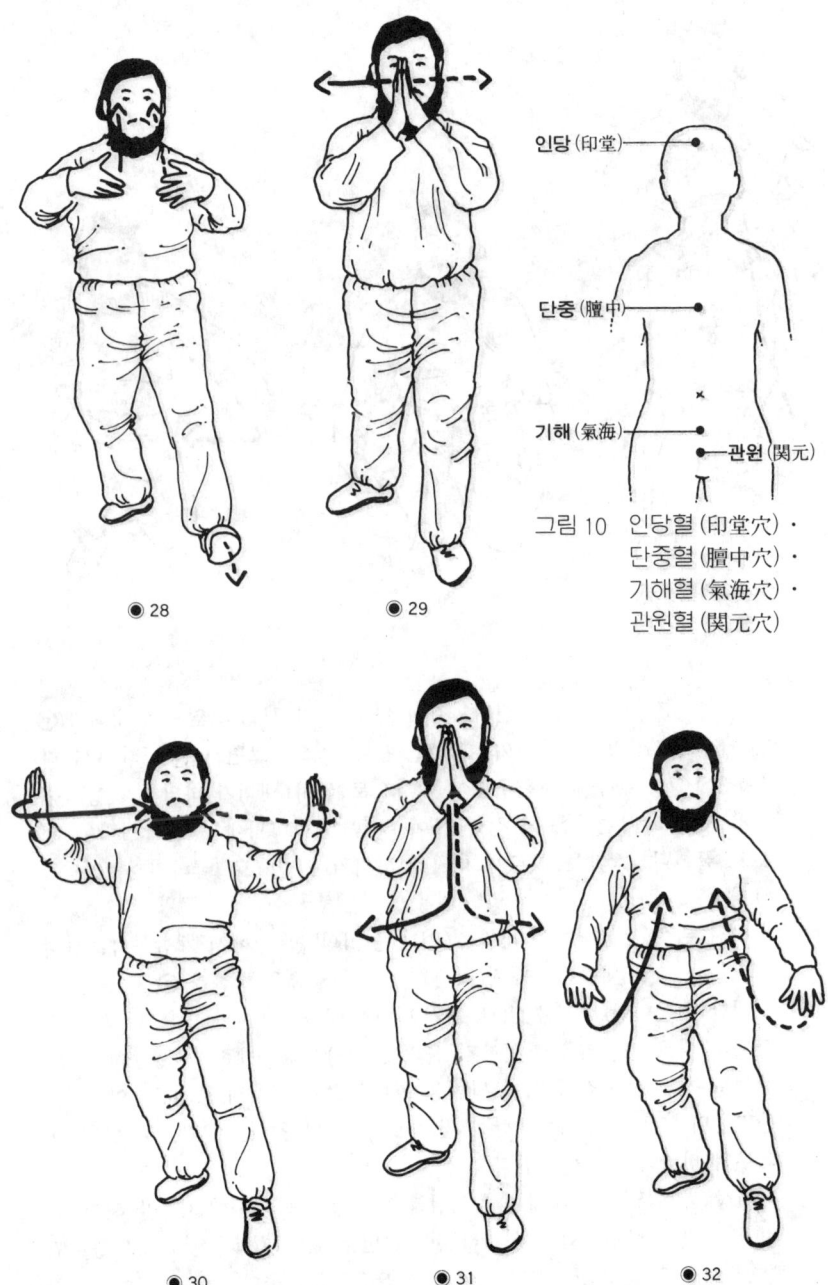

그림 10 인당혈(印堂穴)·
단중혈(膻中穴)·
기해혈(氣海穴)·
관원혈(関元穴)

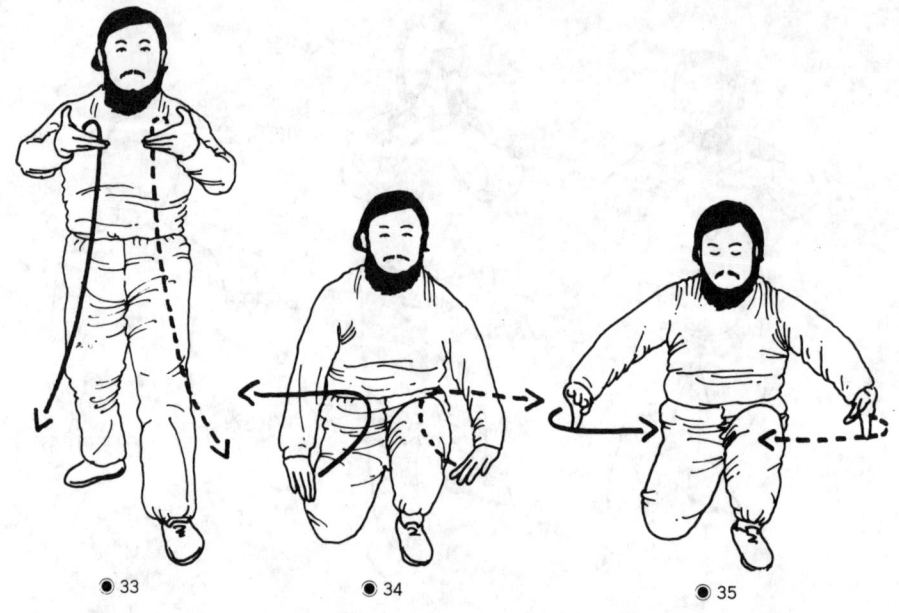

혈(그림 10)의 앞으로 내린다. 다시 나누어 양 허리뼈 옆으로 내려가(◉ 33), 손을 뒤집어 손바닥이 아래로 향하도록 누르면서 쭈구려 앉는다 (◉ 34). 이 경우에는 왼무릎이 직각으로 꺾여(대퇴가 바닥과 평행) 중심을 받치고 오른발은 발 끝만 붙여 무릎이 땅바닥에 닿을락 말락할 정도로 굽힌다. 상체는 바르게 세워 젖혀지거나 앞으로 굽혀지지 않도록 한다.

다시 왼쪽 무릎머리의 바깥쪽(기해 높이의 앞쪽)에서 개합을 1회한다. 외로궁을 서로 마주하도록 벌려(◉ 35), 내로궁을 합한다(◉ 36).

개합이 끝나면 중심을 뒤로 옮기면서 일어나 양 손이 밑으로 향한 그 상태 그대로 가슴의 단중혈까지 올려(◉ 37), 가운데손가락을 대고 또 아래로 천천히 눌러 동시에 왼발을 원위치로 복귀시켜 중심을 양 발의 한가운데에 놓고 양 손을 단전 앞으로 누른 뒤(◉ 38), 좌우로 벌려 대퇴부의 바깥쪽에 늘어뜨린다.

이상으로 끝이다. 본래는 동서남북으로 방향을 바꾸어 네 번 해야 하지만 그대로 좌우 2회씩 천천히 한 뒤 만보 행공(慢步行功)으로 옮겨도 무방하다. 또 삼개합, 단전 호흡으로 끝을 내도 좋다.

제 2 부 실제로 해 보는 호흡법 79

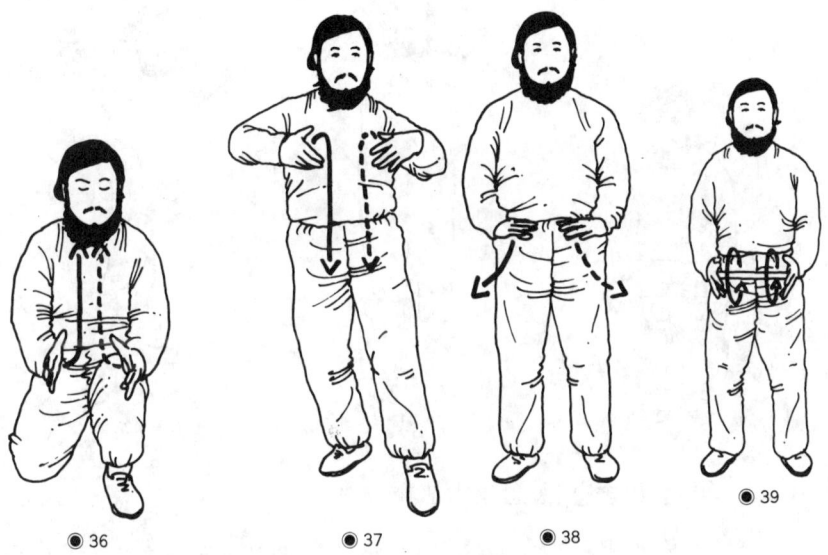

◉ 36　　　　◉ 37　　　　◉ 38　　　　◉ 39

　이「승강 개합」과 병행하는 기본공의 하나로「송유 소곤공 (鬆揉小棍
功)」이란 것이 있다. 이는 27㎝~30㎝ 길이의 환봉(丸棒)을 사용한다.
곽 림씨는 산초나무가 혈행을 촉진시키기 때문에 좋다고 한다.
　이 공법 전체를 설명하기는 지면상 어렵고, 기본은 양 손의 내로궁에
이 막대의 양 끝을 대며, 막대를 땅바닥과 평행하게 하여 기관차와 같이
빙빙회전시킨다. 이를 유(揉)라고 하며 기해혈 앞에서 빙글빙글 돌려(◉
39),「승강 개합」과 같이 쭈구려앉는다. 쭈구려앉아 그 배 앞에서 하며
(◉ 40), 일어서서 정보풍 호흡과 흡사한 방법으로 비틀면서 하여(◉41),
「승강개합」의 승식(昇式)과 같은 수법으로 머리의 백회혈(百會穴) 위와
뒷머리부의 아문혈(啞門穴) 뒤에서 한다(◉ 42). 각각의 개시부와 사이,
마지막에 막대를 그대로 들고 삼개합과 단전 호흡을 삽입한다. 이는 해
보는 것만으로도 기분이 좋아지고 허리와 어깨가 풀린다. 기본적으로는
「승강개합」과 비슷한 움직임을 막대를 돌리면서 하는 것이니 어렵게 생
각할 필요없이 스스로 방법을 개발해 보는 것도 좋다.

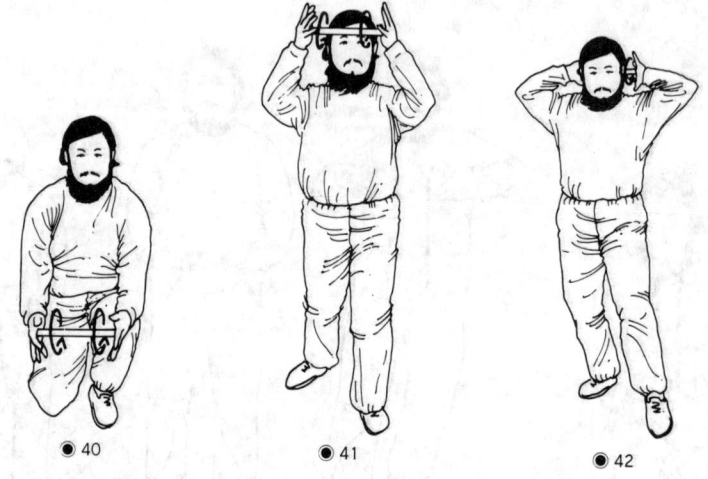

● 40　　　● 41　　　● 42

7. 의념 집중법 (意念集中法)

　이상으로 단전 호흡과 삼개합·정보풍 호흡·자연 호흡(풍호흡)·만보 행공·승강 개합 송정공의 동작법을 익혔다. 그러나 이 모든 공에 기의 움직임이 수반되지 않으면 단순한 체조, 계통이 없는 엉성한 체조가 되어 버린다. 그 정도라면 조깅이나 몸의 근육을 펴 주는 스트레칭을 하는 편이 훨씬 나을 것이다. 호흡법의 진수는 「움직임」 그 자체에 있기 보다는 「기」의 움직임에 있으며, 그를 위해서는 의념(意念)에 의한 「도인」이 요체(要締)가 된다.

　처음에는 동작을 기억하는 데 연연하겠지만, 모두 그다지 복잡하지는 않으므로 4~5회 정도면 기억하게 된다. 그 다음에는 의념 도인을 강화하여 체감을 깊이 하는 데 목표를 두어야 할 것이다.

　제1단계의 정신 집중은 간단한 말을 생각하는 것이다. 「건강」도 좋고, 무엇이든 관계없다. 적당한 글귀를 묵념하는 것은 호흡법에서 흔히 이용되는 일이며 내양공에서도 「자기정(自己靜)」·「자기 정좌 신체호(自己靜坐身體好)」 등의 글귀를 생각하며 그에 응하여 호흡을 조절한다. 그 글귀는 자신이 쉽게 반응할 수 있는 것으로 스스로 개발하는 것이 좋다. 꽤 어렵다. 주문(呪文) 비슷한 것인데 문자에의 반응하는 방법이 중국과 우리는 다른 것이다. 「어김없이 연습하면 병은 치유된다」라는 자기암시를 건다고 해도 아무래도 거북하다. 무엇인가 고안해 보라. 이것을 정제(定題)라고 한다.

제2 단계는 바깥의 경치, 풍물, 자연을 선택하여 마음 속에 새기는 것으로 이를 「선제(選題)」라 한다. 공원에서 한다면 숲, 멀리 있는 탑, 연못 등을 하나 선택한다. 온화한 녹색 등 진하지 않은 색조의 움직이지 않는 편이 집중하기 쉽다. 이렇듯 선택한 제목에 의식을 집중하는 것을 「수제(守題)」라고 한다.

이 「수제」는 좌선(坐禪)에서 흔히 이용되는, 결코 쉽지 않은 일이다. 「수제」를 위해서는 「12자결(十二字訣)」과 「3불원칙(三不原則)」이 필요하게 된다. 12자결이란 「일취일산(一聚一散)」·「사수비수(似守非守)」·「약유약무(若有若無)」이다. 「일취일산」이란 잡념이 생기면 제(題)에 집중하여 잡념을 배제하는바, 여의치 못하면 차라리 「제」를 방치, 의식하지 않는다는 뜻이다. 「사수비수」는 「제」를 염두에 둔듯 그렇지 않은 듯, 「약유약무」는 있는 것 같되 또 없는 것 같은 뜻으로 역시 선의 경지와 같다. 「3불(三不)」은 「불조·불추·불정(不抓·不追·不叮)」이다. 즉 제를 지킬 수 없을 때는 무리하게 잡으려고 하지 않고 제가 사라져도 추적하지 않고 잡념에 의하여 반대로 제가 돌아오기를 기다리며, 제의 형상을 보지 않고 시선을 그것에 집중시키지 않는다는 것이다.

초보자는 처음부터 자기 몸의 일부를 선제(選題)하기 보다는 숙련되면 저절로 「수단전(守丹田)」도 할 수 있다고 곽 림씨는 쓰고 있다. 그러나 어째서 처음부터 「수단전」을 하면 안 되는지에 대해서는 어느 저서에도 설명되어 있지 않다. 우리는 지금까지 「노궁 감각」에서 「기해 감각」을 삼아, 그것이 움직이는 것을 체험했다. 그것을 너무 서둘러 「수단전」으로 연결시키지 말고 어떠한 개념이나 바깥 자연물에 집중해 보라.

또 하나 「방제(放題)」라는 것이 있다. 농사를 빌어 설명하자면 선제는 씨뿌리기, 수제는 재배이며, 방제는 한 알 남김 없이 수확물을 창고에 넣는 것이다.

우리는 수련을 삼개합(三開合)과 단전 호흡으로 해 온바, 여기에 보행공을 장시간 추가하여 수제가 깊어지면 내기(內氣)가 깊어진다.

우선 「승강 개합(昇降開合)」의 쭈구려앉지 않는 것을 한다. 「승·개·합」, 그리고 단전으로 기 내리기를 3회 반복하여 밖에서 선택한 제를 버려 단전으로 기를 되돌아오게 한다(◉ 43·44).

다음에 단전 앞에서 직경 25~26cm의 풍선을 주무르듯이 양 손바닥을 마주하여 작은 원을 반복해서 그린다. 구(球)를 주무른다는 생각으로 전신(全身)을 부드럽게 풀면서, 단전에 기를 집중시키는 것이다. 최후에 이 구를 손바닥에 놓고 위로 올려 버린 뒤 의념만을 단전에 내리도록 한다.

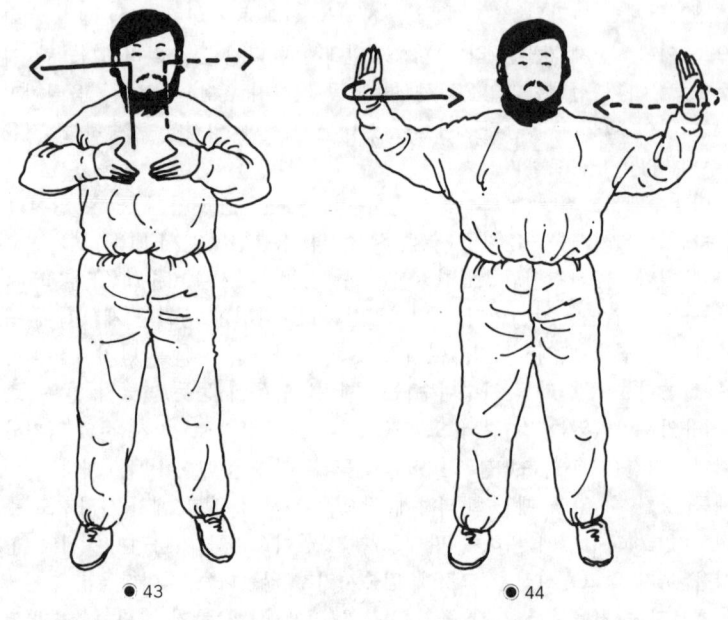

●43　　　　　　　　●44

　다시 단전 호흡 때와 마찬 가지로 양 손의 노궁을 포개어 기해에 대고 소용돌이 형상으로 점점 크게 돌리면서 기해를 중심으로 아랫배를 9회 마사지하고 반대 방향으로 점점 작게 9회 돌려서 기해로 되돌아온다(◉ 45). 그 후 다시 단전 호흡을 3회한다.
　수련의 가장 마지막 단계는 「회기(回氣)」이다. 팔꿈치를 어깨 높이로 올려 직각으로 굽히고, 가볍게 주먹을 쥐어 가운데손가락이 노궁혈에 닿도록 하여 내로궁이 안쪽으로 서로 마주보도록 한다(◉ 46). 이 자세에 의해 손의 심포경(心包經)을 통하여 손의 남은 기를 단전으로 돌아가게 하는 것이다. 그리고는 인당혈(印堂穴) 앞에서 손을 합장, 정중선을 따라 내려가 자연 서기로 환원한다.

8. 병상·체질(病狀·體質)에 따른 호흡법의 조립

　단순한 건강 유지를 위해서라면 지금까지 익힌 의념 도인과 동작법만으로 충분하다. 그러나 특정한 병에 걸려 있는 사람은 나름대로 적당한 수법을 취해야 한다. 따라서 곽 림씨가 각곳에서 주기(注記)한 그 원인을 종합하여 소개하겠다.

제 2 부 실제로 해 보는 호흡법 83

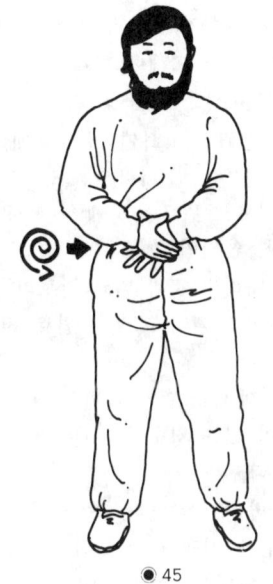
●45

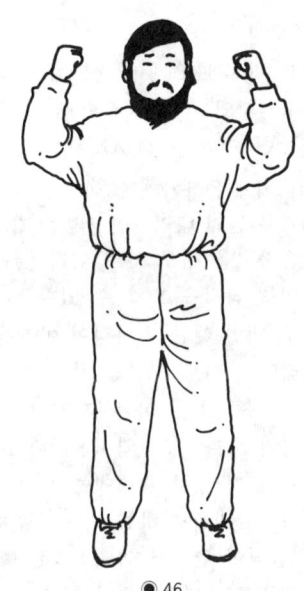
●46

「단전 호흡」의 경우, 암환자는 내쉬는 숨에서부터 시작하지 않고, 코로 들이마시는 것부터 한다. 암의 경우, 「보(補)」가 아닌 「사(瀉)」이기 때문이다. 물론 충분한 설명은 아니지만 「선호 후호(先呼後呼)가 사」라고 서술되어 있다.

혈압이 높은 사람과 낮은 사람은 단전 호흡의 방법도 틀린다. 고혈압인 경우에는 천천히 낮게 쭈구려앉고, 올라갈 때는 빨리 한다. 저혈압은 그 반대로 너무 낮게 내려가지 않고, 올라갈 때는 천천히 한다.

또 「삼개합」은 「심장과 간장을 강화, 열을 식혀 한기(寒氣)를 없애고, 음양(陰陽)을 조정하며 심장병, 고혈압, 고열, 미열, 관절염, 편도선염에 상당한 치료 효과를 볼 수 있다. 나아가서는 각종 암과 홍반성 낭창[紅班性狼瘡 : 요원병(膠原病)의 일종], 각종 난치병에 대해서도 일정한 효과가 있다」고 기술했다.

「정보풍 호흡」의 쾌식(快式)은 기관지염, 혈침(血沈)이 빠르고, 혈소판(血小板)이 적고, 혈압이 낮은 저지표(低指標) 환자에게 적합하며, 심장병·고혈압 등의 환자는 이를 하면 안 된다. 심장병·고혈압·간염 등에는 만식(慢式)이 적합하다. 부인과·비뇨기 계통·성기능 쇠약 등에는 신유식(腎俞式)이 효과가 있다.

「승강 개합 송정공」을 할 때 심장병·간장병 환자는 인당혈에서 너무 높은 위치에서 개(開)를 넓게 하거나 큰 움직임을 피해야 한다. 또 고혈압·저혈압도 단전 호흡 때와 같다. 고혈압인 사람은 처음에「승」을 할 때, 쭈그려 앉은 자세에서 일어날 때, 손바닥이 위로 향하면 기혈(氣血)이 지나치게 올라가므로 아래로 향하도록 한다. 저혈압인 사람은, 손바닥을 아래로 눌러 내려가면 기혈이 지나치게 내려가므로 위로 향하게 해야 한다.

손바닥을 위로 하여 어깨 높이까지 천천히 올리면 확실히 등쪽으로 기혈이 올라감을 느낄 수 있다. 아래로 손을 내리는 것과 비교해 보라. 아래로 내릴 때는 손바닥이 아래를 향하는 것이 효과가 크다. 위로 하여 올리면 효과도 그만큼 감소된다.

「정보풍 호흡」이나「만보 행공(慢步行功)」에서는 먼저 내밟는 발에 큰 의미가 있다. 고혈압·심장과 비장에 이상이 있는 경우에는 왼발을 내고 간과 눈에 관한 질병에는 오른발을 먼저 낸다.

더구나「선제」하는 법은, 증세에 따라 구별되어야 한다. 고혈압이나 눈의 압력이 높아서 녹내장(綠內障)이 된 사람은 기해혈 밑의 위치에 있는 키작은 꽃·관목·호반의 풀 등을 선택해야 한다. 저혈압·내장 하수인 사람은 나뭇가지의 끝 등 인당혈보다 높은 위치에 있는 것을 선택한다. 높지도 낮지도 않은 환자는 단중혈(膻中穴)과 같은 높이의 것을 선택하면 좋다. 간장병에는 우울한 색조를 피해 밝은 색깔을, 심장병은 짙은 빨강색을 피하고 담홍색이나 보라색이 좋다.

암의 치료는 다소 복잡하다. 중도풍 호흡(中度風呼吸)이라고 부르는 보행공의 여러 가지 바리에이션(호흡이나 속도)을 중심으로 한다. 첫 3개월은 승강 개합에 의해서 몸을 풀면서,「정보풍 호흡법 쾌보 행공(定步風呼吸法快步行功)」으로 시작하여 1개월이 지나면 머리부의 안마를 덧붙여「인체의 고급 신경 계통을 암과 강력히 투쟁시키도록」한다. 다음 3개월에는「중도풍 호흡 쾌보 행공」에 의한 본격적인 보행공을 한다. 제1단계의 목적은 환자를 진정시켜 증상의 악화를 막는 데 있다. 즉 자위 단계(自衛段階)이다. 제2단계는 저항력을 높이며 호흡법의 연습 능력을 확대시키는 대치 단계. 제3단계에서 반격으로 들어간다. 즉 보행공과 새로운 호흡법의 기본공 외에도 각종 안마와 토음법(吐音法) 등의 여러 가지 수단을 사용하여 전면적인 반격을 취하는 것이다. 이처럼 암에는 속전 속결이 아닌「지구전(持久戰)」이 필요하다.

암 뿐만 아니고, 병의 치료를 위해서는 지도하는 사람이 필요하다. 그러나 보건을 위해서라면 이 책을 보면서 스스로 해도 충분하다.

3. 새로운 호흡법의 안마(按摩)

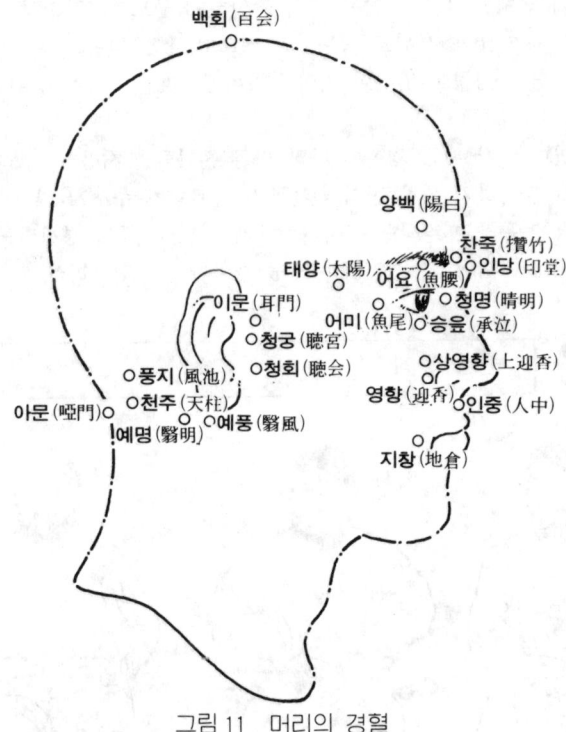

그림 11 머리의 경혈

1. 머리의 안마(按摩)

새로운 호흡법에는 밖에서 하는 편이 좋은 일련의 동공(動功)과 함께, 「머리부 안마」와「용천혈 안마(湧泉穴按摩)」등의 침상에서 하는 편이 좋은 자기 안마가 있다. 머리 안마는「인체의 사령부」인 대뇌 신경계를 휴식시켜 과잉 흥분을 제거, 심신(心身)의 안정에 기여한다. 발바닥의 용천혈은 비뇨기·생식기 계통을 강화하여 몸의 근원적인 원기를 배양한다.

머리 안마는 양(陽)을 갖추고, 발 안마는 음(陰)을 갖추기 때문에, 하루에 반드시 양쪽을 다 해야 한다. 고혈압인 경우, 발의 안마만 하고 머리의 안마를 하지 않으면, 고압(高壓)은 내려가지 않고 저압(低壓)만 더욱 내려가는 일도 있다. 그러나 이 두 가지는 한꺼번에 해서는 안 되며, 몇 시간 정도 사이를 두는 편이 좋다. 연속해서 하면 자극이 지나치기 때문이리라. 예를 들면 아침에 일어나서는 머리의 안마를 하여 상쾌함을 얻고 자기 전에는 발의 안마를 하여 편안히 잠들도록 하는 것이다.

머리 안마는 10개 부위로 나뉘어져 있으며 많은 경혈을 사용한다. 처음에는 경혈의 명칭을 일일이 기억하기 어렵겠지만, 점차 쉬워진다(그림 11).

특히 안마를 할 때는 경혈에 따라 다른 손가락을 사용한다. 즉 손가락을 경혈을 자극하기 위한 물리력(物理力)으로만 간주하지 않고 그 경혈과 손가락을 통하는 경락을 조합하여 「배선(配線)」을 변경시키는 것이다. 진언 밀교(眞言密敎)의 수인(手印) 등도 마찬 가지였으리라.

1 준비 동작

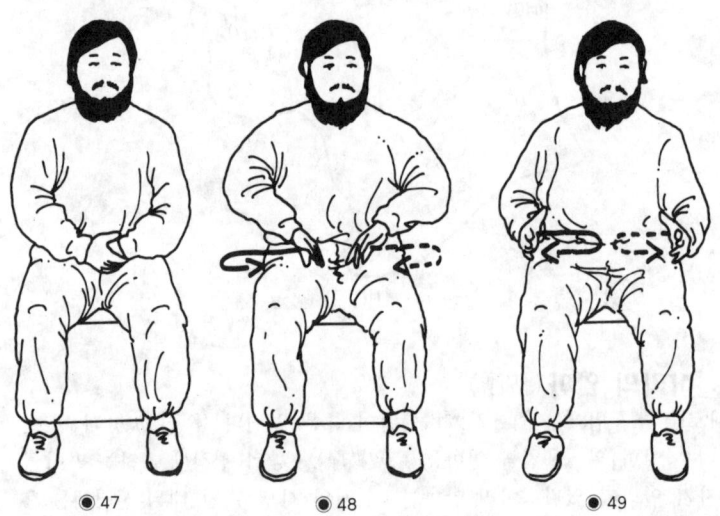

● 47　　　　　● 48　　　　　● 49

앉은 자세에서 단전 호흡과 삼개합을 한다. 의자나 침대에 걸터앉아도 좋고, 방석 위에 책상다리를 하고 앉아도 된다. 척추는 편하게 세우고, 어깨를 이완시키고, 머리도 바르게 한다. 남성은 우선 왼손의 내로궁(內勞営)을 기해에 대고 오른손을 그 위에 포개며, 여성은 오른손을 대고 왼손을 포갠다(● 47). 쭈그려 앉을 수가 없으므로 입으로 숨을 내쉴 때

제 2 부 실제로 해 보는 호흡법   87

배를 손바닥으로 약간만 누른다. 코로 들여마실 때에 이완시키며 3회 반복하는데, 수법은 기본적으로 같다.
　다음에 손을 떼서 3개의 개(開)(◉ 48), 합(合)(◉ 49)을 한다.

 인당혈 안마 (印堂穴按摩)

　인당혈은 양 눈썹 사이, 이마의 중앙 아래쪽이며, 「상단전」이라 불리는 곳이다. 3번째의 개합에 이어서 양 손의 가운데손가락을 붙여 올려 가슴의 단중혈(膻中穴), 앞에서 합장한다. 손가락이 위를 향하도록 하여 다시 올려 인당혈 앞에서 검지(劍指)를 만든다. 검지란 검(劍)의 연무(演武) 때 검을 들지 않은 쪽의 손이 취하는 형(形)으로 약손가락과 새끼손가락을 굽혀서 엄지손가락으로 누르고, 가운데손가락과 집게손가락은 가지런히 뻗친다. 이 양 손의 가운데손가락을 붙여 인당혈을 누른다. 왼쪽 9회, 오른쪽으로 9회 회전시킨다(◉ 50). 이것을 「정구전 반구전(正九轉反九轉)」이라고 한다. 정(正)과 반(反)의 방법은 부위에 따라 앞뒤로, 혹은 안팎으로 회전시킨다. 정은 「보(補)」이고 반은 「사(瀉)」이다. 때문에 「보」가 필요한 일반 환자는 「정구전, 반구전, 정구전」으로 하고, 사가 필요한 암환자는 「반구전, 정구전, 반구전」 순으로 한다.
　그 뒤 인당혈을 양 가운데손가락으로 가볍게 누르면서 숨을 내쉬고, 이완시키면서 숨을 들여마신다. 3회 한다. 이를 「삼안 삼호흡(三按三呼吸)」이라고 한다.
　이어서 양 가운데손가락을 가지런히 하여 머리카락이 난 가장자리까지 마찰해 올린다. 다시 한번 인당혈까지 내려온 뒤 코 아래의 인중혈(人中穴)까지 내린다. 손을 이완시켜, 손바닥으로 아래를 눌러 단전으로 내려간다.
　이 후에 「환기(換氣)」라는 것을 한다. 양 손바닥을 조금 위로 올리면서 숨을 들이마시고, 즉시 내려서 토하니 가볍게 한숨을 쉬는 것과 같다. 「환기」는 각 절(各節)마다 반복된다.

 태양혈 안마 (太陽穴按摩)

　마찬 가지로 손을 올려 검지를 만들어 태양혈에 댄다(◉ 51). 앞과 뒤로 각각 9회씩 회전하고 나서 삼안 삼호흡을 한다. 손가락을 풀어 양 볼을 쓰다듬어 내려 「환기」를 1회 한다.

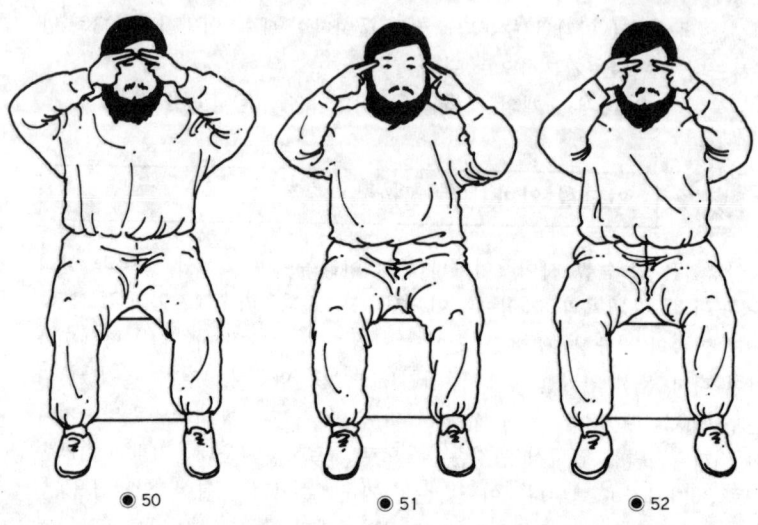

● 50　　　　● 51　　　　● 52

눈썹과 귀의 안마

손을 올려 양 손의 가운데손가락을 찬죽혈(攢竹穴 : 눈썹 뿌리, 눈썹의 안쪽 끝)에 대고 엄지손가락은 태양혈에 댄다. 가운데손가락을 엄지손가락쪽으로 당기면서 눈썹을 마사지한다(● 52). 3회 한다.

엄지손가락으로 새끼손가락을 누르고 나머지 손가락 3개를 펴서, 손바닥을 앞으로 하여 귀 앞에 대고 이문(耳門)·청궁(聽宮)·청회(聽會)의 3개 경혈을 누른다. 정구전 반구전(앞뒤로), 삼안 삼호흡을 하고(● 53), 볼을 마사지해 내리고「환기」를 한다.

⑤ 눈의 안마

손을 올려 집게손가락과 가운데손가락, 약손가락을 엄지손가락으로 가볍게 누르고 새끼손가락만을 편다. 새끼손가락을 눈 안쪽의 청명혈(晴明穴)에 대고 정구전 반구전(안팎으로), 삼안 삼호흡을 한다(● 54). 눈을 감고 눈두덩을 가볍게 마사지하면서 이동하여, 눈꼬리의 어미혈(魚尾穴)에서 마찬 가지로 정구전 반구전, 삼안 삼호흡을 한다(● 55). 여기서

제 2 부 실제로 해 보는 호흡법 89

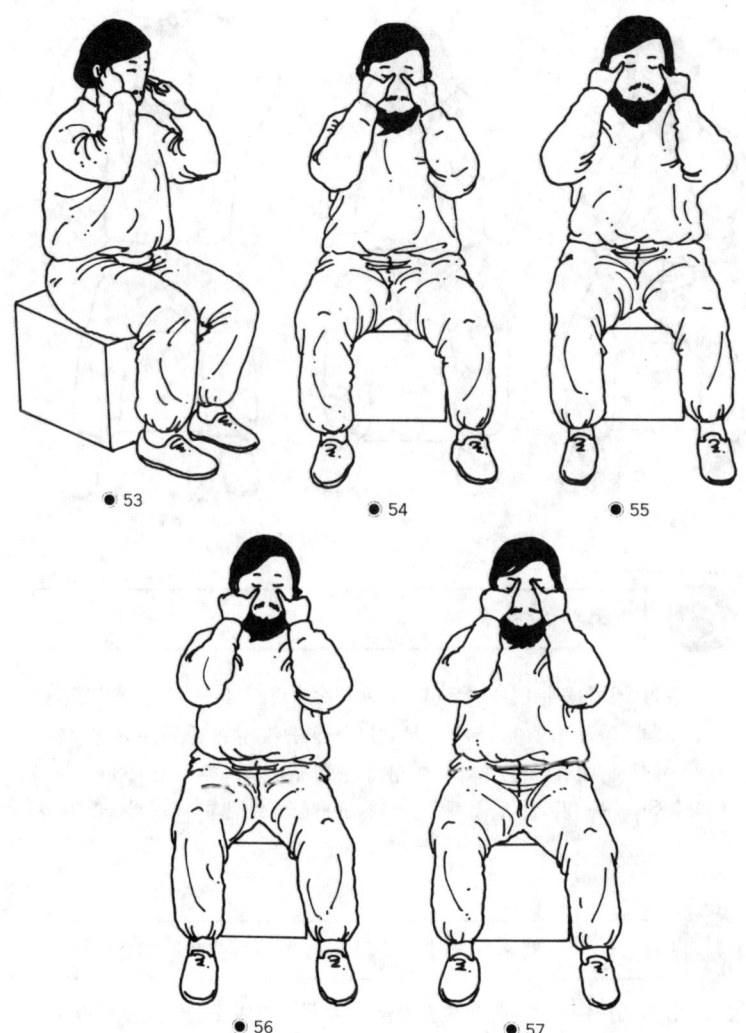

● 53　　　　● 54　　　　● 55

● 56　　　　● 57

일단 내리고(경우에 따라 얼굴을 쓰다듬으면서) 단전에 이르러 또 올라간다(「환기」 없음).

　다시 한번 올려 손가락을 마찬 가지로 하여 눈 아래의 승읍혈(承泣穴)에서 정구전 반구전, 삼안 삼호흡을 하고(◉ 56), 다시 눈 위, 눈썹 중앙의 어요혈(魚腰穴)에서 정구전 반구전, 삼안 삼호흡을 한다(◉ 57).

　얼굴을 쓰다듬으면서 밑으로 내려 「환기」를 한다.

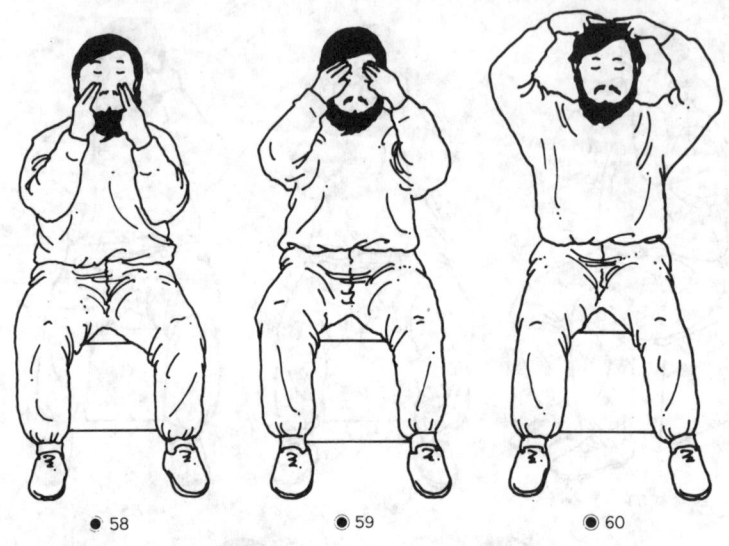

● 58　　　　　● 59　　　　　● 60

⑥ 코의 안마

　손을 올려 검지(劍指)를 만든다. 가운데손가락으로 인당혈(印堂穴)에서부터 코의 양쪽을 쓰다듬어, 상영향(上迎香)·영향(迎香)·지창(地倉)을 거쳐 아래로 내린다(58). 이렇게 3회 반복하는데, 감기에 걸려서 코가 막혔을 때는 몇 번 반복해도 좋다. 아래로 완전히 내려서「환기」한다.

⑦ 양백·백회·아문(陽白·百會·啞門)의 안마

　손을 올려 엄지손가락과 새끼손가락으로 동그라미를 만들고, 나머지 3개를 펴서, 가운데손가락으로 양백혈(陽白穴 : 눈썹 중앙에서 3㎝ 정도 위)에 대고 정구전 반구전(안팎으로), 삼안 삼호흡을 한다(59). 손가락을 풀어 양 손의 5개 손가락 끝에 힘을 주면서 이마에서 머리로 문지른다. 머리 정수리의 백회혈에 이르른다. 고혈압의 기미가 있는 사람은 여기서 가운데손가락을 대고 백회혈을 정구전 반구전(좌우로), 삼안 삼호흡을 한다(● 60). 저혈압 기미가 있는 사람은 이 부분을 하지 않는다. 그리고 나서 아문혈(啞門穴)까지 쓰다듬어 내려 아문혈을 검지 상태의

제 2 부 실제로 해 보는 호흡법 91

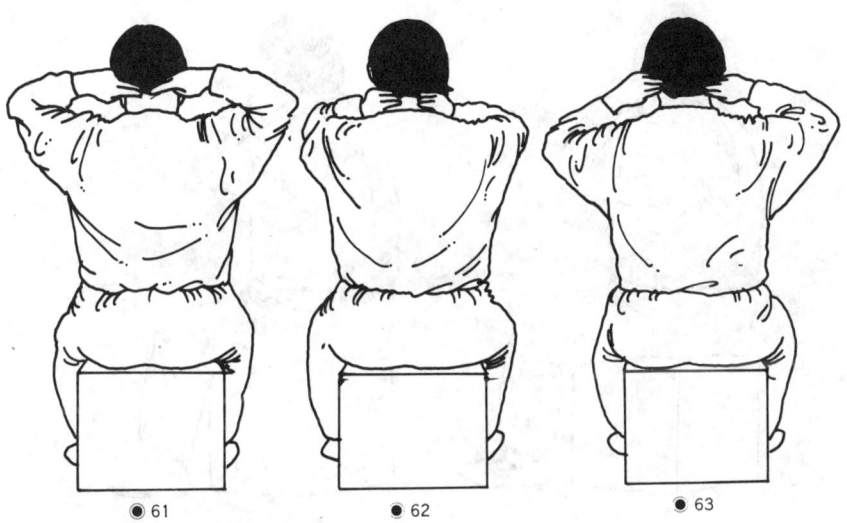

◉ 61　　　　　◉ 62　　　　　◉ 63

　가운데손가락을 가지런히 하고 정구전 반구전(남자는 좌회전정 여자는 우회전정, 성별에 따라 다른 부분은 여기 뿐이다). 삼안 삼호흡 한다(◉ 61).
　끝나고 나서 손가락으로 목 옆면을 쓰다듬어 내려 이윽고 단전에서 「환기」한다.

　　양백·백회·천주(陽白·百會·天柱)의 안마

　다시 한번 양백과 백회의 안마를 반복한다. 머리 뒷부를 쓰다듬어 집게손가락·가운데손가락·약손가락의 3개로 천주혈에서 아래로 목을 짚어 내려가며, 3회하고 다시 3회 쓰다듬어 내린다(◉ 62).　양 손으로 목옆을 쓰다듬어 내려 「환기」를 한다.

　　풍지(風池)의 안마

　다시 한번 양백과 백회 안마를 반복하고, 마찬 가지로 하여 풍지혈(風池穴)까지 문질러 내린다. 거기서 검지로 손을 바꾸어 정구전 반구전(안팎으로)하고 삼안 삼호흡을 한다(◉ 63). 이 역시 목 양쪽을 쓰다듬어 내려서 「환기」한다.

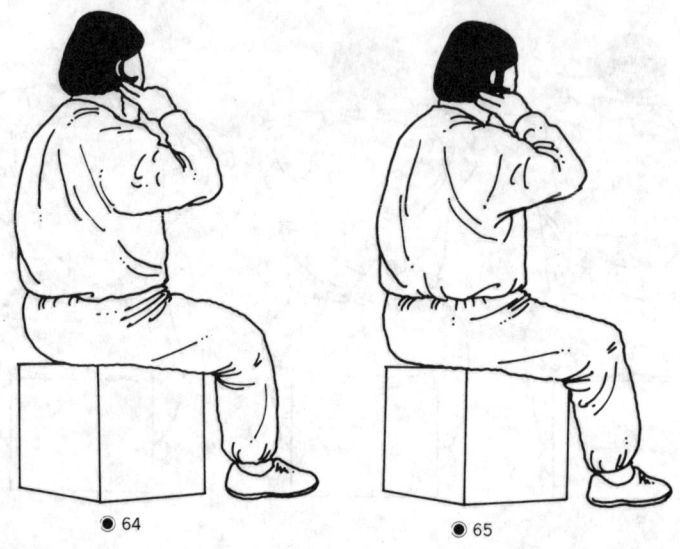

64 65

10 예풍(翳風)·예명(翳明)의 안마

손을 올려 인당혈 앞에서 검지를 만들어 귀 아래로 돌려서 예풍혈(翳風穴)을 짚는다. 정구전 반구전(앞뒤로)하고, 삼안 삼호흡을 한다(◉ 64). 다음에 집게손가락으로 예명혈(翳明穴)을 잡아, 정반전(앞뒤로)을 9회 하고, 삼안 삼호흡을 한 뒤(◉ 65). 목 양쪽을 문질러 내려서 「환기」한다.

11 도인 회기(導引回氣)

머리에 올라간 기를 단전으로 복귀시키기 위한 도인을 한다. 허착(虛着), 즉 붙을락말락 한 상태로 양 손바닥을 위로 올려(◉ 66) 인당혈에서 백회혈에 이른다. 백회혈에서 양손을 대고 뒤로 쓰다듬어(◉ 67), 목의 양 옆에서 가슴앞으로 가볍게 문질러 기를 유도, 단전으로 내린다(◉ 68). 이것을 3회 반복한다.

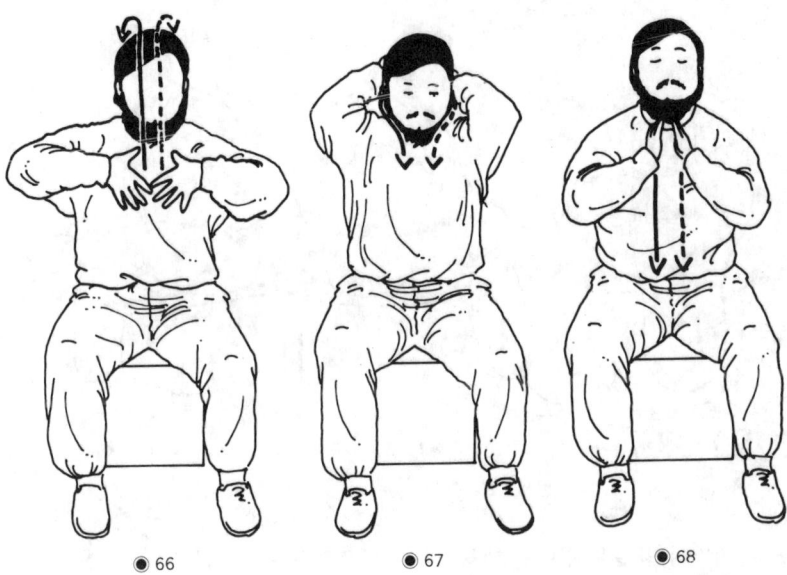

● 66　　　　● 67　　　　● 68

　이 후에 삼개합과 단전 호흡을 한다. 81페이지에 쓴 「유구(採球)」와 「하복부 마찰(下腹部摩擦)」을 덧붙여 정성껏 하면 기분이 좋아진다.
　처음에는 혈이 있는 곳을 기억하기에 급급하겠지만, 익숙해지면 보행공 때와 마찬 가지로 의념 도인(意念導引)하여, 선제(選題), 수제(守題)한다. 행공이 끝난 뒤에는 잠시 쉬었다가 시간을 두고 움직이는 편이 좋다.

2. 발의 용천혈(湧泉穴) 안마

　발바닥 중앙의 발가락 가까이에 있는 용천혈(그림12)은 「누르면 생명의 샘솟는」곳으로서, 신장계(腎臟系)의 중요한 경혈이다. 한방의 신(腎)은 생식 기능 그 자체를 가리키기도 하고 「생명의 근본(腎爲生命的根本)」으로 알려져 있다. 용천혈의 안마에 의해서 신기(腎氣) 부족에 의한 노곤함·부종·불면·현기증에 현저한 효과를 볼 수 있을 뿐 아니라 「심신 상교(心腎相交)·자양 오장 육부(滋養五臟六腑)」를 촉진하여, 건강과 노화를 방지할 수 있다. 여성의 냉증 해소에도 뚜렷한 효과가 있다.
　의자나 침대에 걸터앉아 대퇴는 바닥과 평행하고 무릎이 직각이 되도록 한다. 이 자세에서 단전 호흡, 삼개합을 한다(◉ 47·48·49).

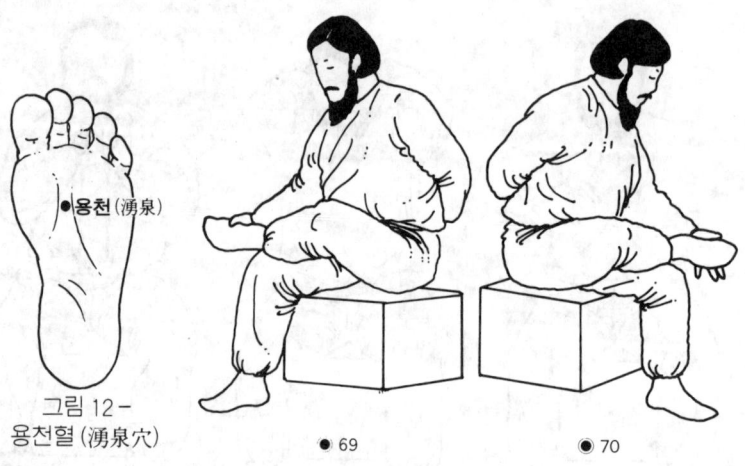

그림 12 -
용천혈(湧泉穴)

왼발의 용천을 안마할 때는, 왼발을 오른무릎에 올려 놓거나 침대 위에 올려 놓는다. 즉 오른손을 발바닥에 댈 수 있어야 한다. 왼손의 외로궁혈(外勞宮穴)을 허리 왼쪽의 신유혈(腎俞穴)에 댄다(◉ 69). 노인들은 관절이 굳어 그렇게 하기가 어려우므로 왼손의 내로궁혈을 관원혈(關元穴) (그림10)에 댄다. 동시에 오른손의 내로궁혈을 왼발의 용천혈에 댄 뒤 노궁혈이 용천혈을 중심으로 원을 그리듯이 마사지한다.

성별에 따라 방법도 달라진다. 여성은 우회전(왼발의 경우에는 새끼발가락 쪽으로 돌린다)을 72회 하고 3회 기호흡을 한다. 입으로 내쉬면서 노궁을 용천에 누르고, 코로 들이마시고 이완시키기를 3회 한다. 다음에 좌회전 72회, 3회의 기호흡, 그리고 다시 한번 우회전 72회, 3회의 기호흡이다. 이렇게 3회를 한 후, 발을 내려 가지런히 하고 삼개합, 단전 호흡을 한다.

남성의 경우에는 이것을 좌로 72회, 우로 72회, 좌로 72회 하며 도중에 기호흡을 하는 방법은 같다.

다음에 오른발바닥에 왼손의 노궁을 대고, 오른손의 외로궁을 오른쪽 신유혈에 댄다(◉ 70). 이 경우 우회전은 엄지손가락 방향으로, 좌회전은 새끼손가락 방향으로 돌려야 한다. 여성도 같은 방법으로 우 72, 좌 72, 우 72. 남성은 좌 72, 우 72, 좌 72이다. 사이에 3회의 기호흡을 넣고, 시작과 끝에 삼개합과 단전 호흡을 한다.

머리의 안마와 마찬 가지로 끝난 뒤 즉시 활동하는 것은 좋지 않으며,

10분 정도 휴식한다. 그대로 수면에 들어가도 무방하다. 월경 중인 여성은 하지 않는다.

또한 발바닥을 누를 때도 강하게 하지 않는다. 참대나무 밟기, 즉 물리적인 자극이 목적이 아니기 때문이다.「72회」도 하나하나 세기보다는 그 정도로 하면 된다는 뜻이다. 익숙해지면 선제(選題)하여 의념을 집중시키는 더욱 중요한 목표가 있으니 말이다.

안마하는 사이에도 어깨와 팔꿈치가 긴장하거나, 심각한 얼굴을 짓거나 긴장하지 말고 몸과 마음을 릴렉스시켜 조용한 기분으로 해야 한다. 발의 안마에 지극히 간단하면서도 효과가 큰「발가락 돌리기」등을 조합해도 좋다.

제 2 장

경락 동공 (經絡動功)

1. 암을 극복한 호흡법

「49식 경락 동공(四十九式經絡動功)」은 그 원류(原流)를 약 200년 전, 청대(靑代)의 광서 년간(光緒年間)에서 찾을 수 있다. 북경 체육 학원의 장 광덕 노사(張廣德老師)의 외증조부(外曾祖父)가 당시의 민간 의료가로서 반세기에 걸친 치료 경험을 종합하여 편찬한 것이다. 당시에는「방치 종류 경락 동공(防治腫瘤經絡動功)」이라 불렸다고 하며 여기서의「종류」란 암에 해당하는 병이다. 사람들로부터「농가 선의(農家仙醫)」라 불렸던 그는 암이나 그에 상당한 난치병을 극복하기 위하여 오랜 세월에 걸쳐 심혈을 기울여 이 방법을 만들어 낸 것이리라. 그 때는 아직 명확한 투로(套路: 순서를 따른 49가지 동작)는 없었고, 43가지 동작을 각각 단독으로 하도록 했다. 물론 조합으로서의 수순은 어느 정도 있었겠지만, 계통은 미완성 상태였다.

장 노사는 이를 투로로서 정리하고 새롭게「엽저 장화(葉底臟花)」(제6식),「마면 소두(摩面梳頭)」(제24식),「이용 토수(二龍吐鬚)」(제31식),「저두 사정(低頭思靜)」(제34식),「쌍용 희수(雙龍戱水)」(제43식)를 덧붙이고 중복된 부분을 생략하여 현재의 형으로 완성했다.

장 광덕씨에 의하면, 이 방법은 비전(秘傳)으로서, 극히 한정된 사람들에게밖에 전해지지 않았으나 체육 학원에서 공동으로 연구, 널리 공개되었고 오늘날에는 당산(唐山)·북경(北京)·무한(武漢)을 중심으로 널리 보급되고 있다.

이 방법의「대단함」은 장 광덕씨 자신이 재기 불능이라 선고받은 중증의 폐암을 이로서 완벽하게 극복했다는 점에 있다. 노사(老師)의 부친도 같은 경험을 했고, 83세인 지금도 건강하게 생활하고 있다. 장 광덕씨는 현재 54세. 체육 학원의 무술 교육 연구실에서 현역 교관으로 태극권을 비롯 무술을 지도하고 있다. 부드럽고 더구나 강력한 그의 움직임 속에 병마의 그림자는 찾아볼 수도 없다. 또 무술·호흡법 관계의 저술에도 정력적으로 임하고 있다.

자기 자신의 경험인지라 이 호흡법의 치료 효과에 장 광덕씨는 절대적인 자신을 갖고 있다. 사실 그만큼의 실적도 보였다. 전이(轉移) 되지 않은 상태라면 대부분의 암이,이로서 반년이면 극복된다고 그는 말한다. 일반적인 만성병은 거의 모두 치유시킬 수 있다고 한다. 예를 들면 고혈압·심장병·간염·위장 하수·변비·탈홍·치질 등에 효과를 거두었고, 폐암·골수암·장암 등에 큰 효과가 나타났다.

2. 「기」 체감의 구체성

이 경락 운동을 장 광덕씨의 개인 지도로 배우면서 나는 「이것이다./」라고 외치지 않을 수 없었다. 늘 안타까이 찾고 바라던 바를 만난 느낌이었다. 「기」를 나름대로 해 온 치료법이나 명상법과는 비교가 되지 않을 정도로 명확하게 강력히 느낀 것이다.

「회중 포월(懷中抱月)」(제1식) 자세에 들어간 순간 둥글게 고리를 만든 팔 속으로 굵고 뜨거운 흐름이 돌기 시작했다. 안쪽 대퇴에도 발열감이 일고, 등줄기로 따뜻한 바람이 올라갔다. 15분 후, 허리를 올려 몸을 이완시키고, 나무숲(수업은 항상 체육 학원 숙사 가까이의 삼림 속에서 했다)을 걷자 몸은 가볍고 머리는 맑았다. 단 한 가지 자세를 유지하고 있었을 뿐인데, 나의 「수행」은 그렇게 시작되었다.

내 경우, 「경락 동공」의 최대의 매력은 이렇듯 구체적인 「기의 체감」에 있다. 따라서 여러 가지 방법으로 「기」를 체감시키기 위해 이 「회중 포월」을 실험해 본바, 대부분의 사람들이 「뜨거운 둥근 고리」, 「허리·아랫배의 따뜻함」을 느꼈다. 온몸이 땀으로 흠뻑 젖는 사람도 많았다. 기운이 난 나는 이렇게까지 단언했다.「이 자세를 취하는 것만으로 온 몸이 뜨거워진다. 내부에 운동이 되었기 때문이다. 때문에 팔을 둥글게 들어올릴 체력만 있으면, 가령 자리에 누운 사람이라도 온몸 운동을 할 수 있다.」다소 극단적인 말일 수도 있다. 그러나 그 줄기만은 옳다.「운동」의 초점은 겉으로 보이는(표면의) 움직임이 아니라 안에서 일어나는 흐름과 반응, 그리고 그 감각이기 때문이다.

3. 에너지의 흐름으로서의 경락 동공

그렇듯 개인적인「감격」을 떠나「경락 동공」의 독특한 장점을 열거한다면 첫째로 경락과 호흡 요법의 결부를 들 수 있다.「경락」――인체내의 에너지인「기」의 통로는 한방에서는 너무나 자명한 존재이나 우리들에게는 전문가가 아닌 한 이해하기 어렵다. 사람의 몸 속을 곧바로, 때로는 갈지자로 달리는「경락」의 흐름(주행로)을 그림으로 본 사람은 많겠지만 복잡한 도로의 지도와 같으니, 자신의 몸에서 그것을 발견한다는 것은 힘들다는 것이 정직한 말이리라.

그러나「경락 동공」에서는 구체적으로 그것을 느껴 알 수 있다. 앞에서 서술한「회중 포월」을 예로 들면,「아아 이것이 폐경(肺經)인가」,「대장경이 통하고 있다」라고 스스로 말할 만큼 간단히 이해할 수 있다. 그것은 그림에 그려져 있듯이 가는 선은 더이상 아니다. 굵은 흐름이며 움직임이다. 다리의 신경(腎經)과 비경(脾經)도 마찬가지로 느낄 수 있게 되며, 흐름이 막히는 부분과 정상이 아닌 차거운 흐름과 바람이 통하는 곳도 파악할 수 있다.

이는 지극히 새로운 자기 발견이며,「경락」을 사용하는 치료 전문가에게는 새로운 질(質)을 가진「기」와의 만남이 될 것이다.「기」가,「경락」이 움직인다. 흐른다. 치료의 초점은 바로 이「유동(流動)」에 있다.

4. 경락 동공의 효과와 실습상의 주의

현재 우리는「도인 연구회」를 통하여 전문가들의 공동 연구를 추진하고 있다. 이를 통하여 우리 나름대로 새로운 치료 체계, 자기 치료의 시스템이 산출(產出)될 수 있으리라 믿는다. 한약에서의 처방과 같이 호흡법에서도「환자」를 진단하여 그 사람의 상태에 적당한 방법을 찾아야 한다는 것이 나의 구상이다. 따라서「경락 동공」은 우리들의 체계화·시스템화를 위한 기초가 된다.
「경락 동공」의 응용에 관한 나의 질문에 대하여 장 광덕 선생은 다음과 같이 대답했다.
① 소화기 질환 : 본공(本功)에서 다리의 비경(脾經)·위경(胃經)의 통과를 강조한다.
② 순환기 질환 : 심경(心經)·심포경(心包經)에 마음을 집중, 기를 통하게 한다.
③ 생식기 질환 : 다리의 신경(腎經)·방광경(膀胱經)을 중심으로.
④ 간장병 : 기가 다리의 간경(肝經)을 통하게 한다.
⑤ 장암 : 손의 대장계(大腸系)에 집중, 기를 통하게 한다.
　이와 같이 하여 동작과 형은 거의 같으면서도 「의수(意守)」에 의하여 얼마든지 그 응용 범위를 넓힐 수 있다. 의사로부터 주어진 병명에만 급급할 것이 아니라 자기 자신의 감각으로 「기가 막혔음」을 지각하여, 스스로 치료법을 찾아 나가는 것이다.
　그러면 그 실습상의 주의점을 알아보자. 가장 주의해야 할 점으로 「편차(偏差)」를 들 수 있다. 직역하면 「부작용」이란 의미이다. 호흡 곤란·환각 등의 증상으로 나타나는 「반응」이 그것이다. 호흡법에서는 항상 이 「편차」를 어떻게 극소화시키면서 효과적으로 수련을 할 것인가에 노력해 왔다. 「경락 동공」에 「편차」는 있을 수 없다고 장 광덕 선생은 말하지만 1시간여가 걸리는 「장편(長編)」이니만큼, 초보자가 한번에 해 내는 데는 무리가 있다. 피곤해지기도 한다. 따라서 4단계로 나누어 하는 편이 좋을 것이다. 그리고 실습 후에는 산책(주변을 천천히 걸어다니는 정도로 좋다)을 한다. 또 급한 용무로 도중에 중단해야만 할 때는 제4단 제49식 「기식 귀원(氣息帰原)」을 한 뒤에 중단한다. 이는 다른 대부분의 호흡법에 공통된 수공법(收功法)으로 온 몸으로 확산되어 나간 기를 가장 안정할 수 있는 장소로 돌려보내는 것이다. 수공을 완전히 할 때, 몸을 흐트러뜨리는 「편차」는 일어나지 않는다.
　다음은 호흡상의 주의이다. 호흡은 깊고 길고 조용하며 균등하고 은은하게 하는 것이 원칙이지만 초보자가 길고 깊게 하다가 간혹 현기증을 일으키는 수가 있다. 「자연스러운 복식 호흡」이 기본이다. 그 복식 호흡을 안락하고 기분 좋게 할 수 있는 범위 내에서 천천히, 조용하고 은은하며 따뜻하게 변화시킨데 불과하다.
　기준은 자신의 내부에 있다. 기분이 좋지 않으면 잘못되어 있는 것이다. 나중에 심히 피곤해지는 것은 지나치게 한 것이다. 부족하다 싶을 정도를 한계로 매일 장기간에 걸쳐 계속하는 것이 중요하다.「잘못함」은 음식을 과식한 것과 마찬가지로 효과가 없을뿐 아니라 해까지 된다.

5. 의념─자연과의 동화(同化)를 구하며

이제「의념」, 즉 마음을 집중시키는 방법에 대해 체크해 보자. 내부의 감각이 초점인 이상, 의념의 집중은 절대적인 요구이다. 그러나 이 집중은 온 몸의 쓸데 없는 힘을 빼고 릴렉스한 상태에서만 가능하다. 힘이 들어간 상태에서의 집중(노력)은「편차」의 원인이 된다.「의수 단전」이라 하나 단전을 열심히 의념하라는 것이 아니다. 단전의 부근을 생각하는 (느끼는) 것이 좋다.「백회 정천(百會頂天 : 머리의 정상부가 하늘로 끌어올려진다)」·「함흉발배(含胸拔背 : 허리와 가슴이 젖혀지지 않도록 등을 안락하게 세운다)」·「침견 추주(沈肩墜肘 : 어깨와 팔꿈치를 떨어뜨린다)」 등 자세상의「요구」도 모두 릴렉스, 즉 집중을 위해 있는 것이다. 따라서 호흡법의 요구하는 바는「자연스러움」으로 귀결된다.「자연스러움」을 방해하는 몸이나 마음의 힘을 제거, 몸의 말에 귀를 기울여 피부, 즉 털구멍을 열어 바깥의「자연」과 동화해 가는 상태가 바로「집중」이다.

49식 경락 동공
(四十九式 經絡動功)

예비식

제 1 식   혼원 참립(渾元站立)
천지의 기와 융합해서 서다

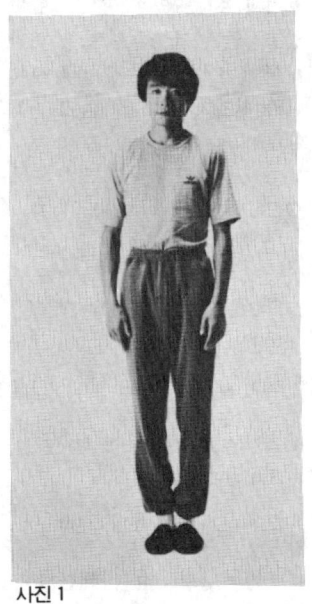

사진 1

양 다리를 가지런히 하여 선다. 등을 무리하지 않게 펴고, 턱은 가볍게 당기고, 눈은 똑바로 앞쪽을 본다. 목과 어깨의 힘을 빼고, 양 팔을 자연스럽게 몸 옆으로 늘어뜨린다. 조용히 복식 호흡을 5~6회 한다. 양 발 중앙으로 체중을 떨구며, 머리 정상부(백회혈)이 하늘로 끌어올려져 목이 무리없이 세워지도록 한다 (사진 1).

제2식　조정 음양 (調整陰陽)
음양을 조정하다

오른발에 체중을 두고 천천히 왼발을 벌린다. 양 발은 어깨 넓이로 평행하게 벌리고 체중을 양 발의 중앙에 떨어뜨린다. 기타의 요령은 제1식과 같다(사진 2).

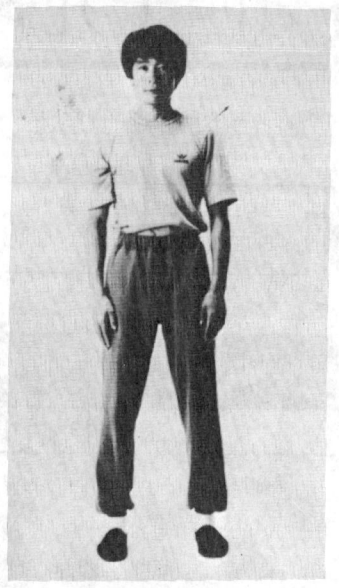

사진 2

해설 49식 경락 동공에 들어갈 때의 묵상 자세이다. 일반적으로는 다음의 네 귀(四句)를 묵념한다.
- 용용쇄사포일변(冗冗瑣事抛一邊) : 일상적인 번거로움을 모두 버린다.
- 아여천지공일면(我與天地共一眠) : 나와 천지가 같이 수면하고 같이 호흡한다.
- 성래신청기상후(醒來身淸氣爽后) : 각성하여 마음도 기분도 더할 나위 없이 상쾌해지며
- 당작지사조서완(当作之事照序完) : 순서를 세운 단련을 시작한다.

혹은 다음의 네 귀(四句)를 마음 속에서 주문처럼 외운다.
- 야란인정만려거(夜闌人靜万慮拠) : 밤이 깊어 사람이 고요히 잠들었을 때, 생각을 모두 버리고,
- 주신송수표구소(周身松垂飄九霄) : 온 몸을 릴렉스하여 구름이나 안개처럼 표류하게 한다.
- 의인기행봉칠궁(意引氣行封七窮) : 의를 작용시켜 기를 돌려 눈·귀·코·입의 7개 구멍을 닫으면,
- 백병게제자소요(百病皆除自逍遙) : 병은 모두 사라지고 마음은 자유자재로 노닌다.

제 2 부 실제로 해 보는 호흡법 103

제1단 통경(通經) (경락으로 기를 통하게 하다)

제1식　회중포월(懷中抱月)
품에 달을 안다

예비 자세에서 천천히 양 팔을 벌려, 양 손을 동공권(動功拳)으로 한다(사진A1). 동공권은 엄지손가락 끝과 집게손가락 끝을 대고(사진A2), 가운데손가락 끝을 손바닥 중앙에 댄 주먹(사진3)을 말한다.

양 손의 집게손가락 제1 관절을 합친다. 양 손의 위치는 가슴 높이이다. 양 팔로 원형을 만들며 눈은 엄지손가락과 집게손가락의 이음매를 본다. 어깨·팔꿈치를 낮추고 무릎을 가볍게 이완시켜 허리를 내린다(사진 3).

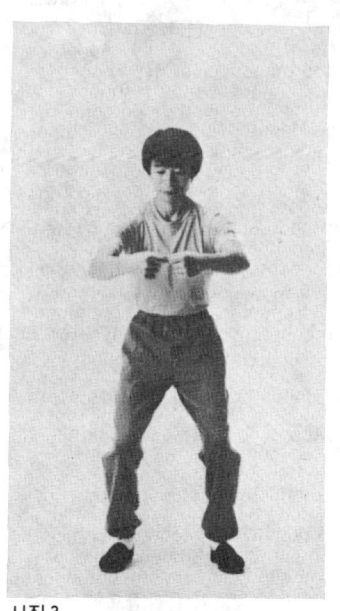

사진 3

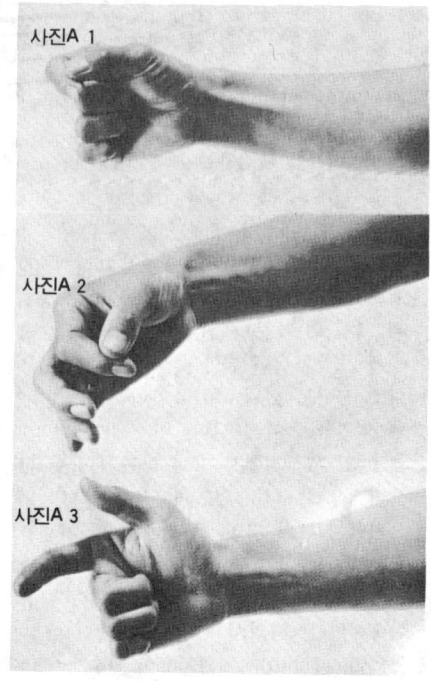

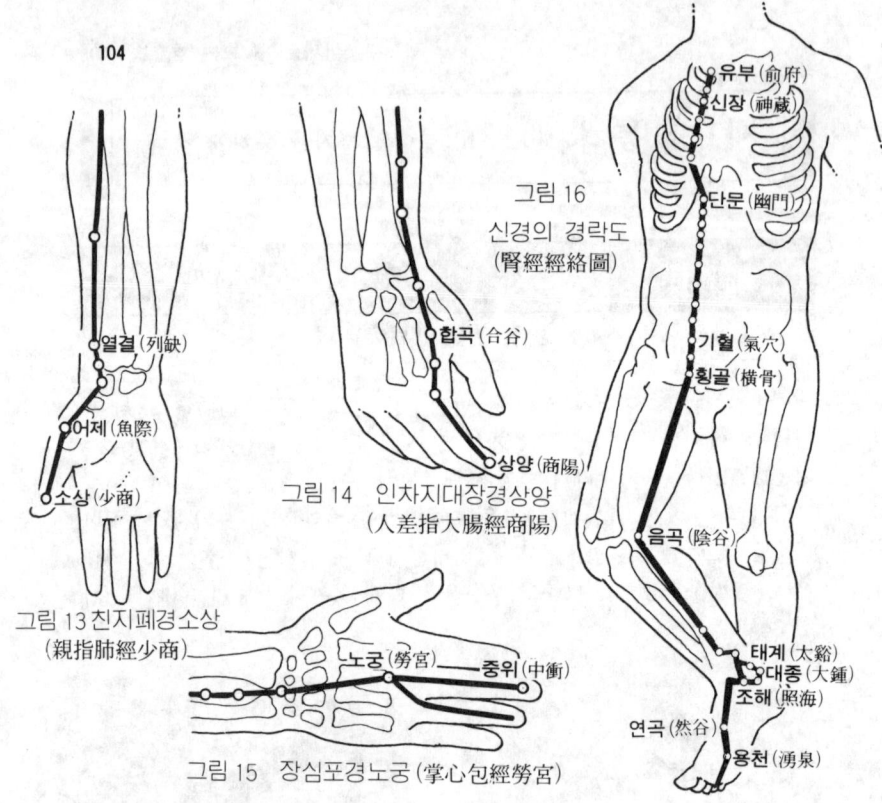

그림 13 친지폐경소상
(親指肺經少商)

그림 14 인차지대장경상양
(人差指大腸經商陽)

그림 15 장심포경노궁 (掌心包經勞宮)

그림 16 신경의 경락도
(腎經經絡圖)

해설 기를 체감하는 가장 대표적인 자세의 하나이다.

본식(本式)에서는 팔 안쪽을 흐르는 원형의 기를 느낄 때 다음 동작으로 옮기는바 (3~5분), 20~30분 정도 해 보면 기의 감각을 실제로 흠뻑 얻을 수 있다. 물끄러미 집게손가락의 이음매를 보고 있노라면 양 팔로 이루어진 팔 속의 공간이 다른 공간에서 독립된 것으로 보여진다(방바닥의 색이 그 부분만 선명하게 보이기도 한다). 팔의 안쪽이 띠의 형태로 뜨거워져 이윽고는 가슴까지 뜨거워진다. 원 속을 뜨거운 구(球)가 굴러다니는 느낌인 사람도 있다. 이 느낌이 시작되면 안쪽 대퇴부・허리・회음(會陰) 근처에 발열을 느끼게 되며, 아랫배로 그 감각은 퍼진다. 등 전체가 뜨거워지며, 척추 양 옆구리에서 땀이 나는 사람도 많다. 팔꿈치가 제대로 릴렉스되어 있으면, 오랜 시간 해도 피로하지 않다.

기를 느끼기 위한 첫 단계로 이 자세를 권하겠다. 또한 동공권은 엄지손가락의 폐경소상(肺經少商) (그림 13) 과 집게손가락의 대장경 상양(大臟經商陽) (그림 14)을 접속시켜 가운뎃손가락 끝을 심포경(心包經) 의 노궁(그림 15) 에 접속시킨다. 따라서 폐경・대장경의 연결을 느끼며, 그것을 출발점으로 신경(腎經) (그림 16) 을 위시하여 모든 경락으로 그 느낌은 확산된다. 이 자체가 호흡기 계통의 질환에 큰 효과가 있다.

제2식 상상 상접(商商相接)
소상과 상양을 합치다

엄지손가락 끝을 비틀어 소상과 상양을 완전히 접속시킨다(동공권에서는 소상과 상양은 완전히 접속되지 않는다). 동시에 무릎을 가볍게 이완시켜, 허리를 낮추며 입으로 「히(呬)」음을 길게 천천히 발한다. 천천히 숨을 마시면서 허리를 들어 다시 히(呬)음을 내면서 허리를 낮춘다. 숨을 들이마실 때 비틀어 맞춘 엄지손가락과 집게손가락을 조금 이완시킨다. 이상의 동작을 3회 반복한다 (사진 4).

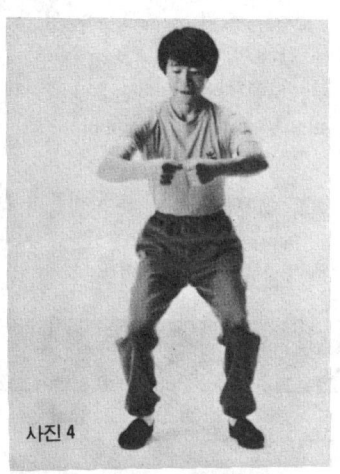
사진 4

해설 「히」는 고전 호흡법의 「6자결(六字訣)」에 의하면 폐경을 갖추는 발성 호흡법이다. 중국에서는 호흡기 계통의 만성 질환에 이 발성을 많이 사용한다. 또한 발성하면서 허리를 낮출 때 중정(中正 : 무리없이 똑바로 편 등줄기)을 변경시키지 않도록 주의한다.

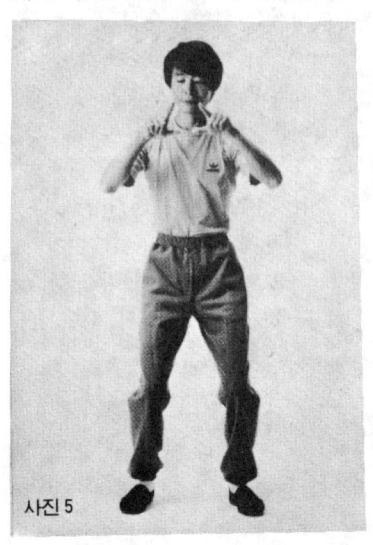
사진 5

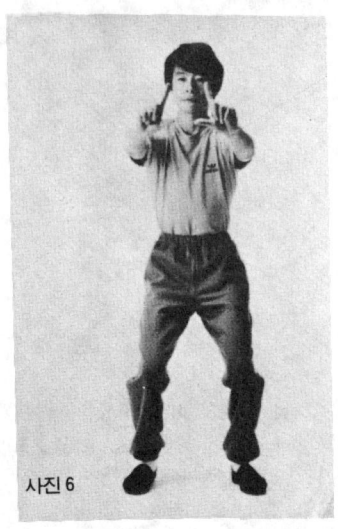
사진 6

제3식 장추화산(掌推華山)
화산을 손바닥으로 밀다

세번째로 허리를 낮춘 곳에서 양 손을 떼어 엄지손가락과 집게손가락 사이를 크게 벌리면서 가슴 앞으로 끌어당긴다(사진 5). 집게손가락을 위로 세운 상태에서 양 손을 앞쪽에 평행하게 천천히 내민다(사진 6). 집게손가락 끝은 위를 향한다. 다시 가슴앞으로 끌어당겨 앞쪽으로 밀어낸다. 이 동작을 3회 반복한다.

[해설] 화산(華山)은 중국 전설에 나오는 명산이다. 이 산을 허리를 낮추면서 기의 힘으로 밀어 움직인다는 자세가 되는 것이다. 엄지손가락과 집게손가락에 응축된 발열감이 인다.

제4식 금룡 반주 (金龍盤柱)
금룡이 기둥을 감다

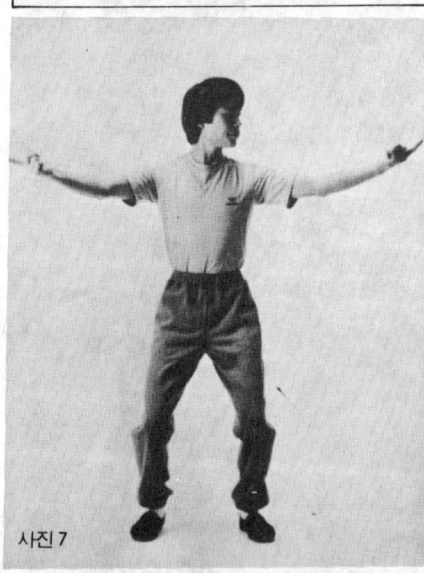

사진 7

3회를 민 후, 손의 형태를 바꾸지 않고 손목을 회전시켜 장심(掌心)이 위를 향하게 한다. 여기서 왼손의 집게손가락 끝을 보면서 양 손을 천천히 좌우로 평행하게 벌린다(사진 7). 손목을 회전시켜 장심은 아래를, 집게손가락은 대각선 뒤쪽을 향하도록 한다(사진 8). 다시 손목을 돌려 사진 7의 자세로 복귀하여 양 손을 천천히 가슴 앞으로 당긴다(사진 9). 눈은 왼손의 집게손가락에 고정되어 있다. 이 후에 오른손의 집게손가락을 보면서, 같은 동작을 하고 다음에 앞을 보면서 같은 동작을 한다.

[해설] 손목의 회전 운동을 용이 기둥을 감는 형태에 비유한 움직임이다. 손목의 움직임은 팔꿈치를 지점(支點)으로 한 회전 운동이다. 집게손가락 끝에 기가 응집되어 간혹 통증이 이는 경우도 있다. 정상적인 반응이므로 걱정할 필요는 없다.

제 2 부 실제로 해 보는 호흡법   107

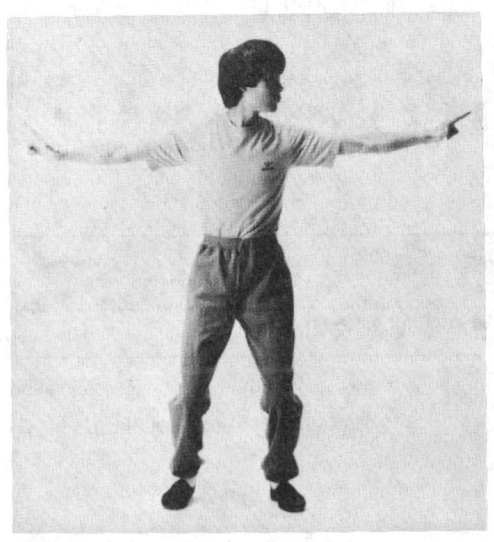
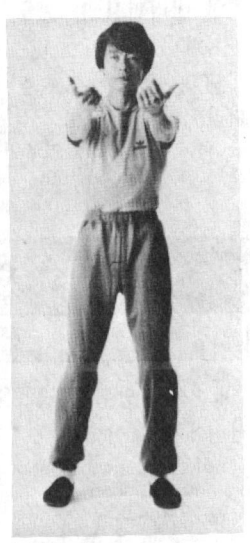

사진 8   사진 9

제5식   주지 통천 (柱地通天)
땅을 단단히 밟아 하늘로 통하다

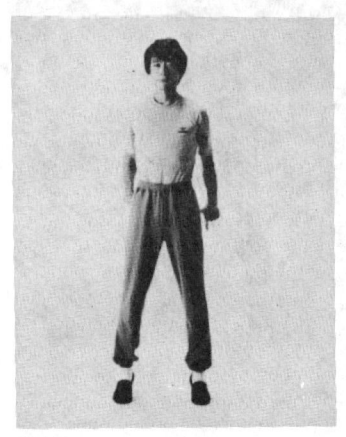
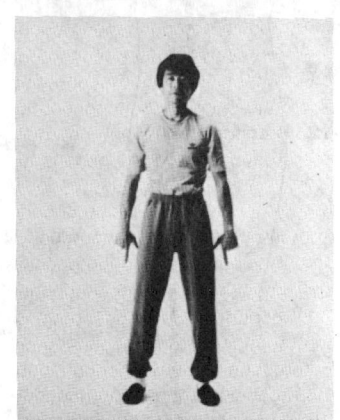

사진10   사진11

 양 손의 형을 변경시키지 않고 천천히 몸 옆으로 내려 그대로 뒤쪽으로 올린다. 동시에 발뒤꿈치도 천천히 올린다(사진 10). 조용히 발뒤꿈치를 내리면서 양 손을 몸옆으로 내린다(사진 11). 이상의 동작을 3회 반복한다.

해설 발뒤꿈치를 올릴 때 양 발 끝으로 단단히 땅바닥을 눌러[주지(柱地)] 머리 정수리가 하늘로 끌어올려[통천(通天)]지도록 한다. 턱을 당겨 목과 등을 펴고, 항문을 끌어올린다. 발뒤꿈치를 내릴 때 자연히 항문을 이완시키고, 온 몸을 릴렉스시킨다.

제6식　엽저 장화(葉底臟花)
입가에 꽃을 숨기다

세번째로 발뒤꿈치를 올릴 때 가운데손가락과 약손가락, 새끼손가락을 장심에서 떼어 5개 손가락을 모두 오무려 겨드랑이 아래까지 끌어올린다(사진 12).

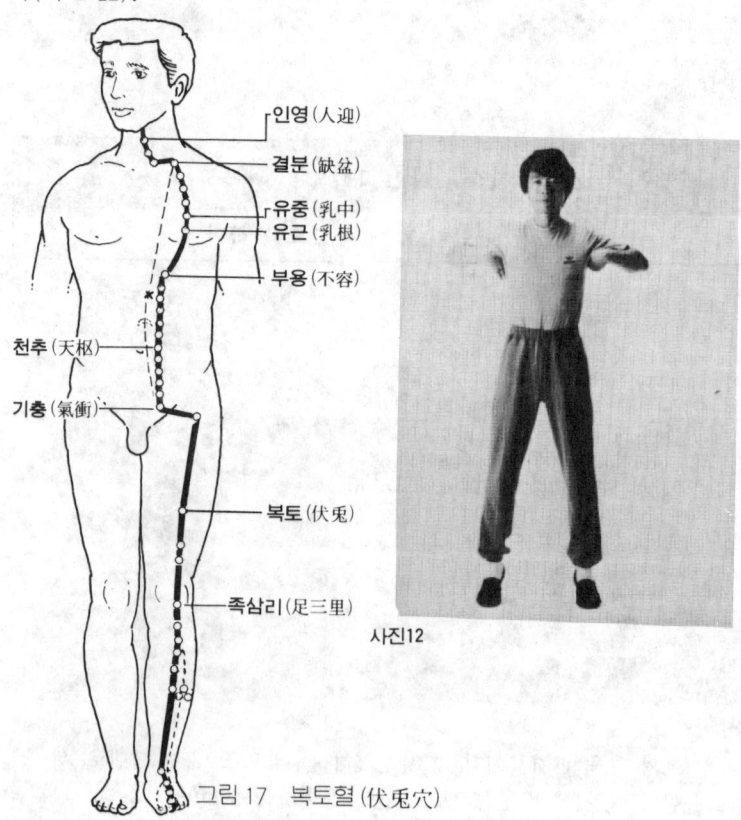

그림 17 복토혈(伏兎穴)

사진12

제 2 부 실제로 해 보는 호흡법 109

제7식	금촉 복토(擒捉伏兎)
	복토혈을 두드리다

양 손을 겨드랑이 아래에서 빼내 가슴 앞을 지나 한꺼번에 대퇴 양변〔위경 복토(胃經伏兎)〕을 손등으로 강하게 때린다. 이 때 「히」음을 신속하게 낸다(사진 13). 이상 제3식, 제7식을 연속해서 3회 반복한다.

해설 다리의 마비·관절염 등의 치료에 사용되는 경혈이 복토이다(그림 17). 하반신 전체의 경락이 통하도록 유도하는 자극으로 사용된다. 복토를 때릴 때는 손과 손가락의 힘을 완전히 빼어, 회초리와 같이 경혈을 타격한다. 동시에 「히」의 음과 함께 단숨에 숨을 내쉬며 발뒤꿈치를 내린다.

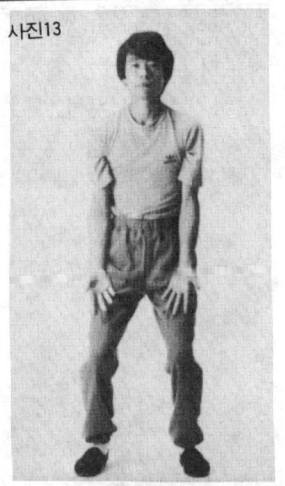
사진13

제8식	회중 포월 (懷中抱月)	제9식	상상 상접 (商商相接)
	품에 달을 안다		소상과 상양을 합치다

제1식과 같다(사진 14).　　제2식과 같다(사진 15).

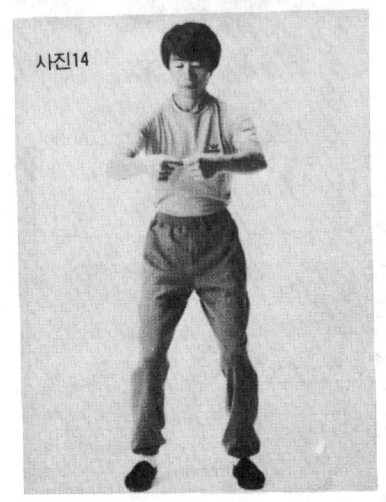
사진14

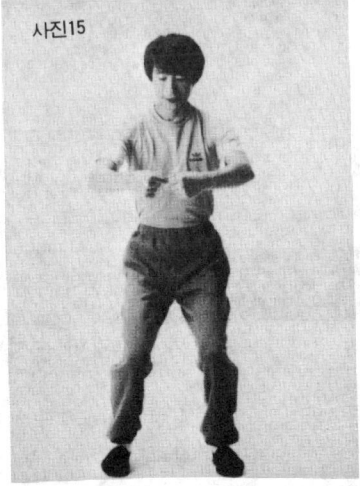
사진15

제10식　기침 단전(氣沈丹田)

단전에 기를 가라앉히다

양 손의 집게손가락을 떼어, 동공권을 펴 이번에는 손바닥을 명치 앞에서부터 아랫배까지 천천히 내려서(사진 16), 예비식 2「조정 음양」의 자세(사진 17)가 된다.

[해설] 기침 단전은 이 후에 2회 반복되는데 요령은 같다. 몸의 각 부분으로 확산된 기를 단전으로 복귀시켜 수용하는 동작이다.

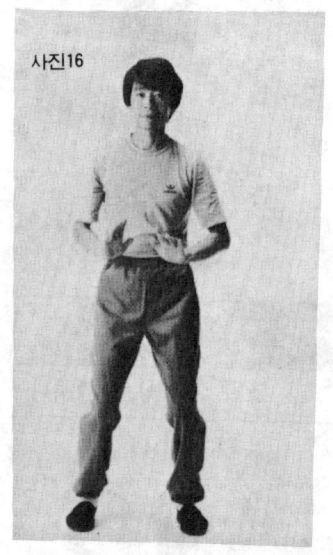
사진16

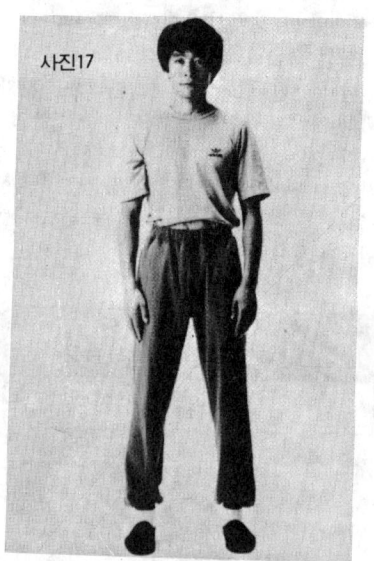
사진17

제2단 순행(循行) (기를 순환시킨다)

제11식　춘풍 파류(春風擺柳)

봄바람이 수양버들을 흔들다

예비식2「조정 음양」자세에서 시작한다(사진 17). 체중을 천천히 오른발로 옮기면서 상체도 오른쪽 뒤를 향해 회전시킨다. 동시에 왼손의 합

제 2 부 실제로 해 보는 호흡법 111

곡(合谷)을 완전히 붙여 복부에서 가슴 앞으로 올린다. 이 때 오른손은 손등을 명문(배꼽)까지 올려서 멈춘다(사진 18). 손을 뒤집어 새끼손가락쪽을 가슴 앞에 붙여(사진 19), 천천히 내리면서 허리를 회전시켜 원

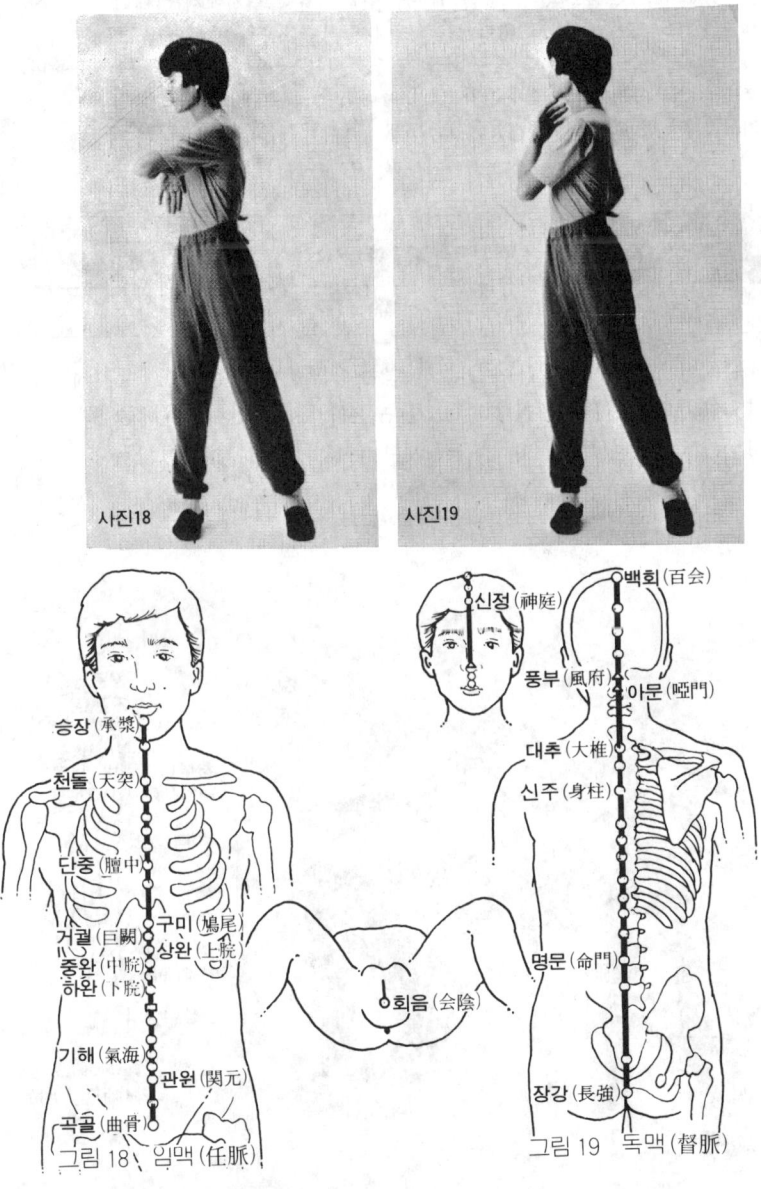

자세로 복귀한다. 동시에 오른팔도 몸 옆으로 내린다. 이상을 3회 반복한다.

[해설] 이는 임맥(그림 18)과 독맥(그림 19)을 통하도록 하는 소주 천법(小周天法)이다. 앞쪽의 손을 올릴 때, 의념에 의하여 단전에서 아래턱까지 끌어 올리고, 손목을 뒤집어서 내릴 때 머리에서 척주선상을 미골(尾骨)까지 내린다. 이 소주천(小周天)의 감각을 얻기 위해서는 중정(中正 : 등 근육을 똑바로), 제정(提頂 : 머리 정수리가 당겨 올려진다), 제홍(提紅 : 항문이 끌어 올려진다)이 필요하다. 또한 몸을 비틀 때 턱을 올리지 않아야 한다.

제12식　기행 태음(氣行太陰)
기가 태음 폐경(太陰肺經)을 돌다

왼손의 합곡을 몸에 붙여 천천히 명치 윗부분까지 올린다. 동시에 오른 손등을 명문까지 올린다. 허리를 오른쪽으로 회전시키며, 눈은 폐경 천부(肺經天府)(그림 20) 부근을 본다(사진 20·21).

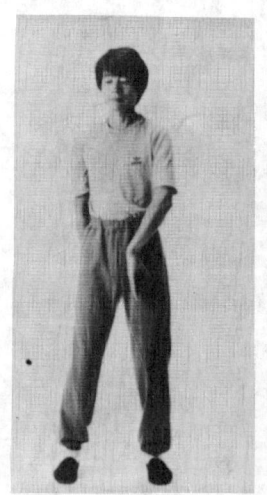
사진20

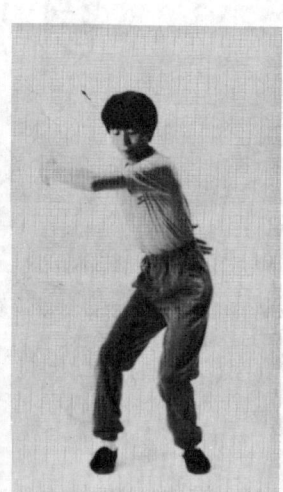
사진21

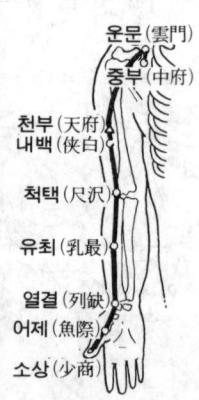
그림 20　폐경천부
　　　　(肺經天府)

제2부 실제로 해 보는 호흡법 113

제13식 기행 양명 (氣行陽明)

기가 양명 대장경(陽明大腸經)을 돌다

천천히 허리를 왼쪽으로 회전시키면서 왼손바닥이 위를 향하도록 천천히 회전시킨다. 눈은 천천히 왼손의 폐경을 그 끝의 소상(少商)까지 더듬어 간다(사진 22). 여기서 손바닥을 천천히 뒤집어 시선을 대장경 상양(大腸經商陽)(그림 21)에 옮기고, 허리의 회전과 더불어 오른쪽으로 돌아오는 팔에 맞추어 시선을 상양→합곡→곡지로 이동시켜 이윽고는 어깨를 응시한다(사진 23·24).

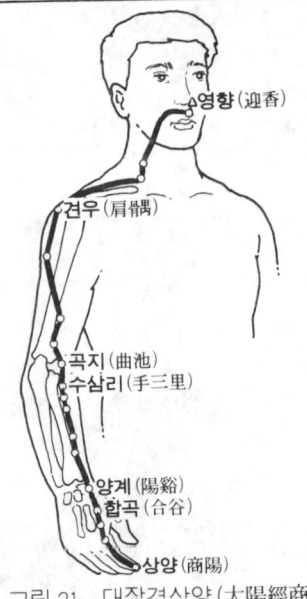

그림 21 대장경상양(大腸經商陽)

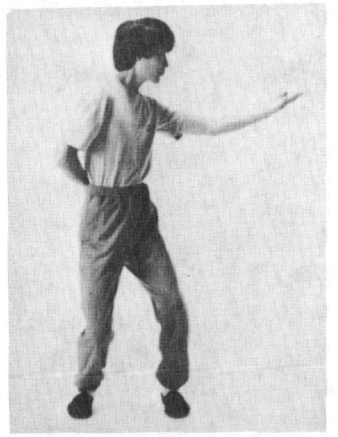

사진22

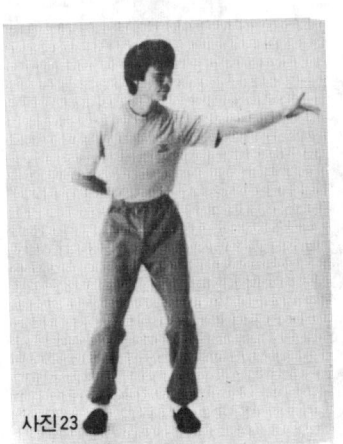

사진23

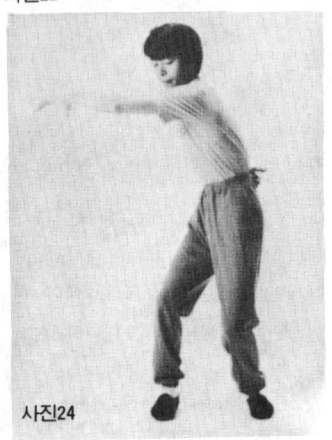

사진24

제14식　기관 백회(氣貫百會)
백회에 기를 통하게 하다

왼손을 천천히 얼굴 앞으로 올려 노궁이 백회를 향하도록 한다(사진 25). 왼손을 얼굴에서 가슴, 배로 내려 최초의 자세로 복귀한다(사진 26·27). 이상의 동작을 오른쪽으로 똑같이 좌우 각각 3회씩 반복한다.

해설 폐경과 대장경을 움직임 중에서 통하게 한다. 「의」가 쓰러지면 「기」도 쓰러진다는 원리를 전제로 시선에 따라 「의」를 집중한다. 응시하는 곳에 벌레가 기어가는 듯한 느낌이나 피부 밑으로 물이 흐르는 것 같을 것이다. 허리를 축으로 한 회전 운동을 할 수 있으면 목과 어깨의 힘이 빠져 기의 경로가 쉽게 열린다.

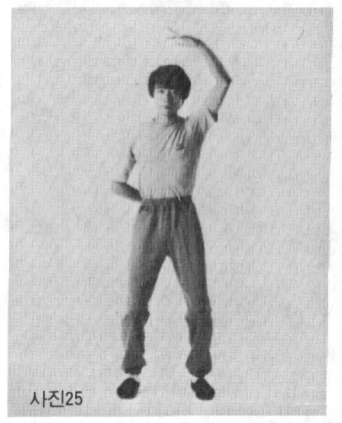
사진25

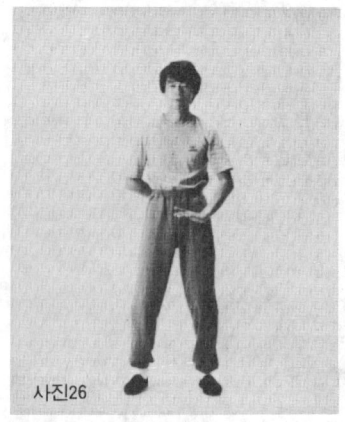
사진26

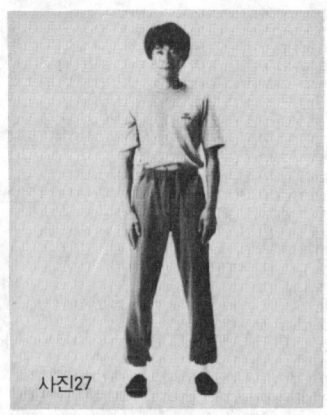
사진27

제15식　노궁 개위 (勞宮開闔)
노궁을 열다

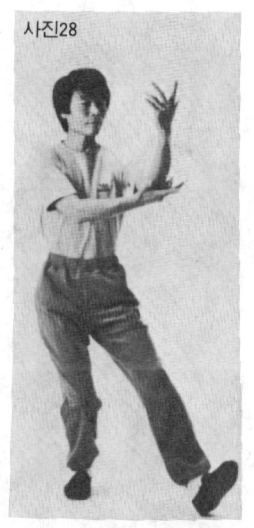

사진28

체중을 오른발로 옮기고 왼발을 대각선 앞쪽으로 발뒤꿈치부터 디딘다. 동시에 천천히 양 손을 벌리면서 왼손을 얼굴 높이까지 올리고 오른손은 왼팔꿈치 아래에 받치듯이 가볍게 댄다. 이 자세에서 노궁을 응시한다. 3~5회 호흡한다(사진 20). 조용히 원자세로 복귀한다. 오른쪽 방향으로 같은 동작을 한다. 이상을 좌우 교대로 3회 반복한다. 그러나 각각 1회씩만 해도 무방하다.

해설 노궁 감각은 가장 구체적이고 중요한 것이다. 노궁을 응시하노라면 소용돌이가 치거나 맥박이 고동치는 듯한 느낌을 얻게 된다. 이러한 상태에서 몸의 여러 곳에 손을 대면 내부 감응이 쉽게 일어난다. 흔히 말하는 외기공(外氣功)이란 주로 이 노궁으로부터 기를 조사(照射)하여 병을 치료하는 것이다. 또 장 광덕 선생에 의하면 이 노궁을 여는 훈련법은 반신 불수 치료에도 큰 효과가 있다.

제16식　노옹 불염 (老翁拂髥)
노인이 수염을 문지르다

양 손을 좌우로 벌려 머리 높이까지 올린다. 여기서 턱→가슴→아랫배로 내린다(사진 29·30·31·32). 3회 반복한다.

해설 훌륭한 턱수염을 가진 노인이 그 수염을 문지르는 형상이다. 북경을 중심으로 한 중국의 고전극에는 이런 손 동작을 하는 배우가 많은바, 이는 노인을 의미한다. 본식(本式)은 기를 아랫배로 내리는 데 그 목적이 있으며 손 동작이 열감(熱感)·온감(溫感)의 하강을 유도한다.

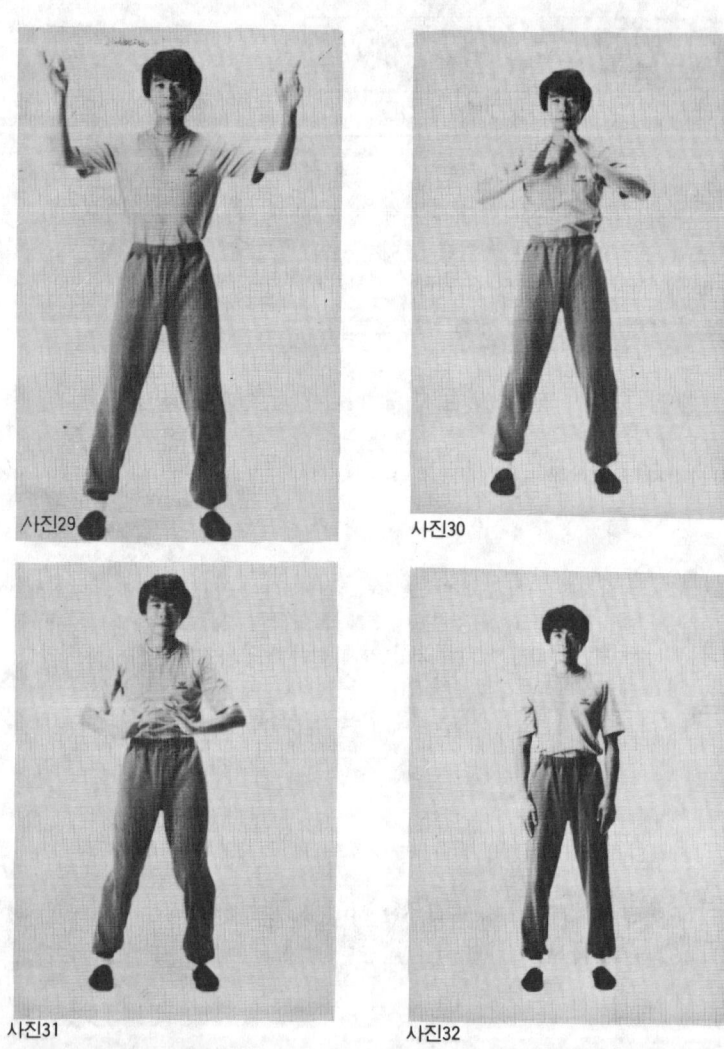

사진29　　　　　　사진30

사진31　　　　　　사진32

제17식　　기행 궐음(氣行厥陰)

기가 궐음 심포경(厥陰 心包經)을 돌다

　허리를 오른쪽으로 회전시키면서 제12식「기공 태음」과 마찬가지로 오른 손등을 명문에까지 올린다(사진 33). 여기서 손을 뒤집어 손바닥을

제 2 부 실제로 해 보는 호흡법 117

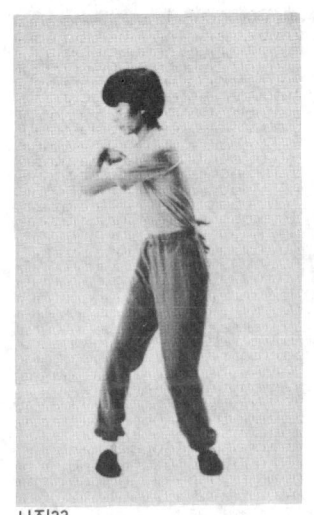
사진33

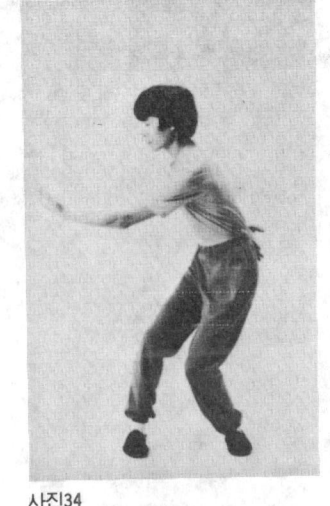
사진34

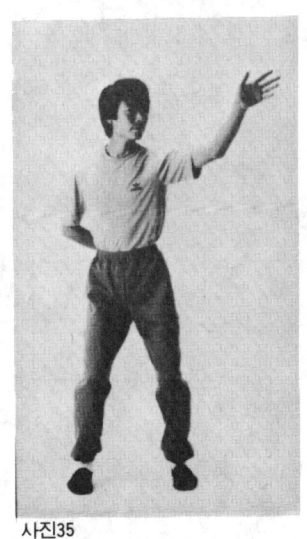
사진35

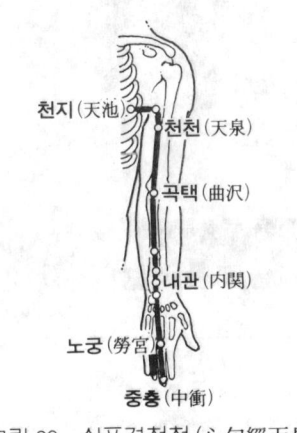
그림 22 심포경천천(心包經天泉)

위로 하여 오른쪽 앞 밑으로 내린다. 눈은 심포경 천천(心包經天泉)(그림 22) 부근을 본다(사진 34). 허리 회전과 함께 왼손은 배 앞을 지나 팔의 심포경을 눈으로 더듬으며 왼쪽 위로 올린다(사진 35).

제18식　기행 소양(氣行少陽)

기가 소양 삼초계(少陽三焦系)(그림 23)를 돈다

손을 뒤집어 허리를 회전시킴과 동시에 왼 손바닥을 오른쪽 위로 돌린다. 시선은 정면에 둔다(사진 36).

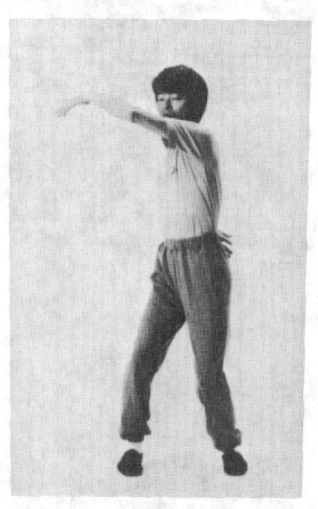
사진36

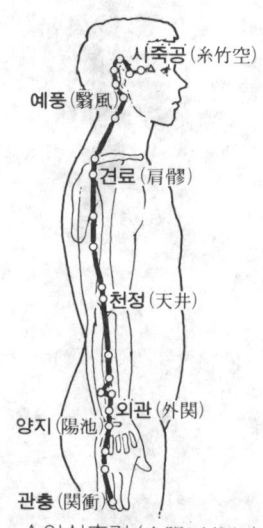
그림 23 - 소양삼초경 (少陽三焦經)

제19식　기관 백회(氣貫百會)

기가 백회를 꿰뚫다

허리를 왼쪽으로 회전시키고 왼손을 천천히 끌어올려 노궁을 백회로 향하게 한다(사진 37). 왼손을 얼굴 앞에서 가슴 → 배로 내려 원자세(사진 38)로 복귀한다. 오른쪽으로도 같은 동작을 반복하고, 좌우 교대로 3회씩 한다.

해설 궐음 심포경의 유도는 시선으로 하고, 소양 삼초경(少陽三焦經)의 유도는 의념으로 한다. 심포경의 경우에는 가운데손가락, 삼초경인 때는 약손가락에 전기가 통하는 듯한 느낌이나 통증을 느끼게 된다. 또한 기관 백회 때, 노궁이 완전히 백회에 마주하면 백회가 소용돌이를 치기도 하고 머리칼이 곤두서는 듯한 느낌이 든다.

제 2 부 실제로 해 보는 호흡법 119

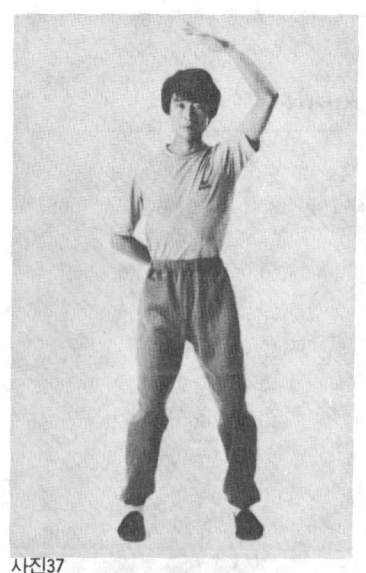
사진37

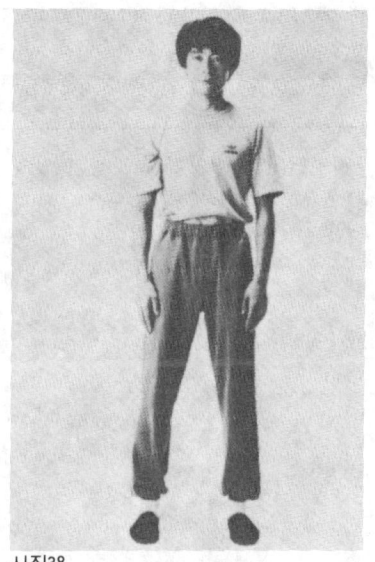
사진38

제20식	회중 포월(懷中抱月)
	품에 달을 안다

제1단계의 제1식과 같다. 단, 손의 형 〔印〕
이 다르다. 동공권을 취하지 않고, 양 손의 엄
지손가락을 뺀 나머지 네 손가락 등을 제2관절
까지 합친다. 엄지손가락 끝과 집게손가락 끝
은 제1식과 같이 가볍게 댄다. 눈은 가운데손
가락, 약손가락을 본다(사진 39). 팔이 만든 원
속을 달리는 기는 제1식에 비교하여 안쪽 아래,
즉 심포경을 중심으로 돈다. 기타 체감은 제1
식과 대부분 같다.

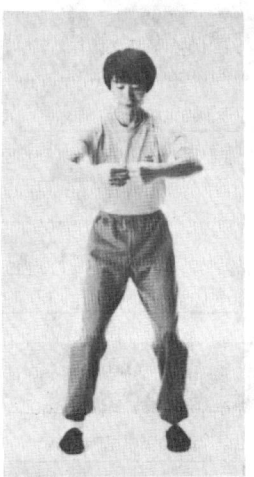
사진39

제21식	상상 상접(商商相接)
	소상과 상양을 합치다

제1단과 마찬가지로 소상과 상양을 비틀어 맞추며 허리를 낮춘다. 이때「가(呵)」혹은「아」소리를 낸다(사진 40). 3회 반복한다.

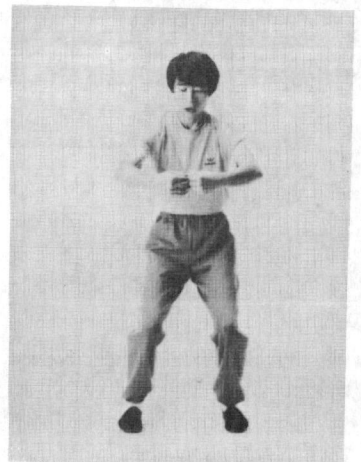
사진40

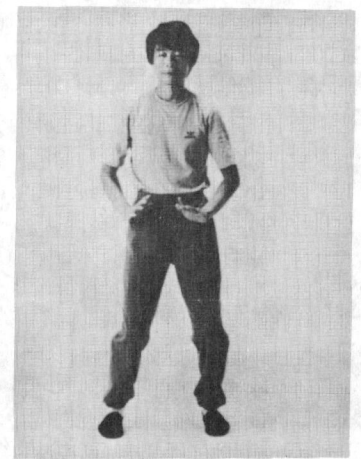
사진41

제22식	기침 단전(氣沈丹田)
	단전으로 기를 내리다

제1단 제16식과 같다(사진 41).

제3단 도기(導氣) (기를 인도하다)

제23식	대붕 압소(大鵬圧嗉)
	배를 마사지하다

아랫배(관원혈 부근)에 왼손의 노궁을 대고 그 위에 오른손의 노궁을

제 2 부 실제로 해 보는 호흡법 121

포갠다(사진 42). 포갠 양 손을 임맥 대돌(任脈大突)까지 문질러 올린다(사진 43). 천천히 아랫배로 내린다. 3회 반복한다. 손을 바꾸어서 같은 동작을 3회 반복한다.

해설 소(嗉)란 식물을 담는 모습을 말한다. 즉 인체에서 식물을 저장하는 부위를 가리킨다. 압소(圧嗉)란 복부를 마찰한다는 의미지만 여기서는 임맥을 여는데 사용되고 있다.

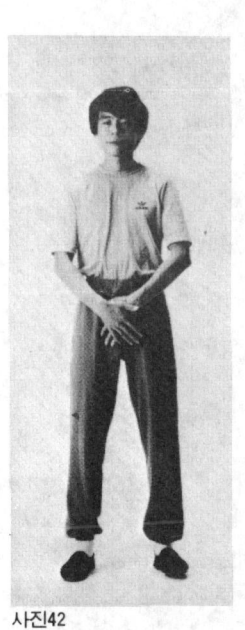
사진42

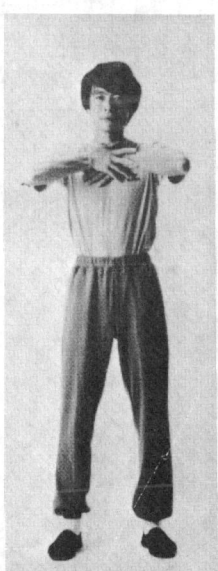
사진43

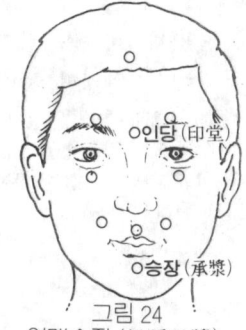
그림 24 임맥승장(任脈承獎)

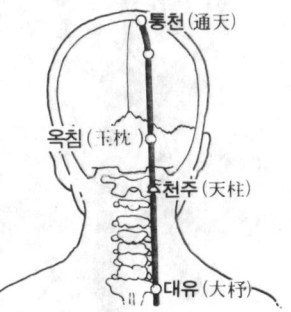
그림 25 두부방광경

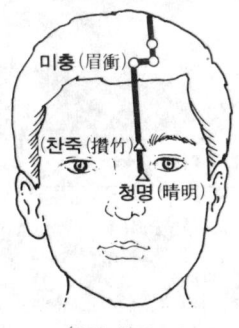
(頭部膀胱經)

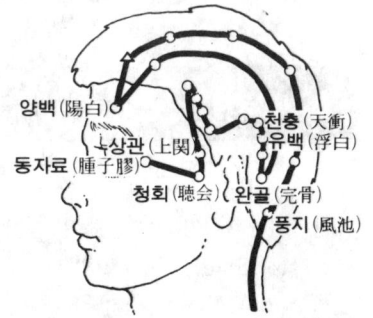
그림 26 두부담경(頭部胆經)

제24식　마면 소두(摩面梳頭)
얼굴을 문지르고 머리를 빗다

앞식에 이어 오른손을 아래로 한 상태에서 양 손을 아래턱까지 올려 양 손의 가운데손가락을 임맥 승장(任脈承漿)(그림 24)에 댄다(사진 44). 얼굴을 쓰다듬어 올리며 그대로 머리칼을 빗는 듯이 하여 머리 뒤쪽으로 내린다. 턱 아래에서 합장한다(사진 45·46). 3회 반복한다.

해설 임맥과 독맥을 열어 통하게 하는 동작이다. 또한 머리부를 통하는 방광경(膀胱經)(그림 25), 담경(胆經)(그림 26)을 통하게 한다. 머리에 상쾌함을 느끼게 된다. 고혈압 환자는 이 식만을 단독으로 사용한다. 혈압 강하에 큰 효과가 있다.

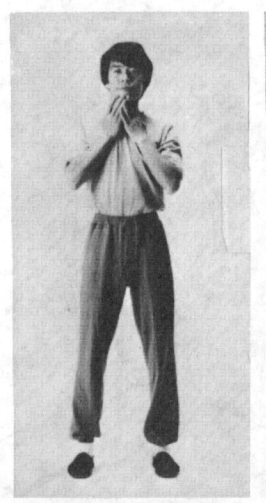
사진44

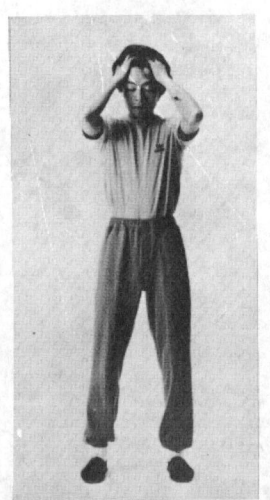
사진45

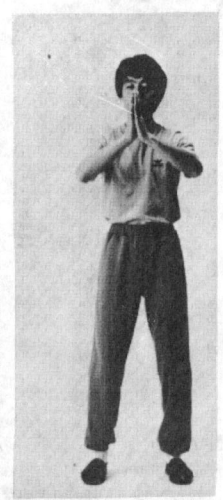
사진46

제25식　동자 배불(童子拜佛)
소년이 부처께 예배하다

앞식이 끝난 자세에서 눈을 감거나 반쯤 뜨고 조용한 복식 호흡을 3회한다(사진 46).

해설 기를 통하게 하는 중요한 부위인 손바닥의 감각을 보다 높이고, 또한 다음 동작을 위해 내부 감각을 갖추는 자세이다.

제26식 좌우 퇴비(左右推碑)
좌우의 비석을 밀다

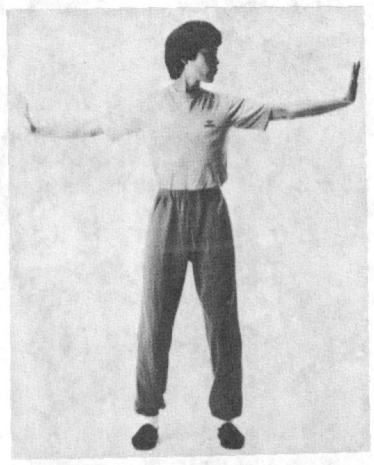

사진47

합장한 손을 새끼손가락 · 약손가락 · 가운데손가락 · 집게손가락의 순으로 좌우로 벌려 수평으로 민다. 눈은 왼손의 집게손가락 끝을 추적한다(사진 47). 어깨와 팔꿈치의 힘을 빼고, 양 손을 천천히 합장한다(사진 47). 같은 동작을 오른손에도 한다(오른손의 집게손가락을 본다). 정면을 똑바로 응시하며 같은 동작을 반복한다.

[해설] 좌우로 양 손을 밀어 벌릴 때, 모든 손가락은 똑바로 위를 향하고, 손목은 세운다. 노궁혈로서 좌우로 밀어 벌리면 팔의 안쪽을 통하는 심포경에 굵은 흐름을 느끼게 된다.

제27식 궁신 조미(躬身吊尾)
몸을 굽혀 미골(尾骨)을 치켜올리다

합장한 손의 손가락을 교차시켜 천천히 배 앞으로 내린다(사진 48·49). 그대로 손바닥을 바닥쪽으로 내려서 상반신도 함께 내린다 (사진 50). 무릎은 똑바로 편다. 상체를 이완시켜 왼쪽으로 돌리고 왼발등에 양 손을 올려 놓는다(사진 51). 마찬 가지로 왼발등도 한다. 상체를 중앙으로 복귀시켜 양 손을 벌려 양 발등에 붙인다(사진 52). 천천히 상반신을 일으키면서 양 손으로 양 다리의 바깥쪽을 쓰다듬어 올린다(사진 53). 그대로 양 손을 겨드랑이 아래까지 끌어올려(사진 54). 겨드랑이 아래에서 가슴 앞으로 똑바로 뻗쳐(사진 55) 천천히 수직으로 내린다(사진 56). 몸 옆에서 겨드랑이로 올려(사진 57), 합장 자세로(사진 58). 이상을 3회 반복한다.

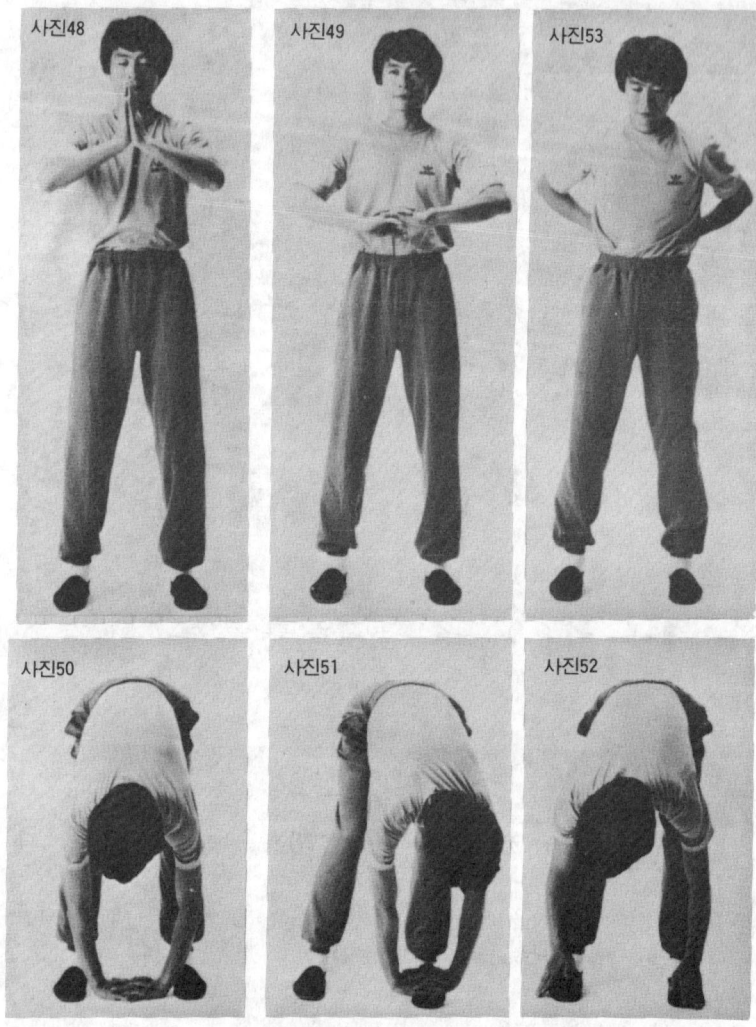

사진48 사진49 사진53
사진50 사진51 사진52

해설 손바닥을 바닥으로 내리는 동작은 땅의 음(陰)을 흡수, 몸에 음의 기를 보충하기 위해서 한다. 손바닥·발바닥으로 숨을 들여마신다고 의념을 작용시킨다. 될 수 있는 한 무릎을 펴고, 발의 안쪽 경혈이 따뜻해지도록 한다. 이는 가장 고전적인 호흡법의 하나이다. 팔단금(8段錦) 제6단「양수 반족 고신요(兩手攀足固腎腰)」와 같은 동작이다. 사진 49의 형태로 숨을 들이마실 때 항문을 조여올리고, 토할 때 이완시키는 호흡법을 3회 하면, 위하수·간장 하수·치질·탈홍·변비 등에 큰 효과를 볼 수 있다. 옥외의 땅 위에서 해야 좋다.

제 2 부 실제로 해 보는 호흡법 125

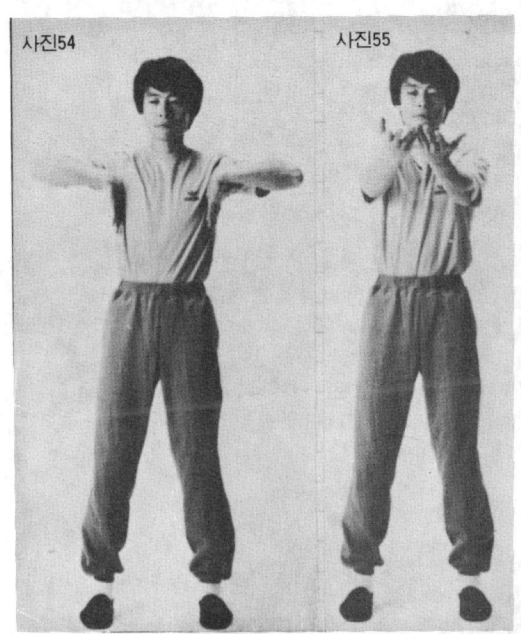
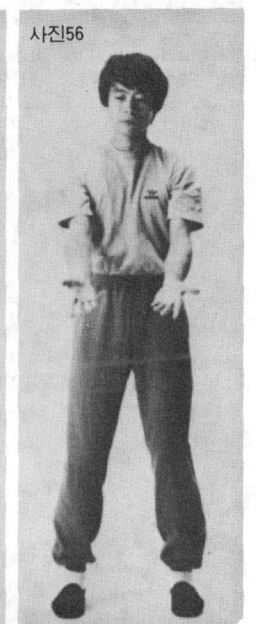

사진54 사진55 사진56

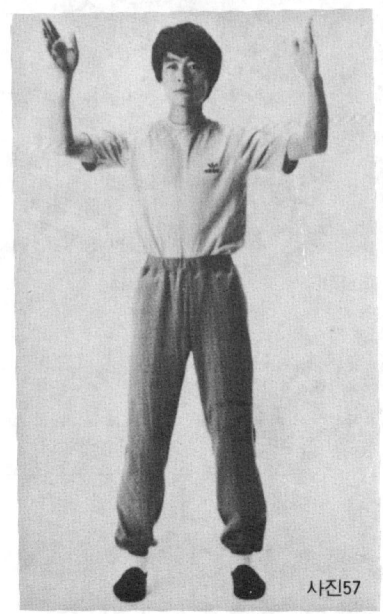
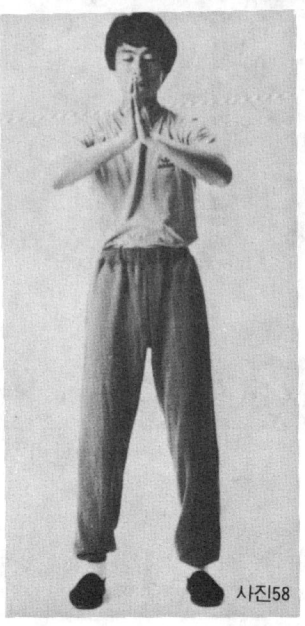

사진57 사진58

제28식 백원 축신(白猿縮身)
흰 원숭이가 몸을 오무리다

사진 59~61까지는 앞식과 같다. 이어서 천천히 무릎을 굽혀, 허리를 낮춘다. 무릎 안쪽이 맞닿도록하여 등줄기를 편다. 눈은 똑바로 앞쪽을 본다(사진 62). 손바닥을 바닥에 대고 천천히 무릎을 편다(사진 63). 이 동작을 3회 반복한다.

해설 이 역시 신장·방광경을 여는 동작이다. 노화방지 등을 위해서도 좋다. 허리를 올릴 때는 무릎 뒤쪽이 천천히 따뜻해지면서 그 느낌이 확산되도록 하고, 상반신은 가능한 한 릴렉스시킨다. 단 고혈압 환자는 머리를 어느 정도 적당히 올려 놓아야 한다.

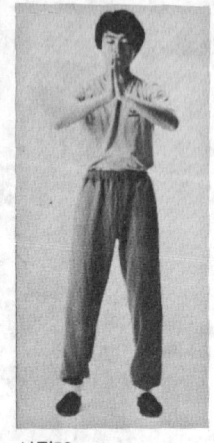
사진59

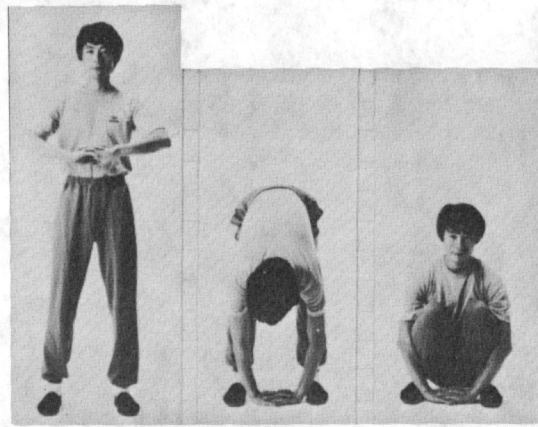
사진60 　사진61 　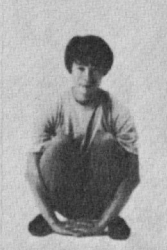사진62　 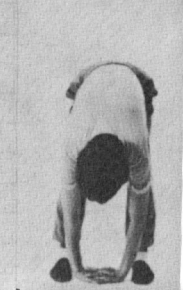사진63

제29식 선학 유슬(仙鶴揉膝)
선학이 무릎을 돌리다

허리를 올린 자세(사진 64)에서 양 손을 양 발등에 올려 놓고, 상반신을 일으키면서 양 손을 조용히 무릎 부근으로 올린다. 천천히 양 무릎을 안쪽에서 바깥쪽으로 3회 회전시킨다(사진 65). 다음에 바깥쪽에서 안쪽으로 3회 회전시킨다(사진 66).

[해설] 이 역시 신(腎)에 기를 통하게 하기 위한 무릎 운동이다. 양 손의 노궁을 슬개골(膝蓋骨) 위 3 cm 정도에 위치한 위경 학정(胃經鶴頂) (그림 27)에 대고 동작한다.

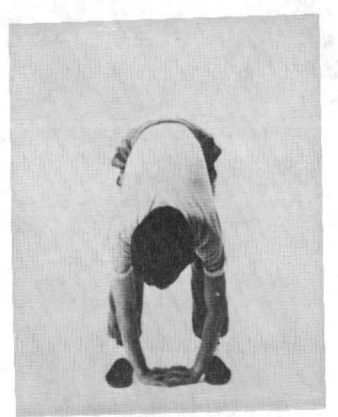

사진64

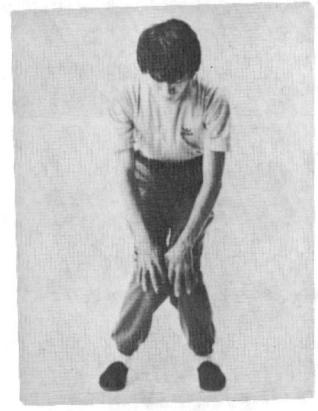

사진65

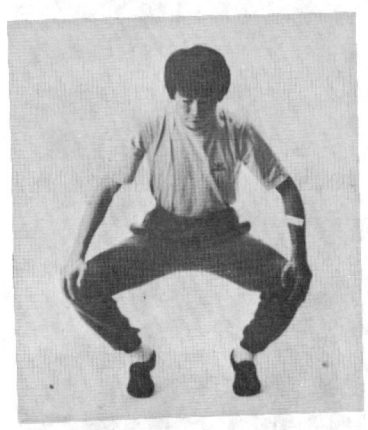

사진66

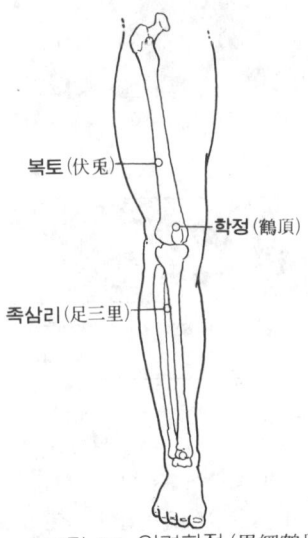

그림 27 위경학정(胃經鶴頂)

제30식 풍파 하엽(風擺荷葉)
연잎이 바람에 흔들리다

상반신을 일으키면서 천천히 무릎까지 문질러 올리고, 허리를 크게 왼쪽으로 3회 회전시킨다(사진 67). 마찬 가지로 오른쪽으로도 3회 회전시킨다.

[해설] 기경 팔맥(奇經八脈) 중에 대맥(帶脈)(그림 28)을 연잎으로 간주하고, 수평으로 회전시킨다. 가급적 수평으로 돌려서, 배에서부터 허리에 이르는 횡경락(橫經絡)을 체감한다.

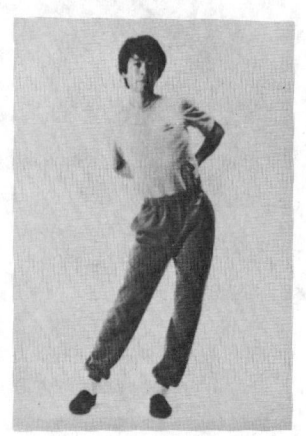

사진67

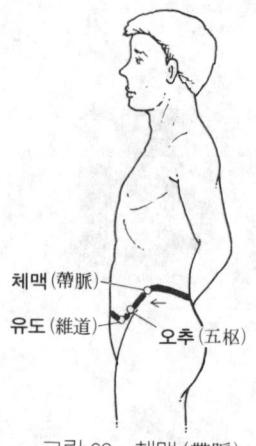

그림 28 체맥(帶脈)

제31식 이용 토수 (二龍吐鬚)
두 마리의 용이 수염을 곤두세우다

양 손을 등에 올려 겨드랑이 아래를 지나, 그대로 귀뒤에서 하늘을 향해 끌어올린다. 발뒤꿈치도 자연히 끌어올려진다(사진 68·69)

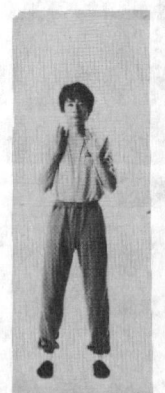
사진68

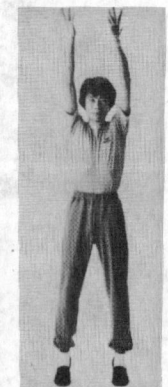
사진69

제 2 부 실제로 해 보는 호흡법   129

제32식 기도 용천 (氣導湧泉)

기 가 용천으로 인도되다

팔꿈치를 이완시켜
장심(掌心)을 백회에
향하게 하여(사진 70)
천천히 얼굴→가슴→
배로 내리고, 발뒤꿈
치도 조용히 내린다
(사진 71). 3회 반복
한다.

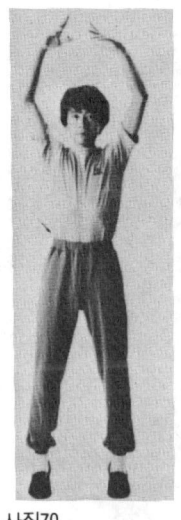
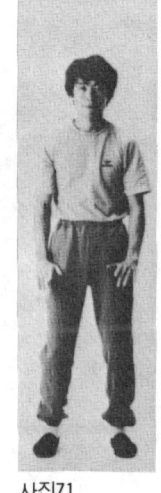

사진70   사진71

[해설] 대주 천법(大周天法)의 기의 순환이다. 손을 위로 뻗쳤을 때 손바닥이 완전히 뒤를 향하도록 하고 턱을 당기고 등을 똑바로 편다. 「기도 용천」때, 백회에서 독맥(督脈)→임맥(任脈)으로 떨어뜨려 발의 안쪽을 지나 용천혈로 기를 유도한다. 발바닥에 열이 나거나 전기가 오르는 것같은 느낌이 발생한다.

제33식 좌우 수침(左右睡沈)

좌우로 목을 눕히다

천천히 등을 마찰하여 양 손을 위로 올려 겨드랑을 지나 머리 뒤쪽에 양 손등을 붙인다(사진 72). 손바닥을 뒤짚어 머리 뒤쪽에 댄다(사진 73). 왼손으로 왼귀를 감싸고, 오른손의 엄지손가락과 집게손가락의 위치를 바꾸어 목을 왼쪽으로 눕힌다(사진 74·75). 천천히 머리를 복귀시켜 좌우의 손을 바꾸어 오른쪽으로 목을 눕힌다. 다시 원 위치로 복귀한다(사진 76).

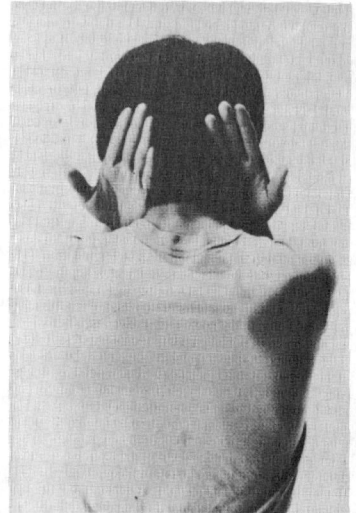

사진72

사진74

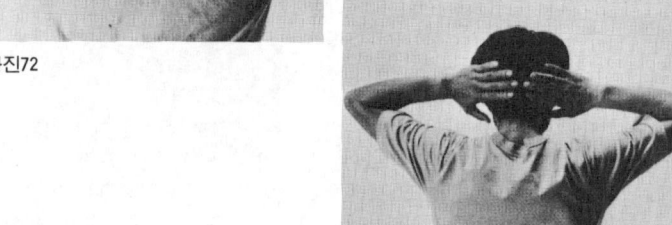

사진76

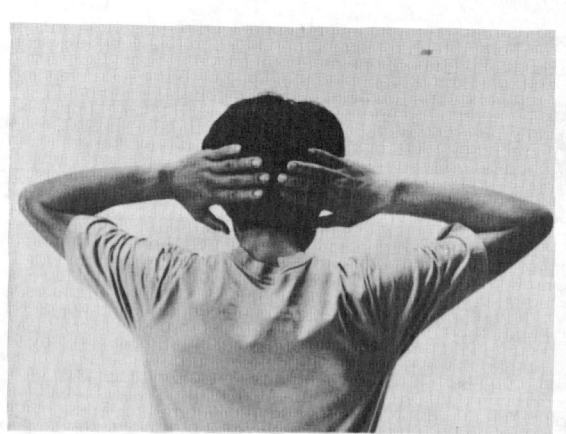

사진73

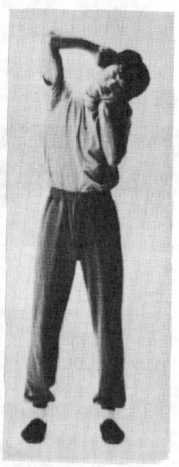

사진75

제2부 실제로 해 보는 호흡법 131

제34식 저두 사정(低頭思靜)
머리를 숙여 마음을 진정시키다

손바닥을 아래로 하여 양 손을 귀 위에 대고, 팔꿈치를 합친다. 목을 앞으로 숙인다(사진 77). 천천히 사진 78의 자세로 복귀한다.

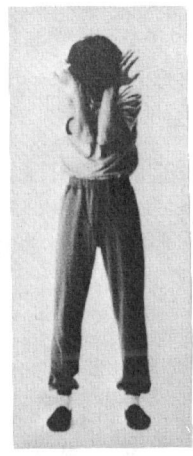

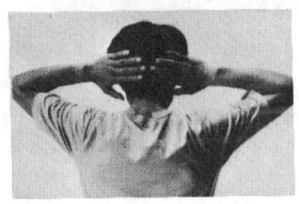

사진78   사진77

제35식 앙면 관천(仰面觀天)
머리를 들어 하늘을 보다

가슴을 펴고 턱을 올려, 하늘을 우러러본다(사진 79). 사진 80의 자세로 복귀한다. 제33식에서 제35식까지 3회 반복한다.

[해설] 대단히 움직임이 큰 목운동인바, 초점은 독맥과 대추(大椎)에 있다. 대추는 양경맥(陽経脈)이 모이는 곳이라 하여, 일반 치료에서도 감기의 특효혈(特效穴)로 사용된다. 좌우로 눕힐 때는 머리의 옆쪽이 어깨에 붙는 것을 목표로 하여, 위에 온 손의 엄지손가락이 삼초경(三焦経), 예풍(翳風) (그림 29)을, 집게손가락이 담경(胆経) · 풍지(風池) (그림 30)를 누르도록 한다. 앞으로 눕힐 때는 아래턱이 가슴뼈(胸骨)에 붙도록 한다(이 때 노궁이 귀 상단에 접근한다). 목이 상쾌해지며, 머리가 경쾌해진다. 그러나 목뼈는 대단히 민감한 부분인만큼, 무리하지 말고 통증을 느끼지 않는 범위에서 반복해야 한다.

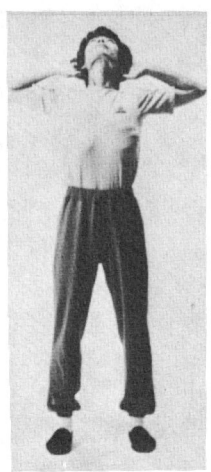

사진79

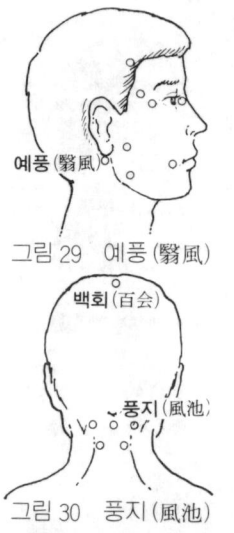

그림 29 예풍(翳風)

그림 30 풍지(風池)

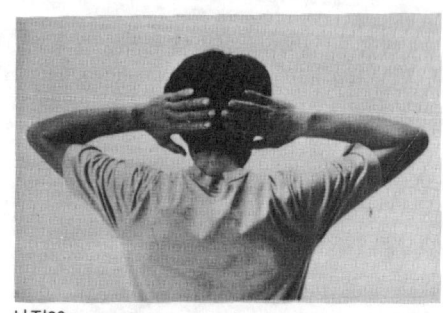

사진80

제36식 　뇌후 탁회(腦後托盔)
덮은 물건을 잡듯이 양 손을 올리다

양 손을 머리 뒤에서부터 마찰하듯이 위로 올린다. 동시에 발뒤꿈치도 올린다(사진 81).

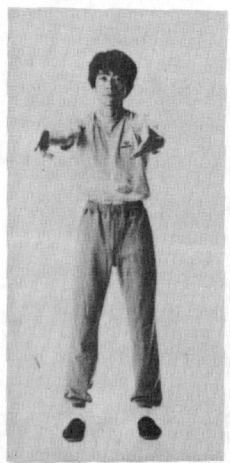

사진82

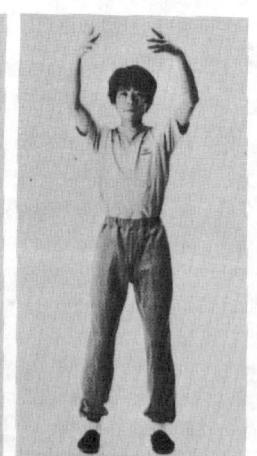

사진83

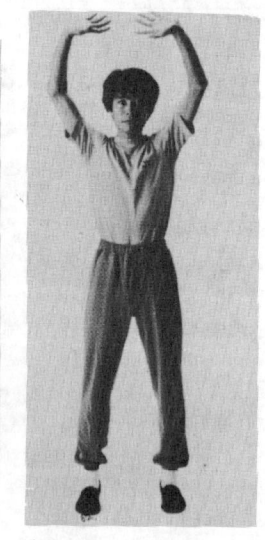

사진81

제37 식 포기 사구(抱氣似球)
공을 끌어안듯이 기를 안다

올린 손을 천천히 좌우로 벌려 허리높이로 내린다. 동시에 발뒤꿈치도 내린다. 큰 공을 끌어안아 올리듯이 양 손을 올려 노궁을 머리 정수리 (백회혈)에 향하게 한다(사진 82, 83).

제38 식 기도 용천(氣導湧泉)
기가 용천에 유도되다

천천히 양 손을 몸 옆으로 내린다 (사진 84·85). 제32식과 같다.

[해설] 거대한 기구(氣球)를 떠올리듯이 하여 기를 백회혈을 지나, 독맥(督脈)·임맥(任脈)을 통과시켜 다리의 안쪽을 지나 용천에 이르게 한다. 대주 천법(六周天法). 우선 단전으로 내린 뒤 양 발로 흐르도록 한다.

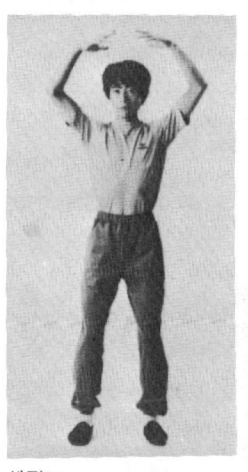
사진84

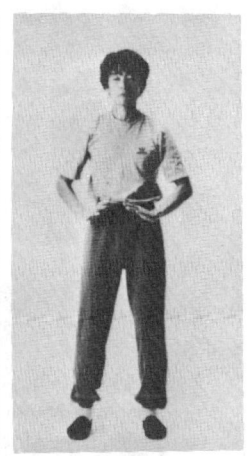
사진85

제39 식 회중 포월(懷中抱月)
품에 달을 안다

제40 식 상상 상접(商商相接)
소상(少商)과 상양(商陽)을 합치다

제41식　기침 단전(氣沈丹田)
단전으로 기를 내리다

제39식·제40식·제41식은 제1단 제8식·제9식·제10식과 같다(사진 86·87·88·89).

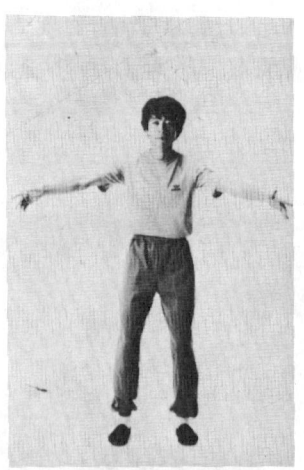
사진86

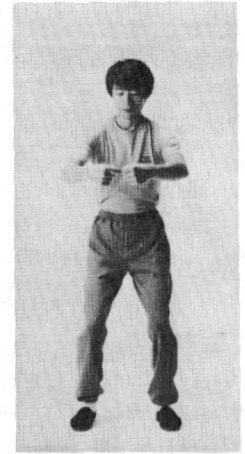
사진87

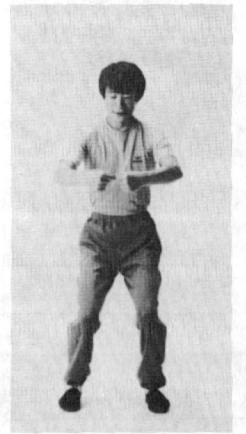
사진88

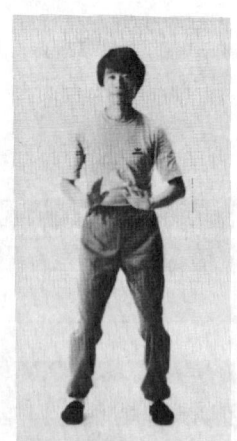
사진89

제 4 단 귀원(歸原) (기를 단전으로 돌려보내다)

제42식 제갈 무금(諸葛撫琴)
제갈공명이 거문고를 뜯다

천천히 양 손을 앞으로 올린다. 양 팔은 가볍게 가슴 높이로 뻗고 (사진 90), 허리를 낮추면서 배 앞으로 양 손을 내린다(사진 91). 이상을 3회 반복한다.

[해설] 손가락 끝, 노궁에 의식을 집중한다. 단 동작의 기본은 허리의 상하 움직임이다. 허리를 낮출 때도 중정(中正) 자세가 무너지지 않도록 주의하고, 눈은 똑바로 앞을 본다.

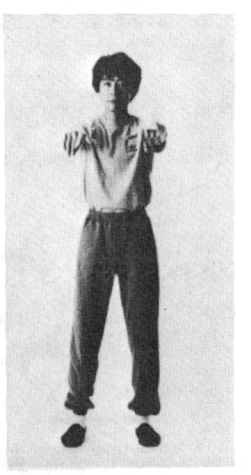
사진90

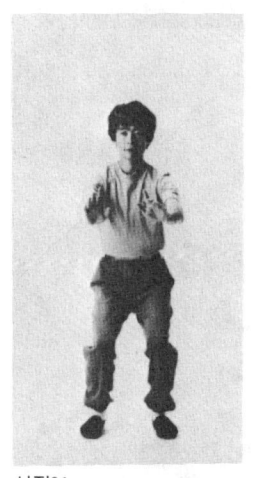
사진91

제43식 쌍용 희수(雙龍戱水)
두 마리의 용이 물에서 놀다

사진 91의 자세에서 천천히 허리를 올리면서 포물선을 그리듯이 양 손을 좌우로 벌린다 (사진 92). 무릎을 오무리며 허리를 낮추고 양 손으로 안쪽으로 감긴 평원(平円)을 그린다(사진 93). 3회 반복한다.

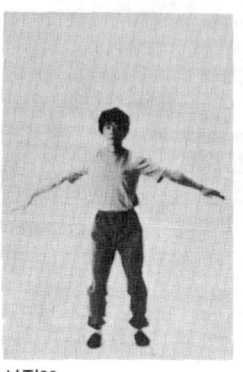
사진92

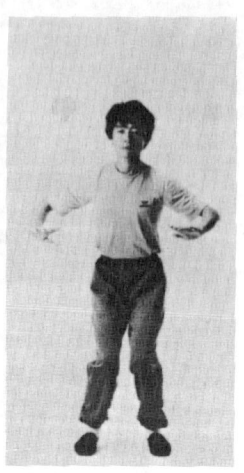
사진93

제44식　유어 파미(游魚擺尾)
물고기가 꼬리를 흔들며 헤엄치다

사진 93의 자세에서 허리를 올리면서 왼손을 왼쪽 대각선 앞으로 뻗치고, 오른팔의 팔꿈치를 굽힌다(사진 94). 손의 위치를 바꾸지 않고, 허

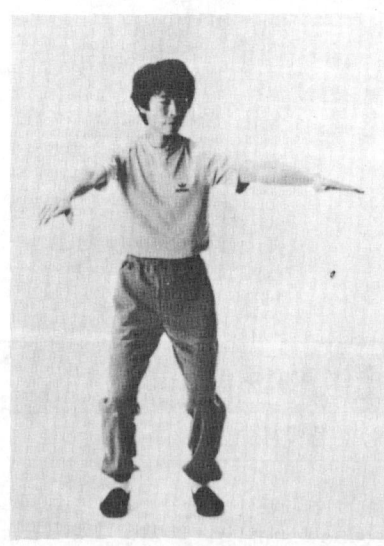
사진94

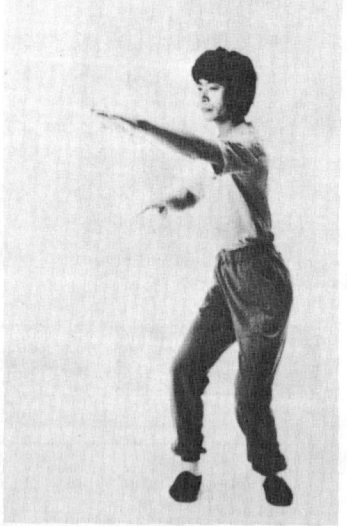
사진95

리를 오른쪽으로 회전시켜, 허리가 완전히 회전한 곳에서, 반대쪽으로 회전시킴과 동시에 양 손을 바꾸어 넣는다(사진 95). 이상을 3 회 반복한다.

[해설] 허리 회전이 팔에서 손가락 끝까지 막힘 없이 전달되도록 한다. 물고기가 꼬리를 치듯이, 어느 부위에도 힘이 들어가지 않은 회전 운동이다. 눈은 뻗친 손의 손가락 끝을 보고, 마음은 노궁에 집중한다. 점점 민감해지며 미끄러지듯이 평원(平円)을 그린다. 대맥(帶脈)을 중심으로 허리, 배에 열감(熱感)이 발생한다.

제45식　기관 운문(氣貫雲門)
기가 운문을 관통하다

허리를 가볍게 펴고, 왼쪽으로 회전시키며 오른손을 돌려 노궁을 운문에 붙인다(사진 96). 허리를 오른쪽으로 회전시킴과 동시에 운문에 있던 오른손을 단전→몸 옆으로 내린다. 왼손의 노궁을 오른쪽 운문에 댄다(사진 97). 이상을 3 회 반복한다.

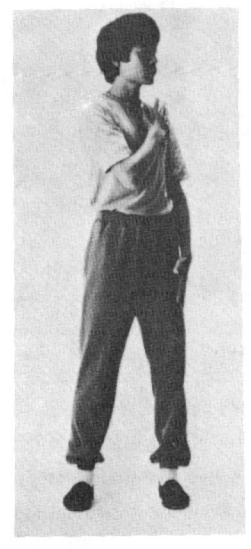
사진96

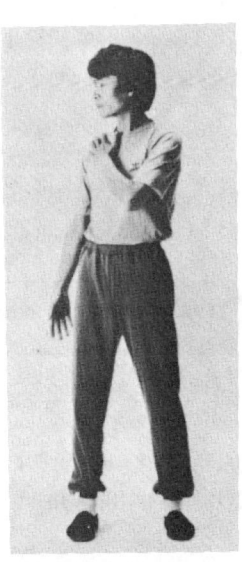
사진97

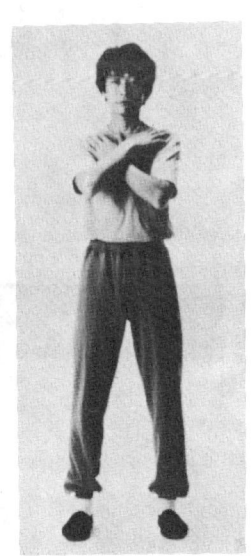
사진98

제46식　운문 관폐(雲門関閉)
운문을 닫다

사진 96에서 허리를 정면으로 회전시킴과 동시에 오른손을 올려 노궁을 왼쪽 운문에 댄다. 이 자세에서 자연스럽게 복식 호흡을 3회 한다(사진 98).

[해설] 운문으로부터 외기(外氣)를 받아들여 하복부에 떨어뜨린다. 운문 및 그 부근의 기문(氣門)으로부터 외기를 받아들이는 방법은 고전적인 도교의 호흡법에서 흔히 볼 수 있는 수법이다. 운문 관폐(関閉) 때, 가슴 전체로 그 특유의 뜨거움이 퍼진다.

제47식　포기 사구 (抱氣 似球)
구를 안듯이 기를 안다

사진 97의 자세에서 천천히 양 손을 몸 옆으로 내렸다가 구를 끌어안듯이 올려 노궁을 백회에 향하게 한다. 동시에 왼발을 들고, 오른발로만 선다(사진 99).

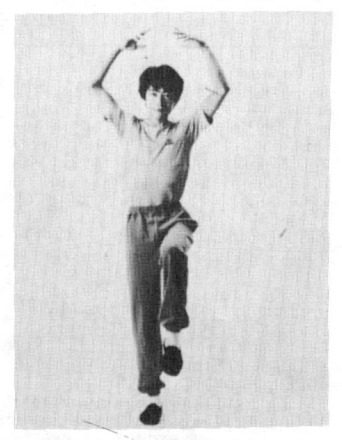

사진99

제48식　기도 용천(氣導湧泉)
기를 원위치로 돌려보내다

양 손을 천천히 수직으로 내려, 배 앞에서 다시 몸 옆으로 내린다. 동시에 왼발을 천천히 내린다(사진 100·101). 제47식·제48식을 좌우 바꾸어서 반복한다.

[해설] 대주 천법(大周天法)·제32식·제38식과 같다.

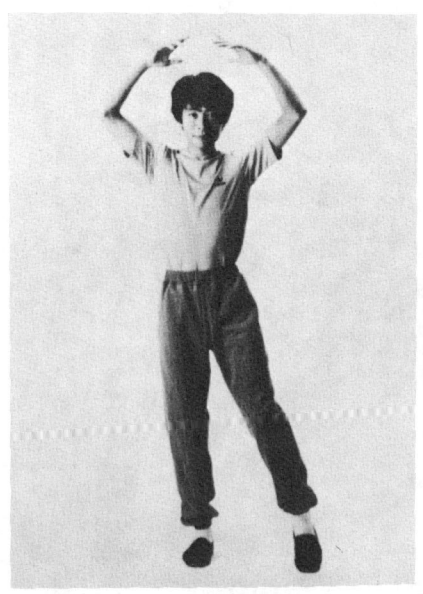
사진100

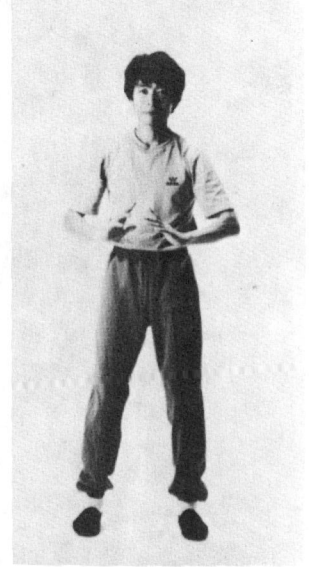
사진101

제49식 　기식 귀원(氣息歸元)

기를 원위치로 돌려보내다

양 손을 좌우로 벌려, 아랫배를 안듯이 끌어당긴다(사진 102·103·104). 3회 반복한다. 3회째에 양 손을 포개서 하복부의 기해혈(氣海穴)에 댄다. 남자는 왼손을, 여성은 오른손을 아래로 하여 노궁을 기해혈에 대며, 윗손의 노궁과 아랫손의 외로궁(外勞宮)이 포개지도록 한다. 이 자세에서 자연스러운 복식 호흡을 수회 반복한다(사진 105).

[해설] 본공(本功)의 수공(收功)으로서 온 몸을 돈「기」및「외기(外氣)」를 가장 안정된 장소, 즉 단전에 수용한다. 단전의 위치에 대해서는 여러 설이 있지만, 본공(本功)에서는 임맥(任脈)·기해혈(氣海穴)로 한다. 단 아랫배·허리·하반신 전부에 충실감을 맛볼 수 있도록 한다. 예를 들어 본공을 도중에서 그만둘 수 밖에 없을 때는 이 식을 첨가한다. 기준은 3회지만, 회수를 늘여 1번씩 회수가 늘 때마다 아랫배의 온기가 증폭되는 느낌을 따르는 것도「기의 체감」을 위한 좋은 방법이다. 장이 진동하거나 회음(會陰) 혹은 신장이 움직이는 듯한 느낌, 등뼈 옆의 근육에 미세한 진동이 일어나는 등의 느낌이 모두 기가 모인 현상이라고 할 수 있다. 따라서 자연 호흡에 의한 정지 동작(靜止動作)도, 납득이 될 때까지 계속해 보는 것이다.

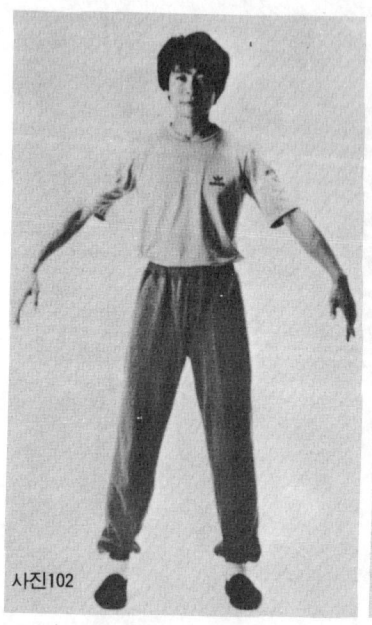
사진102

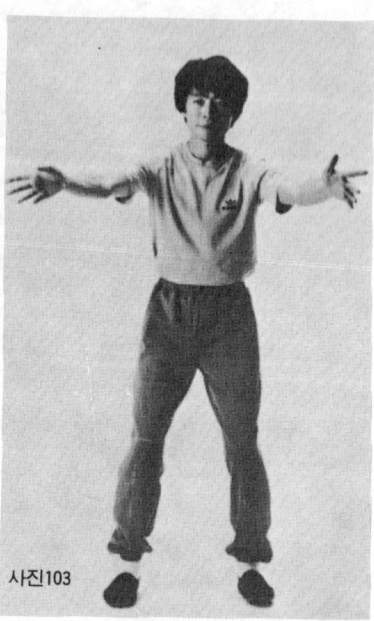
사진103

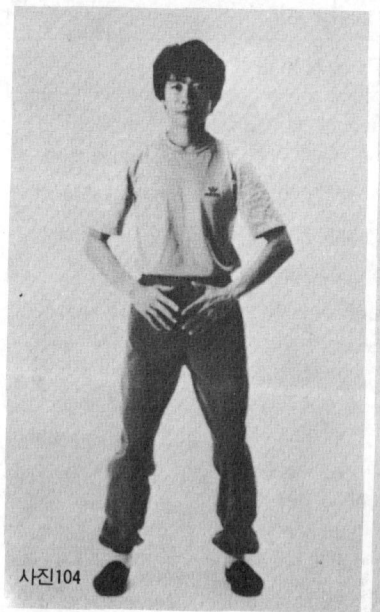
사진104

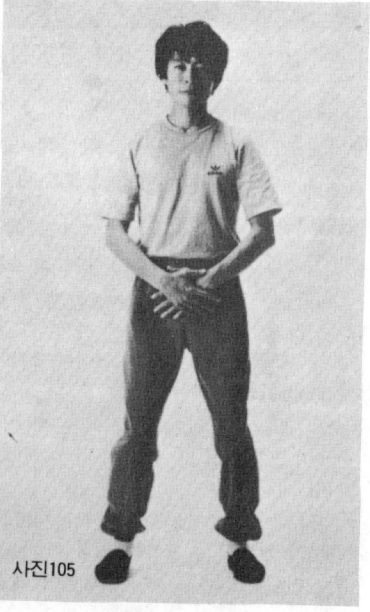
사진105

제2부 실제로 해 보는 호흡법 141

| 수식(收式) 1 | 음양 평비(陰陽平秘) |

음양을 조용히 갖추다

양 팔을 몸 옆으로 내리고 어깨의 힘을 빼고 등을 펴 똑바로 앞쪽을 본다(사진 106).

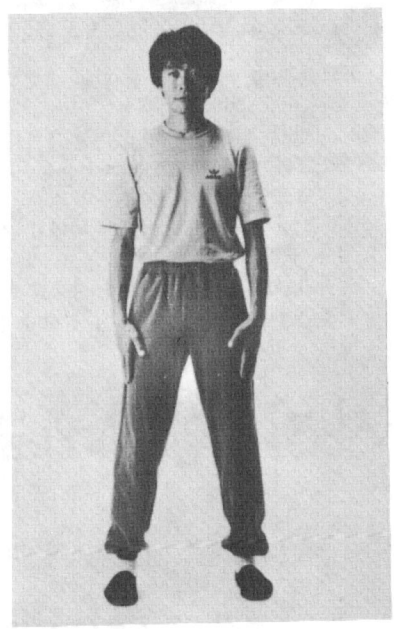
사진106

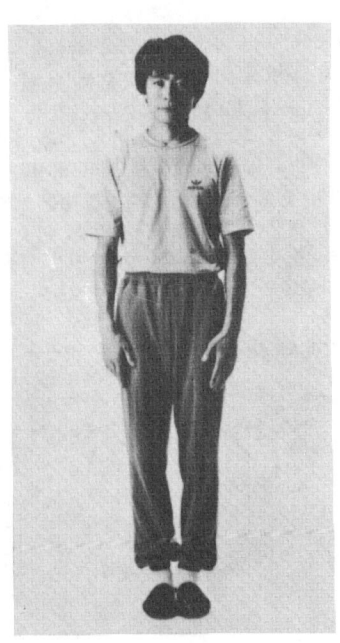
사진107

| 수식(收式) 2 | 정정 옥립(亭亭玉立) |

똑바로 서다

왼발을 복귀시켜 오른발과 가지런히 하여 똑바로 선다(사진 107).

선단식 조기법
(仙斷食 調氣法)

박 종관 지음 / 값 9,500원

한 마디로 자연과 인간과의 거리를 밀착시켜서 자연의 기(氣)를 흡수할 수 있는 고대의 기공(氣功)이 소개되었다. 특히 현대인의 건강을 유지시킬 수 있는 각종의 자연식과 질병치료에 유효한 한방의 비법도 여러 가지 면에서 관찰하였다. 정력을 키우며 건강을 유지시킬 수 있는 방법을 비롯해서 단식을 통해 신체를 개조할 수 있는 길을 열었고, 무술수련의 생식방법도 곁들여 제시하였다.

그러므로 기공(氣功)의 모든 비전을 수록한 이 책이야말로 장수를 위하고, 자신의 무공(武功)을 확대시킬 수 있는 최대한의 길을 열어줄 것이라 자부한다.

따라서 현재까지 수 많은 공개되지 않은 수련법과 비법들의 많은 비전들을 알게 할 것이며, 무공(武功)의 근본이 되는 기공(氣功)을 터득하고, 건강의 비법인 선단식법을 수행하여 내공(內功) 최고의 경지를 이룩하기 위한 수련의 방향을 밝혀 주고 있다. 일반인이나 무술인이 반드시 읽어야 할 책 중의 책이다.

자기지압·맛사지·경혈체조

김 주호 지음 / 값 2,500원

병의 사전 징조를 발견하였을 때 무엇보다도 필요한 것은 치유능력과 저항력을 다시 회생시키는 것이며, 동양의학에서는 이점을 매우 중요시하고 있다. 그러므로 자기지압·맛사지·경혈체조는 자신 스스로 질병에 대한 자연치유력을 증가시켜서 질병을 퇴치하는 가장 이상적인 방법이다.

외부로부터의 자극에 의한 에너지의 과부족을 조절함으로써 흐름을 원활히 해주어 장부가 활발하게 활동하게끔 병의 근원을 치료하게 된다. 그런 의도에서 이 책은 언제 어디서나 활용할 수 있도록 꾸며졌으며, 지압의 비결과 실제의 지압법, 맛사지의 기본과 맛사지의 원칙, 각종 증상에 따른 시술법이 상세하게 소개되어 있다.

어느 누구나 쉽게 알 수 있도록 증상에 따른 치료점을 상세한 그림으로 설명하는 한편, 그때 그때의 자세도 수록한 것이 특색이다. 무술인이나 체육인이 아니더라도 이 합리적인 치료법을 안다면 구급요법으로 가정의 상비요법으로 활용할 수 있다.

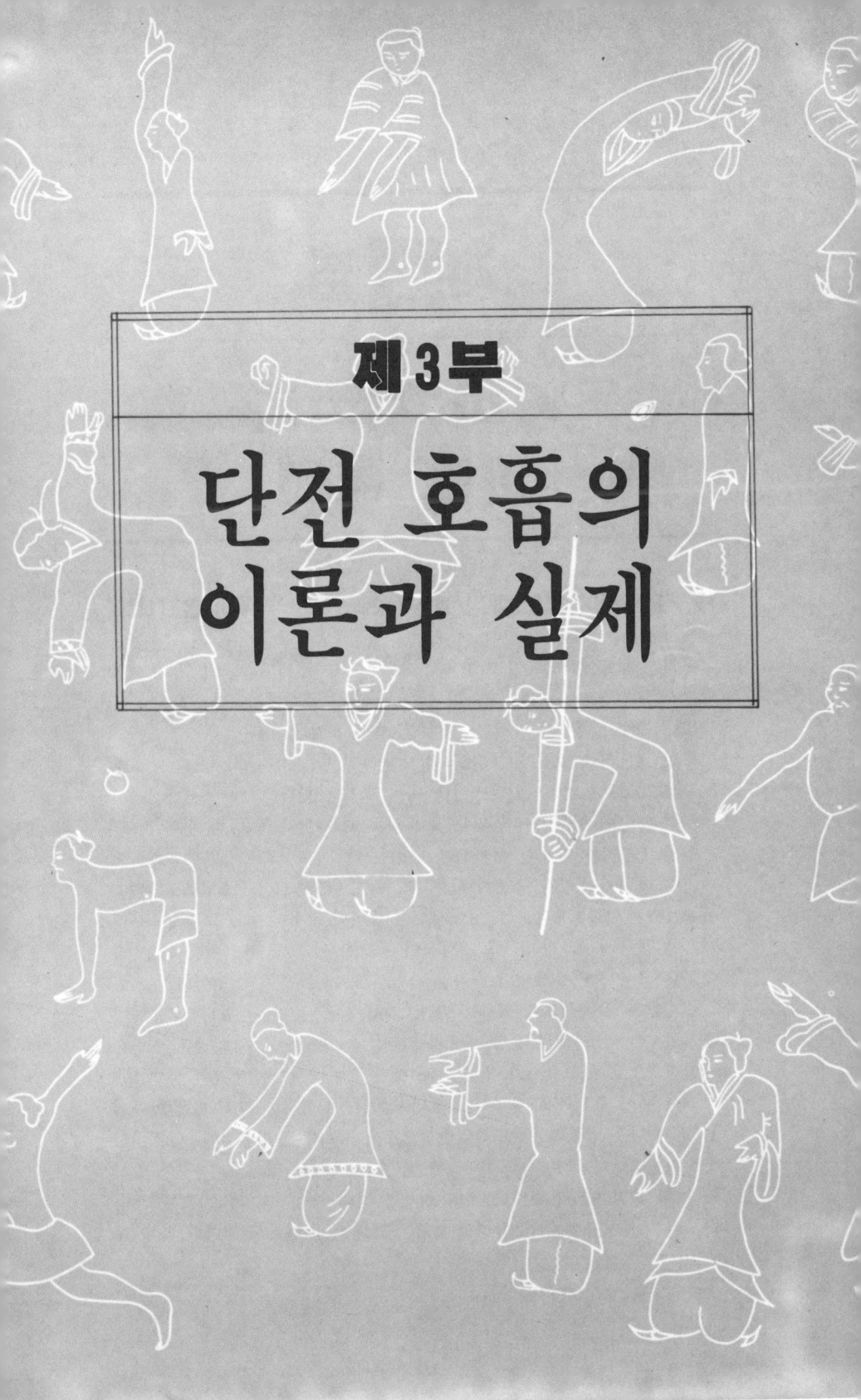

제3부
단전 호흡의 이론과 실제

제 1 장
예비 지식과 기초 훈련

1. 활용해야 하는 예비 호기(豫備呼氣)와 예비 흡기(豫備吸氣)

우리가 평소에 하고 있는 무의식 호흡에서는 1회의 호흡량이 약 300cc에서 500cc 정도이다. 그보다 더 많이 숨을 들이마시려면 1000cc에서 1500cc 정도로 늘릴 수 있다. 이것을 예비 흡기라 한다.

또한 보통하는 호흡에서 숨을 더 내쉬려면 마찬 가지로 1000cc에서 1500cc 정도는 토해 낼 수 있다. 이를 예비 호기라 한다.

무의식 중에 이루어지고 있는 호흡량을 호흡기(呼吸氣)라 한다.

이상 3가지를 합계한 것이 폐활량이다. 폐활량이 고르지 않은 것은 예비 흡기와 예비 호기가 충분히 사용되지 않기 때문이다. 평소의 무의식 호흡은 전체 호흡량의 10%에서 16%밖에 사용되지 않고 있는 셈이다. 우리는 폐(肺)라는, 매우 성능이 우수한 가스 교환 장치를 가슴 속에 지니고 있으면서도 비효율적인 가스 교환을 하고 있는 셈이다.

현대인은 일반적으로 호흡이 얕다. 호흡량을 늘리기 위해서는 예비 흡기와 예비 호기를 활용할 필요가 있다.

일반적으로 하는 심호흡을 분석해 보면 들이마시는 흡기부터 시작한다. 따라서 예비 흡기쪽은 상당히 활용하고 있는 셈이지만 그 깊이 들이마시는 흡기 다음의 호기를 보면 일반적으로는 들이마신 만큼밖에 내보내지 못한다. 상당히 많은 숨을 더 토해 낼 수 있음에도 말이다. 바꾸어 말하면 예비 흡기는 사용하지만 예비 호기는 거의 사용되지 않고 있는 것이다. 이것이 지금까지 흔히 하고 있는 심호흡의 커다란 단점이다. 그 이유

제 3 부 단전 호흡의 이론과 실제 145

(A)+(B)+(C)		폐활량	표1
(A) 예비 흡기(보유) 1,500~1,000cc	(B) 호흡량 500~300cc	(C) 예비 호기(흡기) 1,500~1,000cc	나머지
(1) 흉곽 확대근 군			
	(2) 횡격막		
		(3) 흉곽 축소근 군	

(A) 예비 흡기……들여마시려면 아직 더 들여마실 수 있는 숨
(C) 예비 호기……내쉬려면 아직 더 내쉴 수 있는 숨
나머지란, 완전히 토해 내도 폐 안에 남아 있는 기체량.

는 흡기에 신경을 쓰기 때문에 호기가 소홀해 지는 데 있다.
 그래서 가장 효율적인 심호흡을 하기 위해서는 깊은 호기, 즉 깊이 내쉬는 것부터 시작하는 것이 현명하다. 먼저 끝까지 숨을 토해 내야 한다. 말하자면 예비 호기의 활용이다. 그렇게 되면 의식적으로 하지 않아도 깊은 흡기가 유발된다.
 즉 토해 내는 숨을 길게 하는 것이 중요하다. 호흡 생리학에서 볼 때 깊이 들이마시는 것은 매우 편하다. 이는 흉곽을 확대시키는 근육의 수가 많기 때문이다. 이에 비해 길게 내쉬는 데에는 상당한 노력을 필요로 한다. 흉곽을 축소시키는 근육의 수가 적기 때문이다.
 이 노력을 깊은 호기를 하는 쪽에 의식적으로 사용하면 다음 순간에는 의식적인 노력없이 깊은 흡기가 이루어지게 된다. 따라서 매우 편한 방법이라 할 수 있다.
 동양에서는 옛부터 이 깊고 긴 호기에 중점을 둔 호흡법이 실시되어 왔다. 시대의 변천에도 불구하고 동양적 심호흡의 훌륭함은 변하지 않았다. 현대야말로 동양적 심호흡의 진가를 발휘해야 할 때인 것이다. 현대 의학이 아직 해결하지 못하고 있는 많은 현대병도 이 동양적 심호흡을 항상 열심히 실시함으로써 머지 않아 해소되리라 생각된다. 즉 동양적 심호흡을 실천하는 과정에서 많은 현대병이 스스로 퇴락될 것이기 때문이다.

2. 긴 호기(呼氣)의 훈련

 참다운 심호흡이란, 요컨대 호기를 철저히 노력하는 것을 말하며 내쉬

표 2 긴 호기법

5급	호기 5초	12회 한다
4급	호기 10초	12회 한다
3급	호기 15초	12회 한다
2급	호기 20초	12회 한다
1급	호기 25초	12회 한다
초단	호기 30초	12회 한다
2단	호기 35초	12회 한다
3단	호기 40초	12회 한다
4단	호기 45초	12회 한다
5단	호기 50초	12회 한다
6단	호기 55초	12회 한다
7단	호기 60초	12회 한다
8단	호기 그 이상	12회 한다

는 숨을 최대한으로 함으로써 곧 참다운 심호흡의 실천으로 이어지게 된다. 호흡량에서도 설명했지만 깊이 들이마시는 숨은 편하고 길게 내쉬기에는 노력이 필요하다. 그러나 이 길게 내쉬는 숨이야말로 호흡의 진수이다. 따라서 내쉬는 숨에 기울이는 노력을 아껴서는 안 된다. 왜냐하면 길게 내쉬는 숨에 의해 그 사람의 속깊이 숨겨져 있는 영험한 힘이 드러나기도 하기 때문이다.

이 길게 내쉬는 숨의 훈련 방법은 마치 스프링을 압축해 가듯이 하면 된다. 스프링의 압축 한계에서 스프링을 놓으면 격렬한 환원 현상이 일어난다. 깊은 호기에 대한 노력도 이와 비슷하다. 요컨대 호기의 한계를 이루는 데 전력을 기울이면 된다.

석가모니는 인간이 살아가기 위해 필요한 호흡에 대해 심리학적으로, 또 생리학적으로 깊이 규명했다. 그는 입출 호흡법이라는 특수한 호흡법을 개발·실천했다고 한다. 그는 또한 「입식단·출식장(入息短·出息長)」이라는 말을 사용했는데 이는 설명할 나위도 없이 들이마시는 숨은 짧아도 되지만 내쉬는 숨은 길게 하라는 의미이다. 긴 호기에는 노력이 필요하다. 그 노력을 아껴서는 안 된다는 뜻이기도 하다.

이 긴 호기의 실습을 장려하기 위해 표와 같은 순위를 매겨 보았다. 열심히 연습하면 내쉬는 숨도 30초에서 40초 정도는 누구라도 할 수 있게 된다. 빠른 시기에 초단에서 3단 정도 되도록 노력하기 바란다.

이와 같은 긴 호기의 연습은 조화 호흡(調和呼吸) 중의 굴신 호흡(屈伸呼吸) 실습에도 크게 도움이 된다. 하루 중 몇 차례는 이 긴 호기 연

제 3 부 단전 호흡의 이론과 실제 147

습을 하는 것이 건강에 매우 좋으며, 그것을 반복하여 실천하는 가운데 평소의 무의식 호흡도 저절로 호기가 길어지게 된다. 즉 차원 높은 무의식 호흡이 되는 것이다.

3. 호기성 복압·흡기성 복압·지속성 복압·불완전 복압
(呼氣性腹壓·吸氣性腹壓·持續性腹壓·不完全腹壓)

긴 호기에는 또한 스스로 복압이, 즉 배에 압력이 주어지게 되므로 이것이 심신을 조절하는 데 크게 도움이 된다. 따라서 동양적인 심호흡의 포인트는 복압이 주어지는 긴 호기가 된다고 하겠다.

동양에는 옛부터 「입신(入神)의 경지에 이르면 형태가 굳어진다」는 말이 있다. 현대적으로 의역하면 영험한 작용이란, 복압을 주어 배가 딱딱해지게 함으로써 나타나는 것이라고나 할까.

복압계(腹壓計)를 사용하여 복압을 재어 보는 것도 재미있다. 평소의 무의식 호흡에서는 3～5mm(수은주) 정도밖에 복압이 주어지지 않지만 이는 연습을 쌓으면 60mm에서 80mm까지 오르게 되고 더욱 열심히 연습하면 130mm에서 160mm까지도 가능해진다. 이 복압이 혈액 순환에 중요한 역할을 하는 셈이다. 이 복압 형성의 주역을 이루는 것은 횡격막이며 이 횡격막을 도와 함께 작용하는 것으로 복근 군(腹筋群)이 있다.

이들 호흡근(呼吸筋)에 의해 생기는 복압을 제 2 의 심장이라고도 하는데 혈액 순환계에서의 심장을 동맥혈(動脈血) 펌프라 한다면 복압은 바로 정맥혈(靜脈血) 펌프라 할 수 있다. 복잡한 혈액 순환계에서는 이 양쪽 펌프가 작용하지 않으면 원활한 순환이 이루어지지 않는다.

복압은 스스로의 의사에 따라, 연습에 따라 강력하게 형성되는 것이므로 혈액 순환 그 자체도 결국은 스스로의 의사로써 콘트롤이 되는 것이다. 따라서 긴 호기와 함께 이 복압도 중요하므로 연습을 촉구하기 위해 표에서 볼 수 있는 바와 같은 차등을 두어 보았다. 다소라도 참고가 되기 바란다(표 1).

복압이라는 것은 숨을 들이마시든 내쉬든 어느 쪽에서나 주어지게 된다. 또한 호흡과 관계없이 줄 수도 있다. 이 경우, 숨을 멈추고 복압을 주는 것을 불완전 복압이라고 하는데 이 때는 가슴에도 압력이 주어지게 된다. 가슴에 압력이 주어지면 필연적으로 뇌압(腦壓)도 올라간다. 이것은 매우 위험하다(뇌출혈이라든가 치질 또는 내장의 피맺힘을 일으키게 한다.) 이렇게 숨을 멈추고 배에 압력을 주는 것은 절대로 삼가야 한다(표의 괄호 안 숫자는 숨을 멈추고 복압을 주면 이 정도로 된다

표 3

각종복압 랭크	호기성 복압	흡기성 복압	지속성 복압	불완전 복압
5급	30mm	30mm	10mm	(60)
4급	40mm	40mm	20mm	(80)
3급	50mm	50mm	30mm	(100)
2급	60mm	60mm	40mm	(120)
1급	70mm	70mm	50mm	(140)
초단	80mm	80mm	60mm	(160)
2단	90mm	90mm	70mm	(180)
3단	100mm	100mm	80mm	(200)
4단	110mm	110mm	90mm	(220)
5단	120mm	120mm	100mm	(240)
6단	130mm	130mm	110mm	(260)
7단	140mm	140mm	120mm	(280)
8단	150이상	150이상	130이상	(300)

는 것을 숫자로 나타낸 것에 불과하다.)

지속 복압(持續腹壓)이라 함은 숨을 들이마셔도 내쉬어도 항상 콘스턴트한 복압이 있게 되는 것을 말하며 연습할 가치가 있다. 옛부터 무도라든가 예도의 극치를 이룬 사람들은 그 수업 중에 지속 복압을 터득하곤 했다.

이 지속 복압은 하복부에 복압계를 세트해 두고, 예컨대 계기의 바늘이 100mm에 정착한 채로 3분이든, 5분이든 평소와 같이 호흡이 이루어지는 것을 말한다. 이 현상은 횡격막과 복근 군의 지속적인 협조 수축에 의하는 것으로, 지속 복압 호흡에는 흉곽 확대근 군(胸郭擴大筋群)과 흉곽 축소근 군(胸郭縮小筋群)도 동원된다.

즉 매우 차원 높은 복압 호흡이라 할 수 있다.

4. 복압계의 사용법

복압계로는 위 또는 직장에 바룬을 넣어 그 내압(內壓)을 재는 등 전문가가 사용하는 방법이 있지만 이는 너무 전문적이고 또한 그 측정도 까다로와 사용하기가 쉽지는 않다. 그래서 누구라도 자유롭게, 간단하게 사용될 수 있는 것을 만들어 보기로 한다.

우선 혈압계의 만세테 양쪽을 추가하여 길게 만든다. 길이는 2미터 정도. 그것을 하복부에 단단히 감는다. 이 경우, 아랫배를 되도록 들이밀어 둔다. 다음에 고무공을 사용하여 송풍한다. 미터 바늘이 20mm에 이르면 송풍을 멈춘다. 이를 기초 복압이라 한다. 여기에서부터 숨을 들이마시거나 내쉬거나 하여 복압을 주는 것이다.

지금까지 가슴 호흡만 해 온 사람에게는 처음에는 복압을 주는 요령이 어려울지도 모른다. 하지만 조금만 연습하면 쉽게 된다.

복압은 숨을 들이마셔도 내쉬어도 주어지게 되지만 숨을 내쉬어서 주는 쪽이 다소 더 어렵다. 그래도 어느 쪽이든 복압이 주어지게 되도록 연습해야 한다.

동양적인 심호흡에는 숨을 내쉬어 복압을 주는 방법이 즐겨 사용되었다. 뒤에 설명하는 조화 호흡은 모두 호기성(呼氣性)으로 복압을 주는 방법이다.

복압을 측정한 뒤 다시 복압을 늦추었을 때 기초 복압이 항상 20 mm 가 되도록 고무공을 사용하여 조절하는 것이 이 방법의 포인트이다.

사진 1

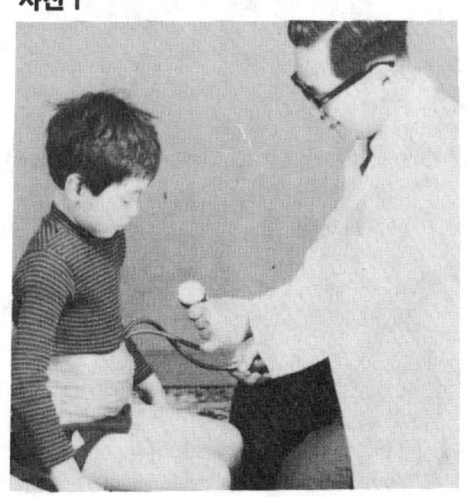

보통 호흡으로는 5mm 정도밖에 복압이 가해지지 않지만, 연습을 쌓으면 어린이라도 100 mm 이상의 복압을 가할 수 있게 된다.
(이 소년은 국민학교 2학년 학생으로, 순간 복압 140 mm 를 돌파했다.)

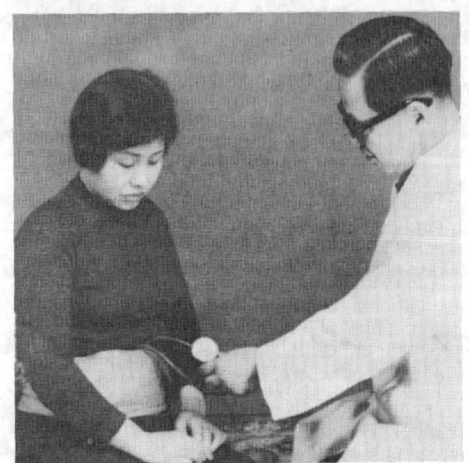

연습을 거듭하여 익숙해지면 호흡을 하면서도 100 mm 이상의 복압을 수십초간 유지할 수 있게 된다.

이 복압계는 횡격막의 난련, 즉, 수축상태를 조사하는데 매우 적합하다.

사진 2

제 2 장

조화 호흡 실습의 기본 사항

1. 자 세

1. 상허 하실(上虛下実)에 대해

　조화 호흡은 호기성(呼氣性)으로 강한 복압이 주어지는 단전 호흡이다. 그 실습의 기본 자세는 상허 하실이다.
　상허 하실이라 함은, 위는 가볍고 아래는 무겁다는 의미이다. 이는 인간의 마음의 자세나 몸의 자세에서 매우 중요하며 특히 배에 중점을 두는 사고 방식이다.
　즉 복부를 상하로 나누어 상복부를 가볍게 허하게 하고 하복부를 충실하게 하는 것이 심신의 생활을 건강하게 영위하는 데 기본적인 일이다.
　조화 호흡의 기본은 명치가 깊이 패이게 하면서 호기, 즉 내쉬는 숨과 더불어 복압을 주는 데 있으며 이 경우 마음 속으로 상복부를 허하게 하고 하복부를 충실하게 하도록 연구하면 이해하기가 쉽다. 즉 상허 하실의 넉자가 배의 자세에 사용된다는 것을 이해하고 그러한 생각으로 조화 호흡을 하면 효과적이다.
　이 상허 하실의 사고 방식을 배뿐만 아니라 몸 전체에 대해서 생각하면 상반신을 가볍게 하고 하반신을 충실하게 하여 중심이 낮아지는 묵직한 자세를 가리키게 된다. 또한 이를 우리들 인간의 몸통, 즉 동체에 적용할 수도 있다. 몸통은 가슴과 배로 크게 나뉜다. 가슴을 허하게 하고 배를 충실하게 한다는 식으로 확대 해석해도 되며, 사실은 그쪽이 생리

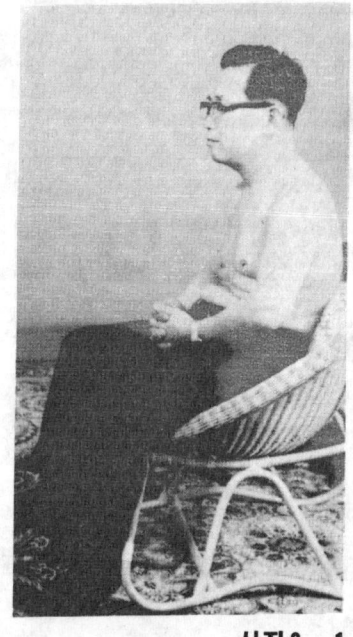

사진 3 - 1   그림 1

① 숨을 조용히 내쉬며 아랫배에 힘을 준다.
② 명치 아래를 속으로 깊이 오므린다.
③ 그 다음, 아랫배를 두 손으로 끌어 안는다.
④ 배꼽이 위를 향한다.
⑤ 숨을 들이마실 때는 아랫배의 힘을 빼고 편한 기분으로 한다.
⑥ 상반신은 가벼워지고 하반신은 충실해지는 자세이며 이를 상허하실이라 한다.
⑦ 이것은 호기성으로 강한 복압을 주게 되는 단전 호흡이며 상허 하실 자세와 더불어 3천년의 역사를 지닌 동양의 예지이다.

　해부학적으로도 설명하기 쉽다. 그렇게 되면 상허 하실의 넉자가 더욱 더 빛을 내는 셈이 된다.
　상허 하실을 몸통에 적용시키면 흉허 복실이 된다. 즉 가슴은 가볍게, 배는 무겁게 한다는 뜻이 된다.

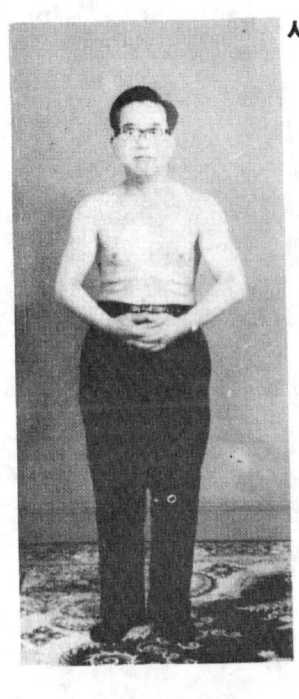

사진 3 - 2

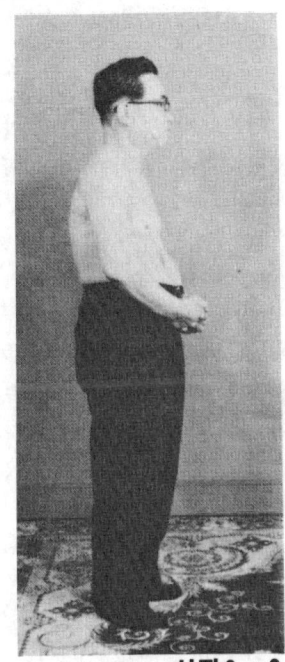

사진 3 - 3

2. 횡격막의 효용

몸통이 흉강(胸腔)과 복강(腹腔)의 두 부분으로 구성되어 있음은 이미 주지한 바이며 그 경계를 이루는 것은 말할 나위도 없이 횡격막이다.

이 횡격막은 가슴과 배의 경계를 이루는, 그저 정지되어 있는 단순한 경계막이 아니라, 그 자체가 끊임없이 상하로 운동하는 근육군(筋肉群)이다. 이 횡격막의 일거 일동은 그대로 가슴과 배의 두 부분에 커다란 압력 변동을 일으키게 된다.

이 횡격막이 수축 하강하면 흉강이 감압되고 반대로 복강은 가압된다. 이 경우 흉강 안에 있는 폐는 성대(聲帶)라는 관문을 거쳐 외계와 연락된다. 물론 호흡기를 통해 이루어지는 것이지만 아뭏든 외계와 연락된다. 그래서 흉강의 감압은 성대의 개방에 의해 다시 흡기가 되어 외기를 폐로 도입하게 된다.

이와 같이 흉강이라는 곳은 대기의 압(壓)보다 낮은 압(壓)을 만들어 내는 특수한 홀이다. 이 경우, 대기보다 낮은 압을 음압(陰壓)이라 하는데 흉강이야말로 생체 내에서 유일하게 음압을 형성할 수 있는 큰 홀이라 할 수 있다. 이것이 소중한 호흡과 직접 관련을 가지고 있는 것이다.

대기보다 낮은 압이 형성되는 흉강은 그대로 흉허, 즉 상허인 셈이다. 횡격막의 수축 하강으로 인해 복강에 가압이 되므로 복실, 즉 하실이 이루어지는 셈이 된다. 이와 같이 횡격막의 수축 하강 동작은 흉허 복실, 즉, 상허 하실을 은연 중에 실시하고 있는 것이다.

횡격막 운동에 의한 배호흡을 항상 하는 사람은 모르는 사이에 상허 하실 자세가 된다. 의학적으로 보아도 그것은 매우 바람직한 호흡법이라 할 수 있다. 호흡 운동을 관찰해 보면 흉강은 압을 줄이려고 노력하며 반대로 복강은 되도록 압을 가하려 노력한다. 이것이 생체의 운영상 매우 중요한 일이며, 횡격막의 수축 하강 운동은 시시각각 한시도 쉬임없이 우리들 생체를 건강하게 유지하기 위해 작용하고 있는 것이다. 사실 횡격막의 운동이 활발한 사람일수록 건강하고 스테미너에 넘친다.

흉허, 즉 흉강을 감압시키려는 호흡근(呼吸筋)은 횡격막 이외에 흉곽을 넓히는 근(筋)의 무리도 있다. 흉곽을 확대하는 역할을 하는 근의 무리는 수가 많기 때문에 들이마시는 숨은 쉽게 이루어진다. 이에 반하여 폐포(肺胞) 안에 있는 기체를 철저히 내보내는 데는 상당한 노력이 필요하다. 이것은 흉곽을 축소하는 근의 무리가 매우 적기 때문이다. 숨을 철저히 토해 내는 데는 노력이 필요하지만 그것은 또한 심리적으로도 중요한 의미를 포함하고 있다. 여기에 대해서는 다음 기회에 설명하기로 한다.

상허, 즉 흉허하게 하기 위해서는 이와 같이 횡격막 및 흉곽의 확대를 도모하는 많은 근 무리가 작용하게 되는데 여기에서 한 가지 주의할 점이 있다. 그것은 흉허, 즉 흉강을 음압으로 하기 위해서라면 횡격막을 사용하지 않더라도 흉곽 확대근 군만으로도 충분하지 않겠느냐는 사람이 있다는 점이다. 그건 그렇다. 하지만 단지 흉곽을 넓히는 역할을 할 뿐 횡격막처럼 동시에 복강을 가압하는 작용은 하지 못한다.

3. 가슴 호흡과 배호흡

인간의 문화가 향상되고 기계가 발달하면 몸을 움직이는 일이 별로 없으므로 그만 배호흡을 잊고 가슴 호흡에 그치는 사람이 많아지게 된다. 횡격막 수축 운동이 약한 사람, 즉 상허 하실이 충분히 이루어지지 않는 사람은 앞으로도 더욱 더 늘어날 경향이 있는데 이것은 생체의 운영면으로 볼 때 매우 바람직하지 못하다. 얕고 약한 가슴 호흡만 하고 있는 사람은 기력이 부족하고 허약하며 질병에 걸리기 쉽다.

애써서 횡격막 수축 하강을 다이나믹하게 하는 완전 호흡을 한다면 눈에 띄게 기력이 넘치게 되고 스태미너에 충실한 생활로 변하게 된다. 따라서 일상 생활에 이 상허 하실의 자세가 얼마나 중요한가를 알 수 있다.

또한 가슴과 배의 2대 홀 안에 들어 있는 장기를 보면 그 자연 배치의 교묘함에 놀랄 수밖에 없다.

가슴과 심장이 흉강이라는 홀 안에 놓여 있다. 심폐의 두 장기가 음압 형성이 되는 홀에 자리잡고 있는 데에는 각기 의미가 있다. 폐의 가스 교환은 감압 장치에 의해 이를 도입하는 것으로 이루어지기 때문이다. 심장은 또한 심장대로 온 몸에 내 보냈던 혈액을 다시 수납하기 위해서 몸 안 어디보다도 압이 낮은 장소에 있어야 한다.

이와는 반대로 위·장·간장·신장·비장·췌장 등은 되도록 압력이 가해지는 쪽이 더 좋은 깅기이다. 이들 상기는 가압과 감압이 번갈아 작용됨으로써 혈액 순환이 활발해진다.

즉 복강의 가압은 장기의 혈액 환류(심장을 향해)를 촉구하며 감압은 동맥혈의 장기내 유입을 촉구함으로써 양자가 서로 어울려 각기 장기의 기능을 활발하게 해 주는 것이다.

4. 백은 선사(白隱禪師)의 상허 하실

단전 호흡의 대가였던 백은 선사는 그 저서 《야선한화(夜船閑話)》에서 다음과 같이 적었다.

「폐금(肺金)은 무장(牡藏)으로서 격상(膈上)에 떠 있으며 간목(肝木)은 빈장(牝藏)으로서 격하(膈下)에 가라앉아 있다. 심화(心火)는 태양(太陽)으로서 상부(上部)에 위치하고 신수(腎水)는 대음(太陰)으로서 하부(下部)에 자리잡는다.」

예전에는 심폐간신비(必肺肝腎脾)의 5장기를 음양 오행설(목화토금수)에 적용시켜 폐를 금(金)으로 심장은 화(火)로 간장은 목(木)으로 신장은 수(水)로 비장은 토(土)로 비유했다. 또한 폐는 수컷에 속하는 장기로서 가벼우며 격상(膈上), 즉 횡격막 위에 뜨고 간장은 암컷에 속하는 장기로 무거워 격하(膈下), 즉 횡격막 아래 가라앉는다고 했다. 심장은 태양으로 상부에 뜨며 신장은 태음(달을 가리킴)으로 하부를 차지한다고도 했다.

그는 매우 박학한 사람으로, 인간의 장기에 대해 재미있는 견해를 폈다. 그의 견해를 생리 해부학적 견해와 견주어 볼 때 상당히 문학적인 느낌이 든다고도 하겠다.

그는 또 다음과 같이 적었다.

「대저 삶을 영위하는 길은 윗부분이 서늘해야 하며 아랫 부분은 항상 따뜻해야 한다.」

즉, 생명을 키워나가는 데 필요한 점은 상반신이 항상 시원하고 신선해야 하며 하반신은 언제나 따뜻해야 한다는 것이다. 다시 말하면 이것이 곧 상허 하실의 자세라 하겠다.

5. 상허 하실과 일상 생활

건강을 유지하기 위해서는 어깨의 힘을 빼고 목덜미의 굳어짐을 제거하며 상반신을 시원스럽게 해야 한다. 반대로 하반신은 중심을 낮게 두어 묵직하게 하고 혈액 순환을 원활하게 하여 체온을 따뜻하게 유지한다. 이런 점에도 상허 하실의 진리가 숨겨져 있는 듯하다.

살펴보건대 우리들의 생활에는 정신적 긴장이 수반된다. 때로는 그 긴장이 연속될 경우도 있다. 그러한 경우에는 어깨에 힘이 들어가고 상반신이 굳어지며 반대로 하반신이 허해지기 쉽다.

이렇게 정신적 긴장을 필요로 하는 경우에 주의해야 하는 점은 상반신은 언제나 힘을 빼고 편안하게 하며, 공연한 근(筋)의 긴장을 피하고 목덜미라든가 어깨의 근육이 자유롭게 움직이도록 해 두어야 한다는 사실이다.

또한 하반신, 특히 배에 힘을 주도록 하고 내쉬는 숨을 시원하게 하면 하반신의 중심이 낮아지고 앉음새도 좋아져 몸이 안정되어 장시간의 작업이나 회의에도 피로해지지 않는다.

상허 하실의 자세가 우리들 일상 생활에 얼마나 필요한가 조금이라도 이해되었으면 다행이겠다.

그렇다면 어떻게 하여 이 상허 하실의 자세를 만들 것인가? 이제부터 설명하는 조화 호흡 중의 「파랑 호흡」에 의해 그것은 가능해진다.

2. 파랑 호흡(波浪呼吸)

파랑 호흡에 대해 설명하기 전에 먼저 좌법(坐法)에 대해 언급하고자 한다.

호흡시의 좌법, 즉 몸을 가누는 자세에는 의좌·거좌·안좌(椅坐·踞坐·安坐)의 3종류가 있다. 때와 경우에 따라, 또한 각자의 패턴에 따라 어느 쪽이나 무방하다. 다만 그 자세에 대해 다소 설명하면 아래와 같다. 의좌인 경우, 되도록 얕게 걸터앉아 가랑이를 다소 벌리고 양 발을

제3부 단전 호흡의 이론과 실제 157

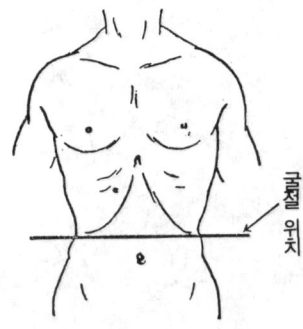

그림2 윗배 굴절의 위치
(좌우 늑골의 아래 끝을 이은 선)

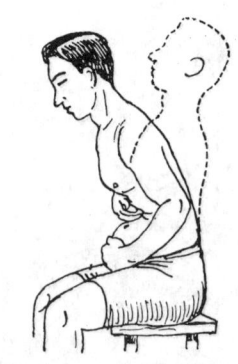

그림3 소파랑 호흡
(점선은 흡기, 실선은 호기)

똑바로 바닥에 대야 한다. 거좌인 경우는 양 발등을 서로 겹치고 그 위에 엉덩이를 얹으며 앉는데 이 때 양 무릎을 약간 벌린다.

안좌에는 결가 부좌(結跏趺坐)와 반가 부좌(半跏趺坐)가 있는데 대개는 반가 부좌가 좋으며 이 경우에는 엉덩이 밑에 방석 등을 깔아 자세를 다소 높여 주는 편이 하기 쉽다.

또한 자세를 취함에 있어서 가장 중요한 것은 상허 하실이어야 한다는 점이다. 어느 좌법에서나 항상 명치를 들이밀고 부드럽게 하며 하복부 단전에 힘을 모아 중심을 그곳에 두어야 한다. 그리고 상체는 언제나 편한 자세를 유지하도록 하며 이것은 단지 조화 호흡 실습 때 뿐만아니라, 어느 경우에나 필요하다는 것을 잊지 말아야 한다.

그러나, 상허 하실이 중요하다는 것은 알고 있어도 그 자세를 쉽게 할 수 있는 것은 아니다. 이 자세는 비교적 어렵다. 비만형인 사람은 명치 부분에 지방분이 있고, 마른 사람은 하복부가 안으로 들어가 있으며 명치 부분이 딱딱하게 두드러져 있다. 또한 보통 사람이라도 오랜 습관에 의해 명치 부분이 딱딱하게 두드러져 있기 때문에 쉽게 이 자세를 취하기가 어렵다. 따라서 이를 교정하여 상허 하실 자세를 취할 수 있도록 하는 것이 이 조화 호흡을 실습하는 데 있어서 가장 중요한 점이며, 여기에는 아래에 설명하는 파랑 호흡이 가장 좋은 방법이 된다.

파랑 호흡에는 다음의 3종류가 있다.
① 소파랑 호흡(小波浪呼吸) : 파랑 호흡 2단
② 중파랑 호흡(中波浪呼吸) : 파랑 호흡 1단
③ 대파랑 호흡(大波浪呼吸) : 파랑 호흡 3단

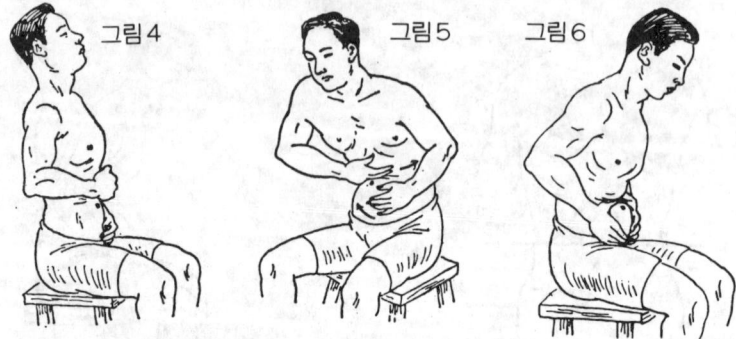

그림4	그림5	그림6
중파랑 호흡의 호기	중파랑 호흡의 흡기	대파랑 호흡의 호기

이 3가지 호흡의 공통점은 호기를 할 때, 상체를 다소 앞으로 구부려 명치 부분을 부드럽게 해 주며 단전(하복부)에 힘을 준다는 사실이다. 그리고 흡기 때에 상체를 일으킨다. 이 상체를 굽혔다 일으켰다 할 때의 호흡은 마치 밀려왔다 돌아가는 큰 파도, 작은 파도와 같다 하여 파랑 호흡이라 이름지은 것이다.

파랑 호흡에서 또 한 가지 중요한 점은 단지 상허 하실의 자세를 만드는 것 뿐 아니라 그것을 실습함으로써, 즉 파랑 호흡을 함으로써 여러 가지 효과를 올릴 수 있다는 사실이다. 과거에 많은 사람이 이 파랑 호흡 실습으로 크게 효과를 올렸으며 또한 많은 질병에서 구제된바 있다. 그러면 이렇듯 간단한 방법으로 그토록 큰 효과를 올릴 수 있는 파랑 호흡은 어떻게 창출되는가.

이 파랑 호흡이 창출된 것은 지금으로부터 약 80년 전이며 그 당시에는 주로 완전 호흡 방법이 보급되고 있었다. 그러나 보통 호흡에서 완전 호흡으로 들어가는데 상당한 무리가 있었다. 그래서 오랜 연구 끝에 파랑 호흡법이 완성되었다. 콜럼버스가 달걀을 세운 것을 보면 아무것도 아닌 것 같지만 사실은 그 생각을 하게 되기까지는 많은 노력이 있었을 것이며, 파랑 호흡 역시 거기에 이르기까지는 많은 노력이 있었다고 한다. 이제 우리가 배우기는 간단하지만 그런 많은 노력이 쌓인 것인만큼 그 효과도 크다는 점을 명심하기 바란다.

1. 소파랑 호흡(파랑 호흡 2단)

특히 비만형인 사람, 또는 명치 부분이 딱딱하고 두드러져 있는 사람은 명치 부분을 굽히는 것조차 어렵다. 이러한 사람들을 위해서 소파랑 호흡은 가장 좋은 방법이 된다.

① 오른손을 명치에 대고 왼손으로 아랫배를 끌어안는다.
② 상체를 앞으로 굽히면서 숨을 조용히 길게 내쉰다.
③ 숨을 모두 내쉰 다음, 상체를 일으키면서 숨을 들이마신다.
이상의 동작과 호흡을 되풀이한다.

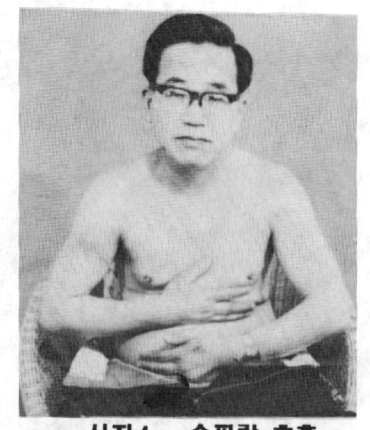

사진 4   소파랑 호흡

● 방법
우선 오른손을 펴서 손바닥을 명치 부분에 댄다. 왼손으로는 하복부 단전을 끌어안듯 한다. 처음에 가볍게 숨을 들이마시고 이내 호기로 옮긴다. 숨을 내쉴 때는 천천히 하면서 차츰 상체를 앞으로 굽히면서 명치 부분이 부드럽게 안으로 들어가게 한다.
소파랑 호흡은 조화 호흡의 가장 기본이 되는 과정이다. (소파랑 호흡의 그림과 사진 참조)
① 처음에는 앞에서 설명한 자세로 단지 상체를 굽힐 뿐 아랫배에 힘을 주지는 않는다.
② 명치 부분이 자유롭게 굽혀지게 되면 아랫배 단전에 충분한 힘을 준다.
③ 더욱 숙달되면 항문을 조이고 아랫배를 구부리듯 하면서 허리, 다리, 발에까지 힘을 준다.

2. 중파랑 호흡(파랑 호흡 1단)

소파랑 호흡 다음에 중파랑 호흡을 한다. 이 중파랑 호흡에서의 모든 동작은 소파랑 호흡보다 더욱 빨리 한다. 특히 이 중파랑 호흡은 숨을 내쉴 때「후, 후, 후」하고 찌르듯 내쉬는 것이 중요하다. 이를「충식(衝息)」또는「단식(短息)」이라고 한다(중파랑 호흡 사진 참조).

● 방 법
양 손바닥을 펴서 오른손은 명치 부분에, 왼손은 하복부에 댄다. 처음에 숨을 약간 들이마시면서 상체를 편다. 그 다음의 호기가 중요하다. 이 경우, 왼손으로 아랫배를 끌어안듯 하고 오른손바닥으로는 명치 부분을 오른쪽에서 왼쪽으로 가볍게 옮겨 준다. 동시에 상체를 앞으로 굽

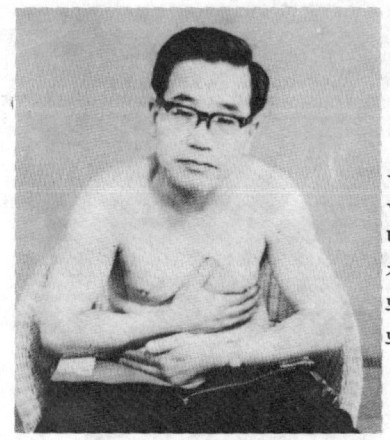

상체를 앞으로 굽히면서 소파랑 호흡보다 더욱 강하게 숨을 내쉰다. 오른손은 이 때 오른쪽에서 왼쪽으로 옮겨간다. 다음 흡기에서 상체도 손도 원위치로 돌아간다. 그 동작과 호흡을 12회 되풀이하고 한숨 들이마시고 다시 12회 되풀이한다.

사진 5 중파랑 호흡

히며 숨을 강하게 찌르듯 내쉰다. 즉 충식을 하는 것이다. 동시에 항문을 힘껏 조이고 단전에 힘을 준다. 즉 호기 때는 숨을 내쉬면서 상체를 앞으로 굽히고 오른손으로 명치 부분을 깊이 눌러 주면서 항문을 조이고 아랫배에 힘을 주는 것이다. 이 5가지 동작을 동시에 해야 한다.

중파랑 호흡에서는 흡기는 가볍게 들이마시면서 상체를 일으킬 뿐이지만 호기는 앞에서와 같이 5가지 동작을 동시에 하게 되어 있다. 얼른 생각하기에는 간단한 것 같지만 완전하게 하려면 결코 쉽지 않다는 것을 알 수 있다. 또한 동시에 그 효과가 현저하다는 것도 실습을 거듭하는 가운데 스스로 알게 된다.

이상과 같이 호기를 주체로 12회를 한다. 그리고 다음 호기로 옮기기 전에 온 몸의 힘을 빼고 1회 호흡한다. 그 시간은 호기·흡기 12회에 16~17초, 중간의 1회 호흡에 2~3초, 합계 18~20초 정도이며 6~7회 되풀이한다. 중파랑 호흡의 특징은 강력한 호기를 재빨리 되풀이하는데 있으며 1호흡이 1초를 약간 넘는 정도가 된다 (短息).

3. 대파랑 호흡 (파랑 호흡 3단)

이 호흡법은 특히 태양 신경 군에 자극을 주어 그것을 강력하게 함과 동시에 좌우 엄지손가락으로 명치 부분 언저리를 가압하여 복부 경결 (腹

호흡은 중파랑 호흡과 같다. 좌우 엄지손가락을 명치에 깊이 넣어 강력한 호흡을 한다. 그리고 호기로써 명치가 딱딱해지는 것을 막는다.

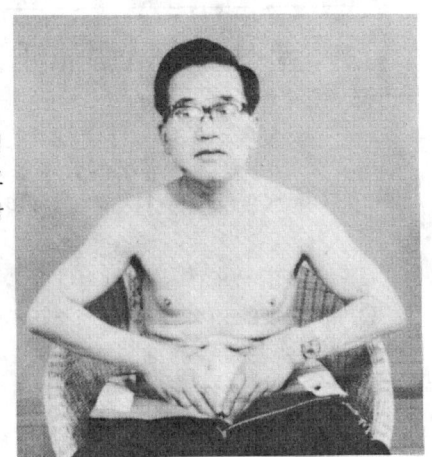

사진 6 대파랑 호흡

部硬結)을 제거하는 것을 목적으로 한다(사진과 그림 참조).

● 방 법

좌우 양 손을 펴서 엄지손가락을 명치 부분에 깊이 대고 다른 손가락들을 하복부에 댄다. 가볍게 숨을 들이마시면서 상체를 편다. 이어서 상체를 앞으로 약간 굽히면서 복압을 주어 숨을 내쉰다. 양 손 엄지손가락을 명치 부분에 깊이 작용시켜 복직근(腹直筋)을 중심으로 명치 부분이 깊이 패이게 한다. 그 요령은 중파랑 호흡과 마찬 가지이다. ①숨을 내쉰다. ②명치 부분을 들이민다. ③항문을 조인다. ④아랫배를 위로 감아올린다는 조화 동작을 하는 것이다.

대파랑 호흡은 소파랑 호흡과 마찬 가지로 호기를 길게 한다(長息). 양자가 다른 점은 좌우 손의 위치이다. 〔사진(1)과 (3)을 참조〕

양쪽 모두 내쉬는 숨은 12~13초부터 연습하여 차츰 길어지도록 유의한다 (20~30초).

이상으로 소·중·대의 파랑 호흡 설명을 끝낸다. 그러나 이것만으로 충분하지 않다고 생각되면 더욱 내용을 숙독하면서 선배, 또는 전문가를 찾아 배우는 것도 효과가 있으리라 생각된다. 아뭏든 실제로 해 보아야 이해할 수 있다. 앞에서도 설명했듯이 이 호흡법은 조화 호흡법 전체의 예비 호흡임과 동시에 이것만을 단독으로 실습해도 커다란 효과가 있음을 염두에 두고 항시 실천해 주기 바란다.

3. 굴신 호흡(屈伸呼吸 : 동양적 심호흡)

　조화 호흡의 둘째 방법은 굴신 호흡법이다. 이 굴신 호흡은 별명을 장호기 단전 호흡(長呼氣丹田呼吸)이라고도 한다. 그 요점은 다음과 같다.
① 숨을 길고 또한 깊게 내쉰다.
② 흉부 호흡근(특히 흉곽 축소근 군)을 단련한다.
③ 횡격막 단련을 한다.
④ 복압을 높인다.
⑤ 뇌의 순환을 원활하게 한다.
　즉 생체의 여러 기능을 한층 활발하게 하고 그것을 강화시키는 데 목적이 있는 것이다. 옛부터 동양에서는 장식(長息)은 장수를 의미한다고 했다. 장자(長者)는「중인(衆人)은 목(咽喉)으로 숨쉬고 진인(眞人)은 발뒤꿈치로 숨쉰다」고 했으며 인도의 요가를 비롯하여 중국의 선도(仙道), 기타 많은 선현들이 이 장호기 단전 호흡을 호흡법의 진수로 삼았으며 건강 장수의 좋은 방법으로 생각했다.

● **방 법**
　① **흡기** : 양 손을 (가볍게 쥐어도 된다) 가슴 앞으로 올리면서 코로 천천히 숨을 들이마셔 흉곽을 충분하게 확대시킨다. 이 때 등뼈를 힘껏 펴고 머리 부분이 다소 뒤로 젖혀지기까지 충분히 들이마신다. 흡기를 끝내면 호기로 옮긴다〔사진(1)·(2) 참조〕.
　② **호기** : 약간 숨을 내보내면서 명치를 떨구고 양 손을 조용히 명치 부분까지 내린다. 다시 하복부 단전까지 내려 놓는다. 상허 하실의 자세가 되는 것이다. 이어서 가볍게 다시 한 번 숨을 들이마시고 나서 긴 호기를 시작한다. 여기서부터가 중요한 장호기 단전 호흡이다. 숨은 되도록 길게 내쉰다. 그리고 끝까지 내쉬어 버린다. 동시에 단전에 심기(心氣)를 쏟고 힘을 주며 점차 상체를 앞으로 굽혀 간다. 상체가 거의 직각이 될 정도로 굽히고 폐 안의 공기가 하나도 남지 않을 만큼 내쉰다. 평소의 호흡에서는 결코 폐를 전부 사용하지 않는다. 그것은 폐를 위해서도 마이너스이며 생체의 활력도 증가되지 않는다. 설사 하루에 몇 분 동안이 굴신 호흡을 하게 되더라도, 즉 이 때만이라도 폐를 충분히 사용하여 폐를 강화하고 생체 활력의 증진을 도모한다. 조화 호흡은 이 굴신

제 3 부 단전 호흡의 이론과 실제 163

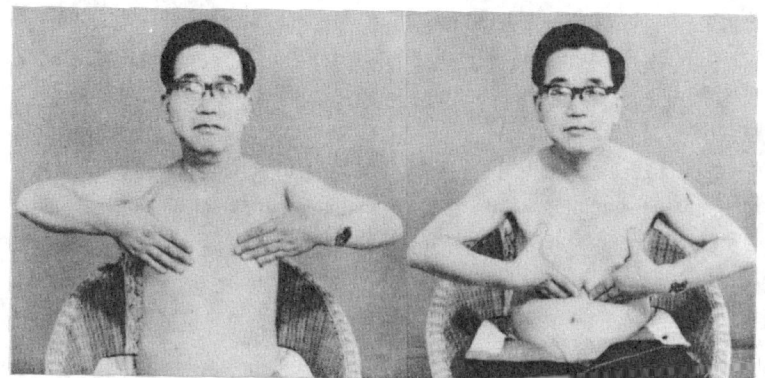

사진7 1

흡기: 흉곽을 충분히 넓혀 숨을 들이마신다. 다음에 가볍게 숨을 내쉬면서 양 손을 아래로 내린다.

긴 호기: 양 손으로 아랫배를 끌어안는다. 그리고 숨을 되도록 가늘게 오래 계속적으로 내쉰다. 상체를 앞으로 굽히면서 완전히 내쉬어 버리면, 온 몸의 힘을 빼고 완식을 3회 한다.

사진7 - 2

양 손을 명치있는 곳에서 멈추고 명치가 더욱 깊게 오므려지게 하면서 순간적으로 후, 하고 숨을 강하게 토해 낸다. 이를 누기라 한다. 그리고 양 손으로 아랫배를 안아올리며 숨을 강하게 토해·낸다. 이를 충실이라 한다.

사진7 - 3

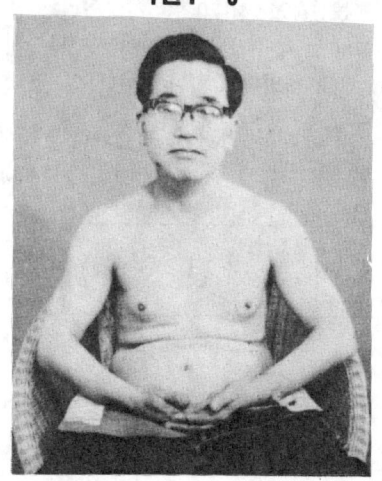

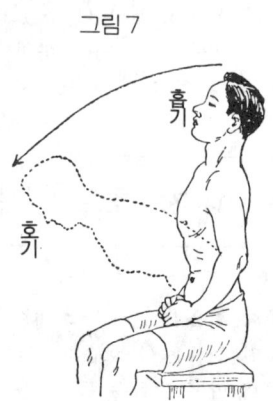

그림 7

호흡법뿐 아니라, 파랑 호흡 또는 다음에 설명하는 개진 호흡·완전 호흡 그 어느 경우에나 모두 폐를 최대한도로 사용하여 배의 힘을 기름으로써 혈액 순환을 활발하게 하고 혈액을 깨끗하게 하는 것을 그 안목으로 삼고 있다.

③ **완식**(緩息) : 앞에서와 같이 긴 호기가 끝나면 다음 흡기로 옮기는데, 그 사이에 가볍게 세 번 정도 편한 숨을 쉬며 온 몸의 힘을 빼어 조절한다. 이 때는 어깨에서 하반신에 이르기까지 모든 근육의 힘을 빼고 또한 편한 기분을 가지도록 한다. 이를 완식 또는 조절 호흡이라 한다.

이 완식 또는 조절 호흡법은 매우 독창적인 것으로서 다른 건강법에서는 찾아 볼 수 없다. 이 호흡법은 옛부터 전해져 내려오는 유훈을 소재로 하여 대성시킨 것이긴 하지만 옛부터의 방법을 모두 그대로 답습한 것이 아니라, 만든 사람 스스로 실천하고 체험하여 납득이 가기까지 연구된 결과이다. 따라서 현대인으로서는 상당히 무리인 부분을 다시 현대적으로 연구, 개발한 방법이다. 이 방법에서 호흡마다 완식을 넣어 온 몸의 힘을 뺌으로써 조절하게 한 과정 등은 매우 탁월하다. 이 절차는 굴신 호흡뿐 아니라, 완전 호흡법에서도 사용된다. 모든 근육은 강한 긴장·수축 뒤에는 다시 이완시킬 필요가 있다.

④ **시간** : 1회의 굴신 호흡에 필요한 시간은 조절 호흡을 포함하여 약 1분간. 즉 흡기에 6~8초, 호기에 20~40초, 완식에 약 10초이다. 그러나 이것은 대체적인 표준이며 다소의 장단이 있어도 무방하다. 그리고 특히 긴 호기가 중요하며 처음에는 15초에서 20초 정도였다 하더라도 점차로 연습·노력하여 30초에서 40초 정도가 되도록 하는 것이 바람직하다. 옛사람들은 1호식(呼息)에 천을 세었다고 하니 말이다. 도저히 그렇게까지 하지는 못하더라도 30초~40초 정도는 누구든 노력 여하에 따라 될 수 있으리라 생각된다.

4. 대진 호흡(大振呼吸 : 리듬 단전 호흡)

조화 호흡법의 세째는 대진 호흡이다.

대진 호흡은 ①호흡과 팔의 조절로써 복부 내의 장기에 적절한 자극을 주면서 혈액 순환을 돕고, 또 강화시킴은 물론 ②흉추(胸稚)와 요추(腰

稚)를 강건하게 하며, ③태양 신경 군의 기능을 왕성하게 하는 등, 그 효과가 크다. 또한 이 대진 호흡법은 매우 리드미컬하게 하므로 또 다른 별명을 리듬 단전 호흡이라고도 한다. 이 대진 호흡을 실시하면 초심자라도 곧 효과를 올릴 수 있으니, 내장 이완, 변비 등에 좋다. 특히 변비가 있는 사람은 몇 번으로 이내 효과를 보게 된다. 이는 많은 실예가 그것을 증명해 주고 있다.

● 방 법

자세는 어느 경우에도 상허 하실이어야 하며 특히 이 대진 호흡법에서는 그 자세가 중요하다. 충분히 명치 부분을 들이민 자세에서 우선 양 손을 하복부에 대고 내쉬는 숨, 들이마시는 숨에 맞춰 리드미컬하게 하복부를 좌우로 이동시킨다. 이 경우, 양 손은 깍지낀 채 하복부의 가운데 둔다. 하복부의 좌우 이동과 함께 배꼽도 좌우로 움직인다. 그리고 항상 숨은 내쉴 때 단전에 힘을 주고 들이마실 때는 그 힘을 뺀다. 이와 함께 등뼈는 좌우 번갈아 만곡시킨다.

「가운데를 둥글게 하고 좌우 배에 유념하라. 어깨는 낮추고 힘을 주지 말라.」

이는 옛부터 전해져 오는 호흡법의 주의 사항이며 「가운데를 둥글게」라 함은 하복부를 오른쪽으로 이동시켰을 때 왼팔과 몸통 사이에 둥근 형태가 이루어지는 것을 말한다. 반대로 하복부를 왼쪽으로 이동시키면 오른팔과 몸통 사이에 둥근 형태가 이루어진다.

다음에 「좌우 배에 유념하라」라 함은 좌우 교대로 하복부를 이동시키는 경우, 복압을 주는 데 유념하라는 말이다. 「어깨는 낮추고 힘을 주지 말라」함은, 즉 어깨에 힘이 들어가면 어깨가 높아지며 높아지게 되면 상반신에 힘이 들어가기 때문이다. 그 점을 조심하라는 뜻이다.

● 효 과

옛부터 뱃심을 키운다는 말이 있다. 이것은 정신면의 연마와 비슷하게 사용되었지만 이 대진 호흡법은 글자 그대로 실제로 배를 단련시키는 방법이다. 대진 호흡법은 리드미컬하게 복압을 주게 되므로 그와 동시에 하반신의 혈액(정맥혈)은 매우 리드미컬하게 심장으로 되돌아가게 된다.

이것이 매우 중요한 점이며 우리들 인간은 서서 생활을 하기 때문에 자연히 복부와 다리 쪽에 피가 모이는 현상을 일으키기 쉽다. 특히 하루 종일 몸을 움직이는 일이 별로 없는 생활에서는 복부에 피가 모이는 현상이 현저해진다. 이는 곧 복강 안의 장기에 피가 고여 있다는 이야기가 되며 장기에 피가 고임은 각 장기의 기능을 나쁘게 하는 결과가 된다. 그

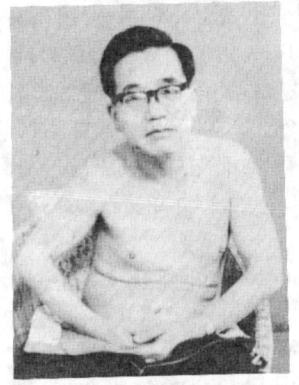

사진 8 - 1

① 상체를 왼쪽으로 이동시키면서 아랫배에 힘을 주고 숨을 토해 낸다.

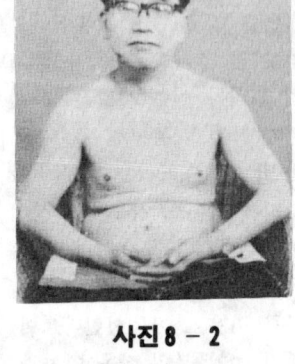

사진 8 - 2

② 상체를 다시 환원시키고 힘을 빼면서 가볍게 숨을 들이마신다. 이어서 ③을 참조.

③ 이번에는 상체를 오른쪽으로 이동시키며 힘차게 호기를 한다. 배꼽 위치에 주의.

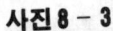

사진 8 - 3

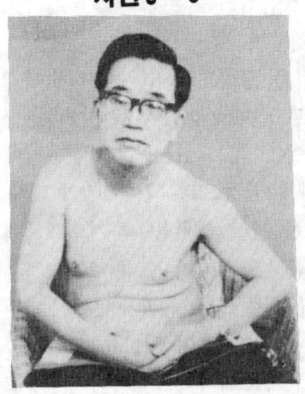

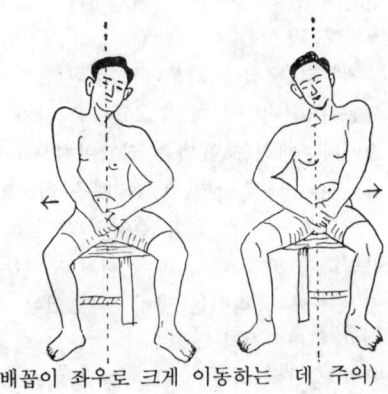

그림 8 : 대진 호흡

(배꼽이 좌우로 크게 이동하는 데 주의)

것이 더욱 악화되면 갖가지 질병을 일으키는 원인이 되기도 한다. 이러한 악순환을 제거하기 위해서도 대진 호흡법은 다시 없는 단전 호흡이라 하겠다.

또한 하복부의 좌우 이동으로 인하여 척추간의 인대(靭帶)가 강화되고 허리힘이 강해진다. 따라서 허리에 통증이 늘 있는 사람이든가 추간판(稚間板) 헤르니아 등의 예방에 효과가 있다.

대진 호흡법은 심장 근육의 영양을 맡고 있는 관동맥(冠動脈)의 혈액 순환도 왕성하게 한다. 이는 곧 훌륭한 강심법이라 할 수 있다.

폐의 영양 동맥의 혈액 순환도 또한 심장에서와 마찬 가지로 왕성해지며 폐의 조직도 스스로 강화되므로, 일거 양득으로 심장과 폐의 강화를 할 수 있게 된다.

이와 같이 대진 호흡이라는 한 가지 단전 호흡을 실행함으로써 복부에 있는 장기뿐 아니라, 흉부에 있는 장기인 폐와 심장에까지도 좋은 영향을 주게 된다. 따라서 대진 호흡법은 모든 장기의 강화법이라 해도 지나친 말이 아니다. 또한 이 대진 호흡법의 리듬 단전 호흡에 의해 명치 바로 뒤에 있는 태양 신경 무리의 기능이 활발해지기도 한다.

태양 신경 무리는 복강 내 자율 신경의 집합체이며 이 집합체는 리듬 단전 호흡의 연마에 의해 한층 더 활동이 활발해지고 어떠한 환경에서도 바른 역할을 유지하게 된다.

그렇게 됨으로써 감기에 걸리기도 않고 강력한 위장을 항상 유지할 수가 있어 쾌적한 일상 생활을 하게 된다.

● 주 의

대진 호흡의 경우, 머리 부분이 한가운데 고정되어 전후 좌우로 흔들리지 않도록 한다. 그리고 가볍게 눈을 감아 좌우로 진전(振轉)할 때마다 배의 움직임에 대해 유의하도록 한다.

처음으로 대진 호흡을 하는 경우에는 좋은 지도자를 따라 바르게 방법을 습득하는 것이 가장 현명하다. 힘을 넣어야 할 곳을 잘못 알지 않도록 주의해야 한다. 처음에는 평소 그다지 사용하지 않는 구간근(軀幹筋)을 운동시키므로 뒤에 그 근육이 통증을 느끼는 수가 있다. 따라서 요령을 알게 되기까지는 조용히, 서서히 하는 것이 바람직하다.

● 시 간

대진 호흡인 경우에는 한 번에 적어도 5분에서 10분은 하도록 한다. 하는 회수가 많으면 많을수록 내장의 강화가 촉진된다. 이것은 마라톤 등과는 달리 앉아서 하는 것이므로 다리에 대한 혈액 순환이 소량으로도 족하다. 또한 그만큼 장기 및 심근의 영양이 풍부해지므로 심장은 조금도 피로를 느끼지 않게 된다. 아무리 강력하게 해도 심장이 괴롭지 않으며, 하면 할수록 심장이 쾌적해지는 데에 대진 호흡법의 특징이 있다. (척추뼈에 이상이 있는 경우와 가슴·복부의 수술 후 2주간 동안은 삼가야 한다)

대진 호흡법에 숙달되는 비결은 상반신의 힘을 빼고 하복부만을 좌우 번갈아 이동시킨다는 생각으로 하면 된다. 그리고 좌우 번갈아 숨을 내쉬면서 복압을 주는 데, 이 때 반대쪽 허리를 약간 띄우면 잘된다. 숨을 들이마실 때는 전신의 근육을 풀고 편한 마음을 가지는 것이 중요하다.

5. 완전 호흡(完全呼吸)

조화 호흡의 네째는 완전 호흡이다.

완전 호흡은 지금까지의 파랑 호흡·굴신 호흡·대진 호흡을 더욱 충실하게 한 방법이다.

도대체 호흡의 목적이란 무엇인가. 단지 산소를 받아들이고 탄산가스를 배출하는 폐에서의 가스 교환으로 생각하고 있다. 그러나 그렇지 않다. 완전하고 양호한 호흡 운동은 그 자체가 혈액 순환을 위한 중요한 도움이며 심장의 바람직한 원조자이다. 그리고 훌륭한 호흡 운동은 모든 내장을 강화하며 의지력을 강건하게 함으로써 잠재하는 영험한 힘을 발휘하게 해 준다. 옛사람은 호흡의 목적으로서「새 것을 들이마시고 낡은 것을 토해내며 이로써 장기를 단단하게 하고, 뜻을 곧게 하며 정신력을 쌓아올림으로써 신통력을 갖게 한다」고 갈파했다. 참으로 명언이다. 그야말로 조물주로부터 부여된 호흡의 참다운 목적을 완전히 표현하고 있다고 해야 할 것이다.

그러나 현재 우리가 흔히 하고 있는, 1분에 17~18회의 얕은 호흡으로는 그런 목적을 이룰 수가 없다. 그렇다면 어떤 호흡이 완전한 호흡이며 최상의 호흡 목적달성 방법인가. 그 대답이 바로 완전 호흡법이다.

이 완전 호흡법은「흡입 충만·누기 충실· 팽만 긴축(胸入充滿·漏氣充実·膨滿緊縮)」으로 이루어져 있다.

① 흡입 충만은 충분히 숨을 들이마시는 것을 말하며,
② 누기 충실은 숨을 조금씩 내보내면서 복압을 유지하는 것을 말한다.
③ 팽만 긴축은 숨을 완전하게 내뱉는 것을 말한다.
 완전 호흡①의 깊은 흡기와 ③의 철저한 호기는 굴신호흡과 비슷하지만 그 중간에 누기 충실이 들어 있다. 외부에서는 그것을 알 수가 없지만 그것은 강력한 지속 복압이다.

완전 호흡 { (1) 깊은 흡기——흡입 충만
(2) 지속 복압——누기 충실(완전 호흡 사진 참조)
(3) 긴 호기——팽만 긴축

● 방 법

 완전 호흡의 목적은 호기에 의한 복압의 충실에 있다. 즉 완전 복압의 실현이다. 처음에는 먼저 가벼운 기분으로 흡기를 한다. 대기를 충분히 들이마시면서 양 손을 가슴을 따라 올린다. 동시에 상체를 편다. 다 들이마시고 나면 다음에는 양 손으로 가볍게 가슴 부분을 비비면서 숨을 약간 토해 내고(누기) 양 손을 그대로 하복부로 내려 아랫배를 끌어안듯 한다.
 다음에 지속 복압으로 옮긴다. 이에 앞서 약간 숨을 들이마셔 명치를 충분히 오무리고 양 손으로 하복부를 끌어안듯하며 항문을 굳게 닫고 아랫배 단전에 힘을 준다. 이 힘을 줄 때는 동시에 반드시 코로 약간 숨을 내쉰다. 이를 잊어버리면 가슴에서 머리 부분에 걸쳐 압력이 가해지기 때문에 이른바 화를 낸 상대가 될 우려가 있다. 따라서 반드시 아랫배에 힘을 줌과 동시에 코로 숨을 내보낸다는 점을 잊지 말아야 한다.
 양 손으로 아랫배를 끌어안고 항문을 굳게 닫으며 단전에 힘을 주는 동작을 4∼5회 되풀이한다. 이것이 「누기 충실」이다. 옛사람의 「단전에 기가 넘치게 하며 허리·다리·발바닥에 기력이 퍼지게 한다」는 것이 이로써 비로소 실현되는 것이다.
 다음에는 깊은 호기로 옮긴다. 호기는 「팽만 긴축」의 원칙에 의한다. 단전에 한층 더 힘을 주며 아랫배를 부풀게 하면서 배의 힘으로써 조용히 숨을 토해 내는 것이다. 숨이 모두 나가 버리면 아랫배는 안쪽으로 들어가게 되고 복벽이 등뼈에 닿는 것 같은 기분이 된다. 이것이 완전 호흡이다. 내쉬기를 끝내면 거기서 2∼3회 완식을 한다. 온 몸의 힘을 빼고 편한 호흡을 2∼3회 하는 것이다.
 이상으로 완전 호흡이 1차례 끝나는 셈이지만 여기에 소요되는 시간은 완전 흡기에 6∼7초, 이어서 실식(実息 : 누기 충실)에 20∼30초,

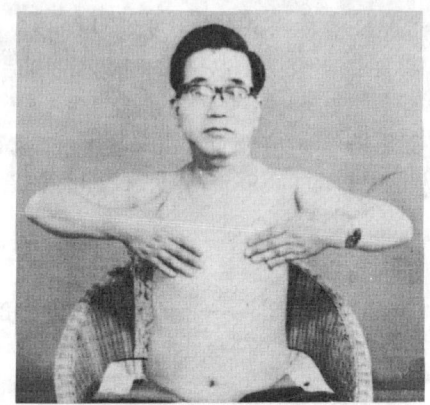

사진 9-1 흉입 충만
충분히 숨을 들이마신다. 이 때 흉곽
은 최대로 넓어지고 횡격막은 수축되어
깊이 하강한다.

숨이 약간 새어 나가게 하면서 강력한 복압을 준다. 아랫배는 토하는 숨으로 인하여 공기를 가득 채운 고무공처럼 된다.

배를 부풀리면서 숨을 계속 내쉬고 다시 그것을 계속하면 배는 긴축된다. 완전히 숨을 내쉬어 버린 다음, 온 몸의 힘을 빼고 완식을 3회한다.

사진 9-2 누기 충실

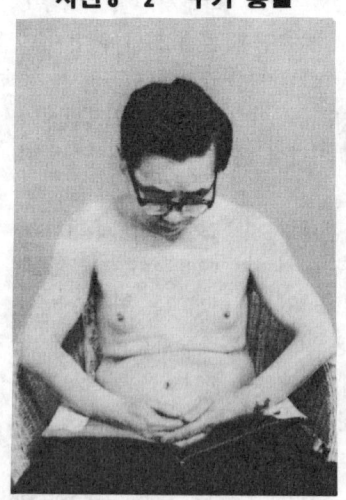

사진 9-3 팽만 긴축

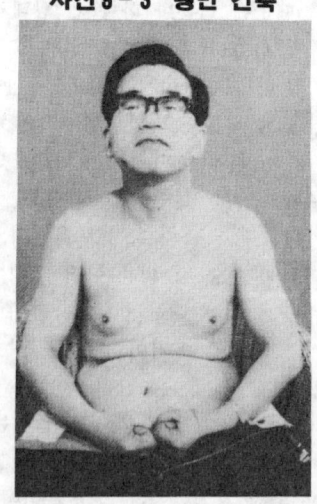

그리고 완전 호기에 17~20초가 걸린다. 그러나 이것은 대체적인 표준이며 다소의 장단은 실시자의 자유로 할 수 있다.

완전 호흡의 요점은 호흡·배·마음의 조화와 팔의「융합 동작」에 있다. 호흡·배·마음의 조화는 조화 호흡의 안목이며 오랜 연구 끝에 비로소 대성된 것으로, 요컨대「호흡으로써 배를 단련하고 마음을 키운다」는, 참으로 새로운 심신 단련법이다. 여기에서 설명하는 완전 호흡은 게다가 팔의 융합 동작을 더함으로써 한층 더 효과가 오르게 하고 있다. 팔의 융합 동작으로는 ① 생리적으로 흡기와 더불어 양 손을 들어올리며 또한 호기와 더불어 내린다. 이로써 흉곽을 한층 확대시키고 또한 협소하게 한다. 즉 전체의 호흡량을 증가시키는 것이다. ② 심리적으로 호흡과 함께 하는 팔의 동작은 처음에는 의식적이지만 숙련되면 거의 무의식적으로 하게 되며 일종의 황홀 상태에 들어가게 된다. 정신면의 활동은 이 때 가장 고조(高潮)된다.

● 정신 수양과 완전 호흡

정신면의 수양과 개발에 이 완전 호흡을 활용하면 효과가 크다. 이 경우에는 양 손의 동작은 생략하고 호흡법만을 이 완전 호흡에 의해서 한다.

실습에 들어가기 전에「정사(靜思)」를 한다. 정사라 함은 생각을 가라앉힌다는 뜻이며 되도록 잡념과 망상을 없애고 호흡 실습에 전념하기 위해서이다. 다음에 소파랑 호흡을 5~6회 거듭하고 바른 상허 하실 자세를 취한다.

① 완전 흡기

흡기는 흡입 충만의 원칙에 따른다. 우선 대기를 코를 통해 조용히 들이마시고 흉곽을 펴서 가슴 가득히 들이마시도록 한다. 이것이 흡입이다. 여기에 흡기를 계속하면 횡격막이 수축 하강하여 복부가 부풀어 오른다. 이것이 충만 또는 복만이다.

② 지기(持氣)

흡입 충만으로 흡기를 끝냈으면 상체를 다소 앞으로 굽히며 명치부를 부드럽게 하여 안으로 오무림과 동시에 코로부터 콧소리와 함께 숨을 내보낸다. 이것이 누기이다. 이 누기와 동시에 하복부 단전에 힘을 주며 복압을 높인다. 이것이 충실이다. 이 충실은 반드시 항문을 굳게 닫고 하복부를 세게 위로 감아올리듯 해야 한다.

3. 완전 호기

누기 충실이 끝나면 완전 호기로 들어간다. 이 때는 충실 때보다 한층 더 하복부에 힘을 주는 기분으로 서서히, 마치 향을 피울 때의 연기처럼 숨을 천천히 내쉰다. 즉 단전의 힘으로 숨을 천천히 토해 내는 것이다. 이런 호기를 계속하면 점차 횡격막이 올라오고 하복부는 평평해진다. 이것이 긴축이다.

이상으로 완전 호흡에 대한 설명을 끝냈다. 완전 호흡은 이것만으로도 단독 실습할 수 있다. 그 외에 조화 호흡법에는 태양 호흡·대지 호흡·태아 호흡 등 심리적인 면에 중점을 두는 호흡법이 여러 가지 있다. 이들 역시 이 완전 호흡이 기본으로 되어 있다. 태양 호흡과 대지 호흡의 개요에 대해서는 뒤에 설명한다.

이상 조화 호흡법을 실제로 하게 되면 여러 가지 의문도 있게 될 것이다. 그러나 노력을 거듭해 가는 동안에 자연스럽게 이해할 수 있게 될 것이다.

인연이 있어 본서를 손에 넣게 된 독자께서는 우선 최초로 파랑 호흡법만이라도 반드시 실습해 주기 바란다. 머리로 이해할 것이 아니라 몸으로 익혀야 참다운 이해가 이루어진다. 즉 참다운 이해는 체험으로써 얻어지는 것이다. 내일부터가 아니라 지금 오늘부터 실습하여 조화 호흡의 진가를 깨닫기 바란다.

6. 태양 호흡·대지 호흡(太陽呼吸·大地呼吸)의 개요

완전 호흡을 충분히 마스터하면 대지 호흡·태양 호흡·관념 호흡으로, 보다 깊은 정신적인 분야로 들어가게 된다. 여기서는 가장 실제적인 태양 호흡과 대지 호흡의 개요에 대해 설명하기로 한다.

천문학적으로 보면 우리가 생존하는 지구는 태양계에 속하는 한 혹성이며 태양계 혹성과 더불어 일정한 거리를 유지하면서 태양을 중심으로 그 주위를 규칙적으로 공존하는 가운데 자존하고 있다. 이에 대해 태양은 아낌없이 그 광선과 열에너지를 쏟아 주고 있다. 우리는 직접 또는 간접으로 태양의 은총을 받으며 생존하고 있다. 또한 대지는 이 태양 에너지를

제3부 단전 호흡의 이론과 실제 173

수용하고 이에 물과 공기를 사용하여 많은 생물을 생성, 육성한다.

20세기 후반에 인류는 지구 외의 천체에 그 발자국을 남겼다. 이것은 인류가 시작된 이래의 장한 거사이다. 그러나 거기에 태양의 은총은 있더라도 물과 공기가 없는 몹시 건조한 환경이 있을 뿐, 지구에 사는 인간으로서는 결코 바람직한 곳이 되지 못했다.

태양의 은총을 받아, 또 물과 공기의 혜택을 입어 비로소 우리는 인간다운 생활을 영위할 수가 있다. 인간뿐 아니라, 모든 생물을 잉태하고 키우는 태양과 대지의 은총을 생각할 때, 사람 누구나가 마음을 갖고 있듯이 태양 및 대지의 마음을 느낄 수가 있을 것이다. 우리는 새로 개발된 태양 호흡법 및 대지 호흡법에 의해 태양과 대지를 가까이 느끼게 되며 감사하는 마음을 금할 수 없게 된다.

태양 호흡이나 대지 호흡은 그에 의해 천지 일체·만물 동근(萬物同根)의 관념을 더욱 깊게 하고 인간 생활의 깊이를 더욱 깊게 하는 호흡법이다. 이 태양 호흡·대지 호흡은 더불어 완전 호흡을 이용하여 한다.

태양 호흡은 다음과 같은 사념(思念)을 이용한다.

① 깊은 흡기(흡입 충만)인 때는 「태양의 빛과 에너지, 지금 대기와 함께 내 몸 안으로 들어왔도다. 온 몸에 넘쳐 흐르도다」고 사념한다.

② 지기(持氣:누기 충실)──강력한 복압을 지속하면서 이번에는 「온 몸에 넘치는 태양의 빛과 에너지는 다시 내 단전(하복부)에 바다처럼 모여들어 단전을 완전히 태양화하고 있다」고 사념한다.

③ 그리고 끝으로 긴 호기(팽만 긴축)에서는 「온 몸이 점차 커지고 대 허공에 넘쳐 퍼져 이제 바야흐로 태양과 일체화한다」고 사념한다.

이상과 같은 사념으로써 이미 거기에는 슬픔도 걱정도 노여움도 탐욕도 없이 자신의 마음을 태양과 같이 만들 수가 있다.

이어서 대지 호흡에서는 다음과 같은 사념을 이용한다.

① 깊은 흡기(흡입 충만)에 있어서는 「물과 대기에 충만한 대지는 태양 에너지를 얻어 만물을 키운다. 그 생성 화육(生成化育)의 힘을 내 몸 속으로 받아들이고 있도다」고 사념하며,

② 지기(누기 충실), 즉 복압 호흡을 지속하면서 「대지가 지니는 광대함·포용성·만물을 키워내는 힘, 정화력 등을 내 단전에도 단단히 거두어들인다」하고 사념하고,

③ 긴 호기(팽만 긴축)에서는 「이상과 같은 대지의 덕성을 터득했으면 이제 이를 남에게도 미치게 하자」고 사념한다.

그러나 10인 10색이라고 하듯이 사념도 사람 마다 달라서 나쁠 것은

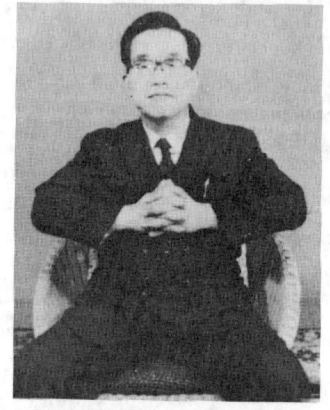
하늘로 들이마시고

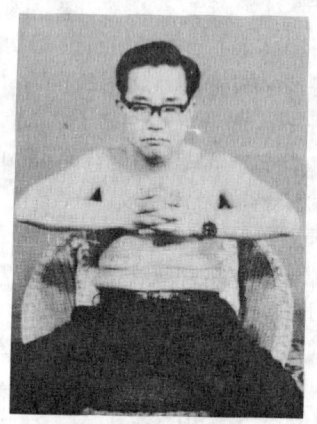
들이마실 때는 가볍게

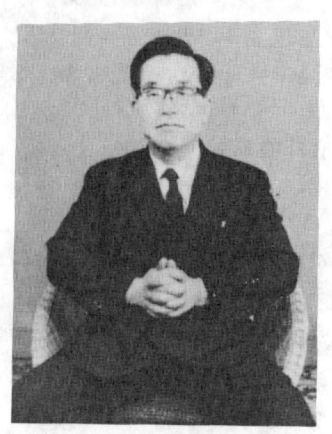
땅으로 내 쉰다.

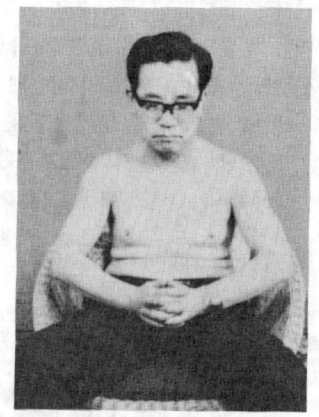
④ 내쉴 때는 길게

**사진 10
단전 호흡의 실습
(태양 호흡과 대지 호흡을 한다)**

없다.

 이러한 사념 속에 파묻히며 염식(念息)하는 것은 마음과 호흡과 몸을 완전히 하나로 만들고 인생의 깊이를 더욱 느끼게 해 줄 것이다. 이 태양 호흡·대지 호흡에 의해 자신의 몸과 마음이 대자연과 일체화되고 그럼으로써 대자연의 마음을 자신의 것으로 할 수 있다.

우리들 인간은 그 예지를 결집하여 바야흐로 거대한 과학 시대를 구축해 가고 있다. 그것은 인간 이외의 생물로서는 흉내낼 수 없는 바이며 곧 인간 예지의 훌륭함을 상징하는 바이기도 하다. 그러나 거대한 과학 시대도 한 꺼풀 벗기고 보면 대자연을 잊어버린 생활에 빠지고 심신이 모두 사방으로 흩어지는 생활이 될 우려를 언제나 지니고 있다. 이러한 현대인만큼 더우기 우리는 조화 호흡법과 같은 복압 호흡을 착실하게 익혀 마스터함으로써 대지 호흡·태양 호흡까지 완전히 자기 것으로 해야 할 것이다. 그리하여 때와 장소를 가리지 않고 어느 경우에나 차원 높은 완전 호흡으로써 자연과 일체가 되는 경지를 항상 지녀 주기를 바라는 바이다.

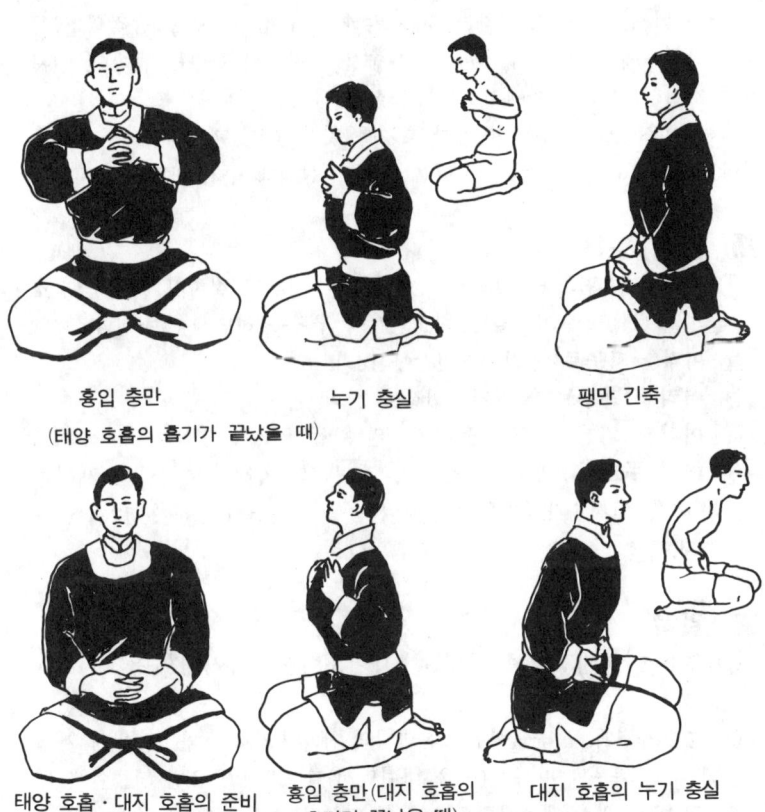

흉입 충만　　　　　누기 충실　　　　　팽만 긴축
(태양 호흡의 흡기가 끝났을 때)

태양 호흡·대지 호흡의 준비　　흉입 충만(대지 호흡의　　대지 호흡의 누기 충실
　　　　자세　　　　　　　　　흡기가 끝났을 때)

(태양 호흡과 대지 호흡을 한다)

제3장
전신 호흡 운동

 이 조화 호흡법에서의 전신 호흡 운동이라 함은 각 부분의 운동을 머리에서부터 발 끝까지 실시하는 것을 말하며 이 경우, 모든 동작의 공통점은 하복부에 힘을 주어 후, 하고 숨을 내쉬면서 한다는 점이다. 일관하여 호기성 복압 상황에서 전신 동작을 하는 것이다.
 이는 매우 중요한 점이며 힘찬 호기를 잊게 되면 그 효과는 반감된다. 이상과 같은 주의를 지키면서 다음 순서로 실행해 주기 바란다.

■ 머리 부분
① **머리의 앞뒤 운동**: 앞으로 숙이기(하나), 뒤로 젖히기(둘), 앞으로 숙이기(셋) …… 이것을 12회, 번갈아 구령을 하면서 실천한다.
② **머리를 좌우로 굽히기**: 번갈아 12회.
③ **머리를 좌우로 돌리기**: 번갈아 12회.
④ **머리의 회전**: 오른쪽 돌리기, 왼쪽 돌리기 각 6회.
⑤ **머리 누르기**: 앞머리, 옆머리, 뒷머리의 차례로 손바닥의 새끼손가락쪽, 엄지손가락쪽을 사용하여 숨을 내쉬면서 강하게 12회씩 누른다.

■ 얼굴
① **얼굴 마사지**: 양 손을 얼굴에 대어 위아래로 마사지(숨을 내쉬며) 12회.
② **눈**: 가볍게 두 눈을 감고 손바닥의 새끼손가락 쪽을 그 위에 가볍게 대고 좌우로 마사지(숨을 내쉬면서)를 12회씩 3번 되풀이한다.
③ **코**: 좌우의 집게손가락으로 코의 양쪽을 마사지한다. 12회.
④ **위·아래턱**: 손가락을 구부려 좌우 다섯 손가락 끝으로 위턱을 내

쉬는 숨과 함께 강하게 누른다. 12회. 위턱 다음에 아래턱을 한다. 구령과 함께 12회.
⑤ 귀 : 집게손가락을 귓구멍에 넣고 엄지손가락과 함께 귓밥을 잡은 뒤 숨을 내쉬면서 아래·위로 진동시켰다가 순간적으로 집게손가락을 뗀다. 12회씩 2번.

■ 목

① 목덜미 : 목 뒤쪽에 좌우 손가락을 구부려 대고 아랫배에 힘을 주어 후, 후, 후하고 숨을 내쉬면서 강하게 누른다. 12회.
② 목 : 좌우 손바닥과 손가락을 사용, 양 손을 교차시켜 목부분을 호기와 함께 주무른다. 12회.

■ 팔

① 왼팔 돌리기 : 오른팔을 왼어깨에 대고 왼팔을 앞으로 돌리기(12회회), 뒤로 돌리기(12회).
　오른팔 돌리기 : 왼쪽과 마찬가지로 숨을 토하면서 12회.
② 어깨 두드리기와 팔 두드리기 : 좌우 12회.
③ 양팔 올리고 내리기 : 양 팔을(어깨까지) 올리면서 숨을 들이마시고 내리면서 하복부와 양 팔에 힘을 줌과 동시에 숨을 내쉰다(천천히 6회).

■ 가슴

① 폐 : 양 손을 가슴에 대고 토해 내는 숨으로 가슴을 오므린 다음, 들이마시는 숨으로 가슴을 펴면서 가슴 마사지(12회).
② 심장 : 오른손을 왼쪽 가슴에 대고 소파랑 호흡(12회).

■ 배

① 횡격막 : 좌우 손가락 끝을 명치에 깊이 넣듯 하며 소파랑 호흡(12회).
② 태양 신경 무리 : 명치 속에 태양 신경 무리가 있으므로 명치를 더욱 오므리면서 마음을 모아 소파랑 호흡(12회).
③ 아랫배 : 양 손을 아랫배에서 깍지끼고 항문을 오므리며 배를 감아 올린다. 숨을 토하면서 아랫배에 힘주어 12회.

■ 등

좌우 양 손을 가볍게 쥐고 손등을 등에 댄 뒤 리듬을 붙이면서 위아래로 이동시킨다.

아랫배에 힘을 주고 숨을 토하면서 6회씩, 그것을 3번 되풀이한다.

■ 허리

허리에 손을 대고 후, 후, 후하고 숨을 내쉬면서 손을 허리에 댄 채 팔의 상하 운동을 12회.

■ 엉덩이

숨을 내쉬면서 주먹쥐어 엉덩이를 12회 두드린다.

■ 다리

마찬 가지로 허벅지 윗부분, 아랫 부분을(숨을 내쉬면서) 12회씩 두드린다(허벅지 윗부분, 허벅지 아랫 부분 합계 24회).

■ 상체 굽혀 펴기

두 손을 올리고 숨을 세차게 내쉬면서 상체를 앞으로 굽힌다. 팔과 다리를 편 채로 몸을 둘로 접듯이 한다. 손 끝과 발 끝을 접근시킨다.

숨을 충분히 토해 냈으면 손을 뻗친 채 상체를 일으키고 숨을 들이마신다. 이를 12회 반복한다.

■ 발바닥

좌우 양 손 엄지손가락 끝으로 처음에는 오른발바닥 장심을 강하게 누른다. 12회.

다음에 왼발 장심을 역시 마찬 가지로 12회 강하게 누른다. 모두 호기성(呼氣性)에 복압을 주면서 한다.

*　　　　　*　　　　　*

이상은 이 순서대로 해야 한다는 것은 아니며 단독으로 어느 것을 하든 무방하다. 다만 잊지 말아야 할 것은 모든 동작을 숨을 토해 내면서, 또한 복압을 주면서 해야 한다는 점이다.

전신 호흡 운동 사진 해설
(이하는 모두 조화 호흡의 응용이며 심신 강화법이다)

■ **머리 부분의 운동**
① 머리의 앞뒤 운동
② 머리의 좌우 기울이기 운동
③ 머리의 좌우 돌리기 운동
④ 머리의 회전 운동
⑤ 목돌리기 운동

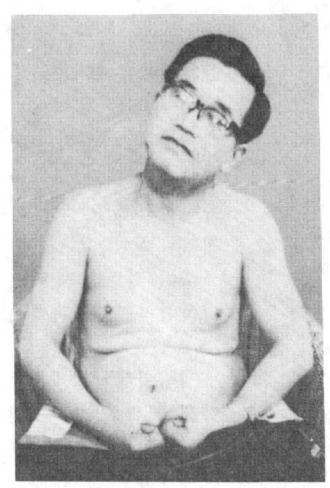
사진 1

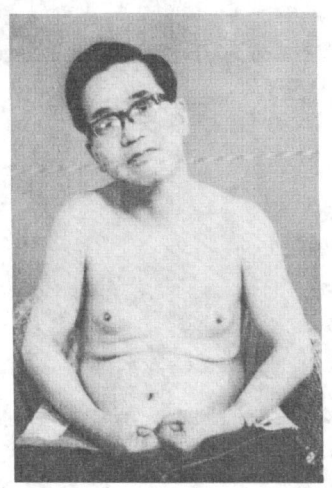
사진 2

 이상은 일반 체조와 마찬 가지이지만 이들 동작을 모두 내쉬는 숨과 함께 아랫배에 힘을 주면서 한다.

■ 얼굴 운동

안면 및 코·귀·아래위턱에 대한 마사지. 이들 마사지도 복압을 주고 숨을 후, 후, 하고 내쉬면서 한다.

특히 안구 마사지는 가볍게 눈을 감고 네 손가락 또는 손바닥의 작은손가락쪽을 그 위에 댄 뒤, 가볍게 눌러서 한다.

눈의 마사지는 눈이 피곤할 때 언제든 하는 것이 바람직하다. 안구의 체액 교류를 촉진하고 눈이 또렷해지게 한다. 그리고 이 마사지는 내장·녹내장의 예방도 된다.

눈을 감고 그 위에 좌우 손의 각 네 손가락을 댄다. 복압을 주면서 내쉬는 숨과 함께 좌우로 마사지한다. 안구내의 체액 교류를 촉진하고 눈이 또렷해진다.

눈이 피로할 때 이를 되풀이하면 효과적이다.

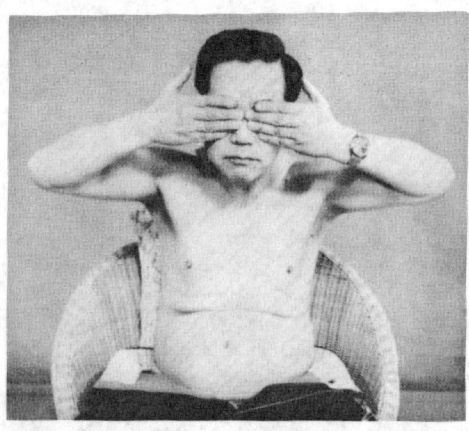

사진 3

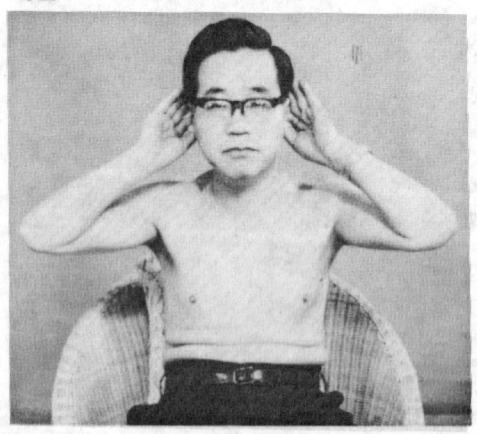

사진 4

귓구멍에 집게손가락을 넣고 엄지손가락과 함께 귓밥을 잡는다. 복압을 주고 내쉬는 숨과 함께 좌우로 마사지한다. 순간적으로 집게손가락을 뗀다. 이 때 외이도에 음압이 생긴다. 가벼운 귀

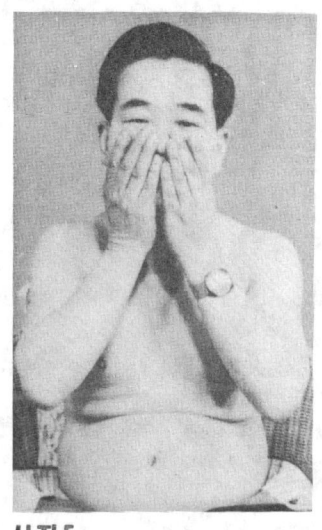
사진 5

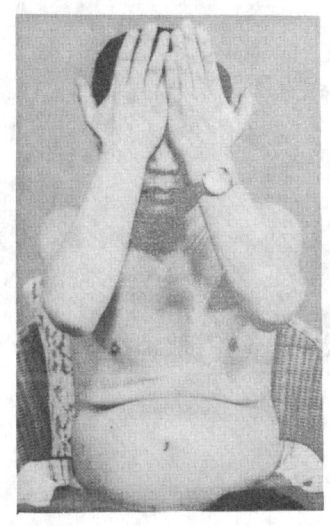
사진 6

울림 등은 쉽게 나아 버린다.

■ 목의 마사지

● 방 법
목부분에 좌우 손의 네 손가락을 대고 아랫배에 힘을 준 다음, 후, 후, 하고 숨을 내쉬면서 강하게 누른다. 목근은 어깨 근육과 함께 유산이 정체되기 쉬워, 어깨가 뻐근한 원인이 된다. 이것을 잘 풀어 주는 것이 중요하다.

● 효 과
어깨의 뻐근함과 두통이 해소된다.

● 방 법
좌우 양 손을 교차시키고 목을 가볍게 마사지한다. 이 부분에는 좌우에 갑상선 및 부갑상선이 안쪽에 있다. 또한 옆으로는 목동맥동(頸動脈洞)이 있어 맥박의 빈번해짐과 고혈압을 콘트롤한다. 이 부분도 가볍게 마사지해 준다.

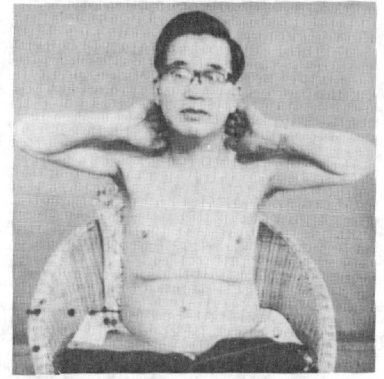
사진 7

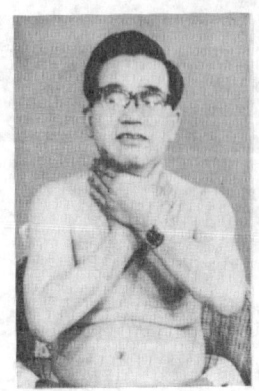
사진 8

● 효 과

갑상선, 부갑상선의 기능 조절과 고혈압 및 맥박이 빨라지는 것에 대한 조절을 해 준다.

■ 좌우 팔 돌리기

앞쪽 돌리기 뒤쪽 돌리기를 좌우로 4동작씩 한다. 이 경우 팔과 아랫배에 힘을 주며 숨을 내쉰다. 숨을 들이마실 때는 힘을 뺀다.

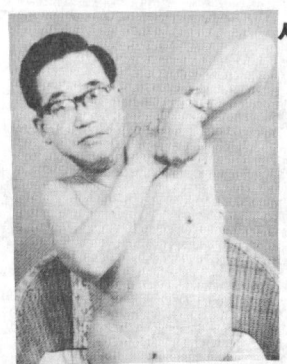
사진 9

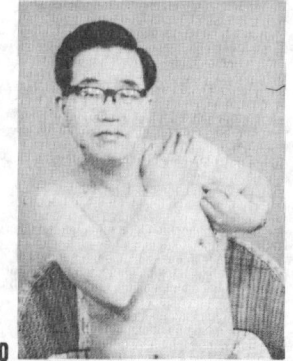
사진 10

① 앞쪽 돌리기를 할 때는, 팔을 아래에서 위로 올릴 때에 호기로써 복압을 준다.

② 뒤쪽 돌리기를 할 때는 팔을 위에서 아래로 내릴 때에 호기로써 복압을 준다.

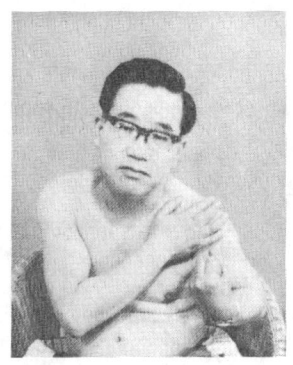
사진 11

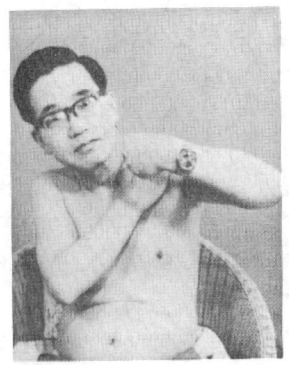
사진 12

■ 상체와 팔의 운동
● 방 법

　주먹을 쥔 채 가볍게 숨을 들이마시고 양 팔을 올린다. 이어서 양 팔과 하복부에 힘을 주면서 숨을 내쉰다. 좌우 주먹은 어깨 부분에 둔 채로 한다. 이 때 충분히 숨을 내쉰다(몇 번 되풀이 한다).

● 효 과

　이것은 모든 내장의 혈액 순환을 도와 주는 방법이며 피로했을 때 하품 대신에 이 동작을 하면 기운이 다시 난다. 뇌의 순환도 좋아지므로 머리가 피로할 때도 이를 7~8 회 되풀이하면 상쾌해진다. 내쉬는 숨으로 가하는 복압은 강할수록 좋고 이것은 일명 인왕선(仁王禪)의 호흡이라고도 한다.

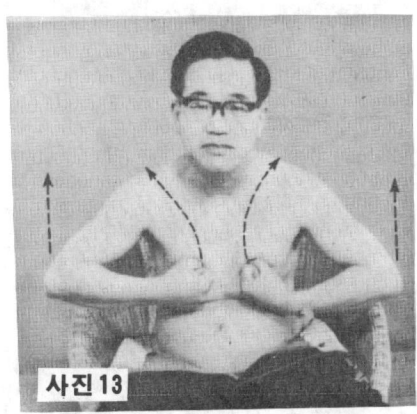
사진 13

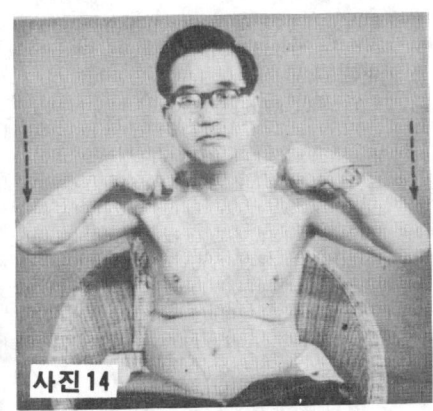
사진 14

■ 상반신 상하 운동
● 방 법
　좌우 양손을 쥐어 주먹을 만들고 손등을 등에 대어 상하로 이동시킨다. 이 경우도 배와 팔에 힘을 주고 후, 후, 후, 하고 숨을 토해 내며 상하 동작을 한다. 손의 움직임과 함께 리듬을 주어 몸통도 함께 상하 동작시킨다. 마치 승마나 조깅을 하는 상태와 같으며 설사 2~3분간이라도 이를 실천하면 매우 상쾌해진다.
● 효 과
　척수 신경을 담고 있는 척수액 및 뇌에서의 수액을 상하 동작으로 움직일 수 있어서 매우 효과적이다.
　(주사기를 사용하여 하는 척수액의 펌핑과 같은 효과가 있다.)

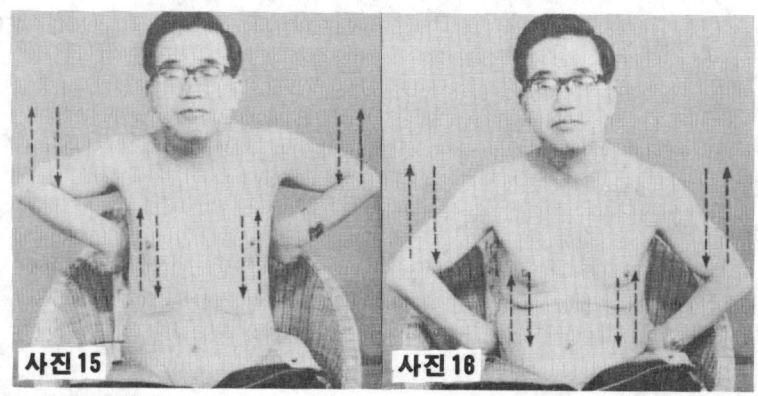

■ 하반신 운동
● 방법
　복압을 주면서 숨을 세차게 내쉰다. 동시에 허리와 다리를 두드린다. 이를 몇 차례 되풀이한다. 마지막에 좌우 손가락 끝을 펴서 발 끝에 댄다. 이를 되풀이하기 위해서는 상체를 일으키면서 가볍게 숨을 들이마신다. 다음에 숨을 내쉬면서 상체를 굽혀 손가락과

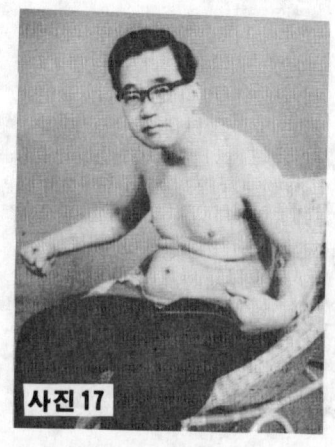

제 3 부 단전 호흡의 이론과 실제 185

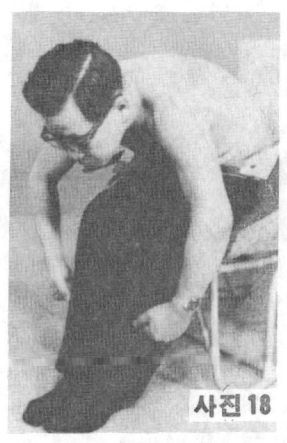
② 양 다리를 두드린다.

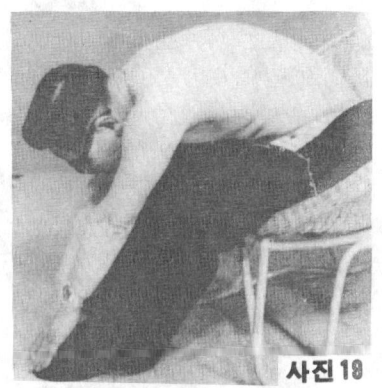
③ 상체를 굽혀 편다. (굽힐 때 숨을 내쉬고 펼 때 들이마신다.)

발가락이 닿게 한다.
● 효 과
허리 및 다리의 강화

■ 상체 굽혀 펴기 운동
● 선 자세
숨을 토해 내면서 상체를 앞으로 굽힌다. 무릎을 세운 채로 좌우 손가락 끝을 바닥에 댄다. 상체를 일으킬 때 숨을 들이마신다. 이를 몇 차례 되풀이한다.

● 앉은 자세
양 팔과 양 다리를 펴고 상체를 앞으로 구부려 손가락과 발가락을 댄다. 이 경우에도 반드시 숨을 내쉬면서 한다(숨을 멈추면 가슴에 압력이 생기고 혈압도 올라가게 된다). 이어서 상체를 일으키면서 숨을 들이마신다. 이를 몇 차례 되풀이한다.

선 자세에서의
상체 굽혀 펴기 운동

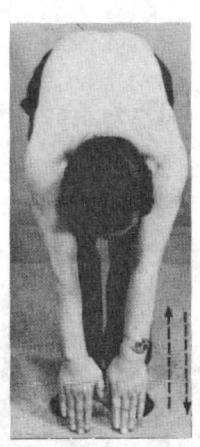
사진 20

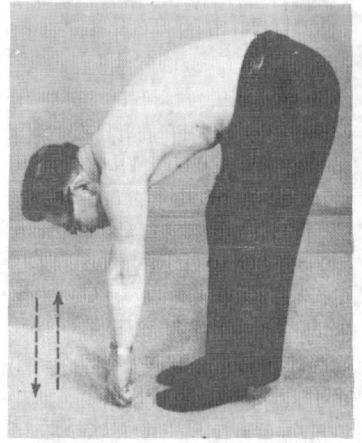

사진 21

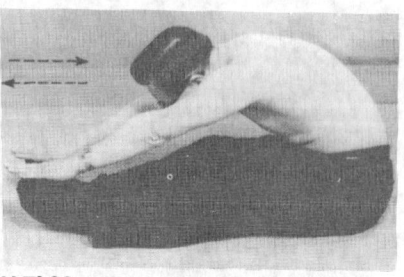

사진 22
앉은 자세에서의 상체 굽혀 펴기 운동
(굽힐 때 숨을 내쉬고 펼 때 들이마신다)

■ 두통 해소

① 좌우 양손을 어깨 높이까지 올리면서 숨을 충분히 들이마신다.
② 다음에는 양 팔을 내리면서 조용히 시간을 들여 숨을 완전히 토해 낸다. 들이마시는 숨은 짧아도 되지만 내쉬는 숨은 되도록 길게 한다. 그것은 석가모니의 입식단·출식장(入息短·出息長)의 호흡법이며 온 몸의 혈액 순환이 활발해지고 뇌의 순환이 좋아진다.

① 숨을 들이마시면서 양 팔을 올린다.   ② 시간을 들여 숨을 모두 토해 낸다.
사진 23   **사진 24**

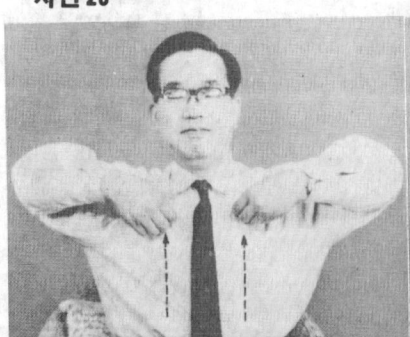
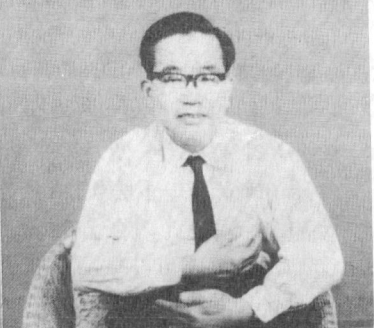

제 3 부 단전 호흡의 이론과 실제 187

■ 어깨와 팔 두드리기

① 팔과 아랫배에 힘을 주고 숨을 내쉬면서 어깨와 팔을 두드린다. 좌우 각 20회 정도이지만, 여러번 할수록 좋다.
② 일을 하는 데서 오는 피로는 이로써 해소되고 또한 새로운 기력이 솟아난다.
③ 장소와 시간을 가리지 않고 언제 어디서든 할 수 있다.

사진 25   사진 26

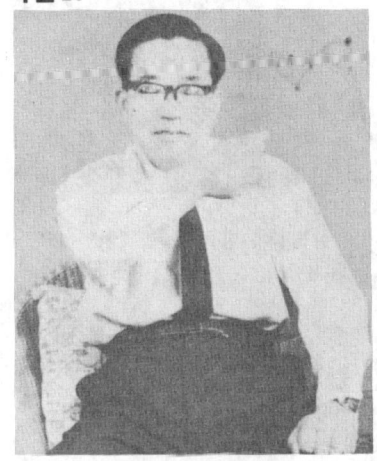
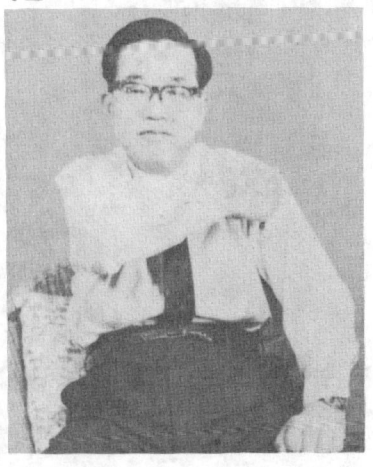

① 좌우 양어깨 두드리기(숨을 토하면서).   ② 좌우 양 팔 두드리기

■ 허리 삐끗 예방 체조

① 숨을 들이마시면서 무릎 관절을 구부린다. 등뼈는 똑바로 편 채(등뼈를 구부리고 무거운 물건을 들어올리면 추간판 헤르니아를 일으키기 쉬우므로 주의해야 한다).
② 무거운 것을 들어올리는 셈이므로 상체를 편다. 이 때 아랫배와 양 팔에 힘을 주고 숨을 세차게 토해 낸다. 하나, 둘하고 구령을 붙이면서 20~30회 되풀이 한다.
① 에서 들이마시고 ②에서 내쉰다.

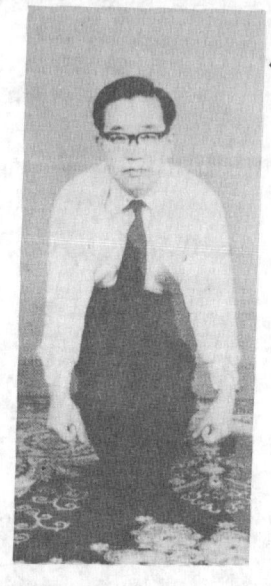

사진 27

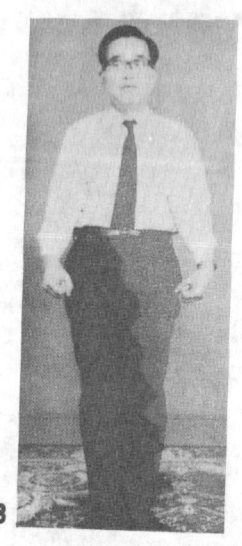

사진 28

① 숨을 들이마시며 양 무릎을 구부린다.
② 아랫배에 힘을 주고 내쉬면서 양 무릎을 편다.

■ 누워서 하는 조화 호흡(배꼽 들기 운동)
● 제 1 법(흡기성 복압 호흡)
① 숨을 들이마시면서 배꼽을 천정을 향해 올린다.
② 배꼽이, 들이마시는 숨으로 인해 최대한으로 높아지면 온 몸의 힘을 빼고 숨을 조용히 내쉰다. 숨을 내쉴 때 구령을 붙인다.
● 제 2 법(호기성 복압 호흡)
① 제 1 법과는 반대로 이번에는 숨을 내쉬면서 배꼽을 천정을 향해 올린다.

제 1 법은 흡기에서, 제 2 법은 호기에서 배꼽을 올린다.

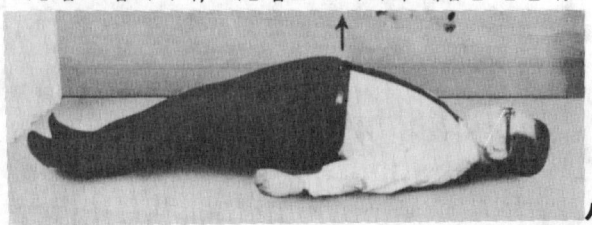

사진 29

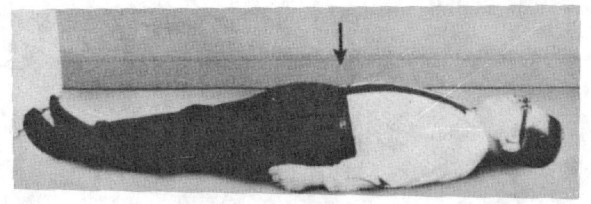

사진 30

제1법은 호기에서, 제2법은 흡기에서 온몸의 힘을 뺀다.

② 배꼽이, 내쉬는 숨으로 인해 최대한도로 올려지면 온 몸의 힘을 빼며 숨을 조용히 들이마신다. (구령은 제1법과는 반대로 처음의 동작에서 한다).

제1법, 제2법, 어느 쪽이든 무방하다. 20~30회 하면 잠이 잘 오고 아침에 일어나면 정신이 맑다. 숙면할 수 있고 수면 시간이 짧아도 된다. 20회를 하려면 상당한 노력이 필요하지만 대신 잠이 잘 온다. 약을 사용하지 않는 숙면법인 셈이다

■ 줄넘기를 사용한 복압 호흡 운동

① 숨을 들이마시면서 무릎 관절을 구부려 상체를 낮춘다(등뼈는 바로 세운다).

① 흡기에서 무릎을 구부린다.
② 상력한 호기로 무릎을 편다.
③

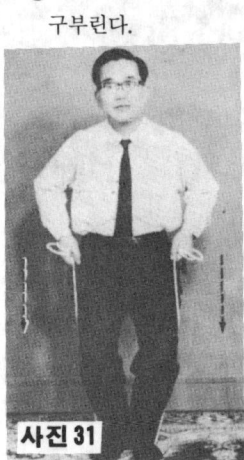
사진 31

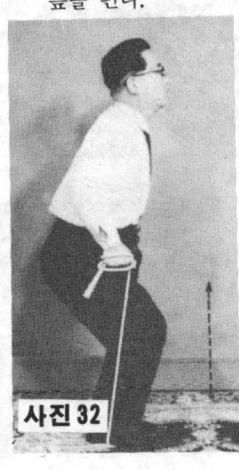
사진 32

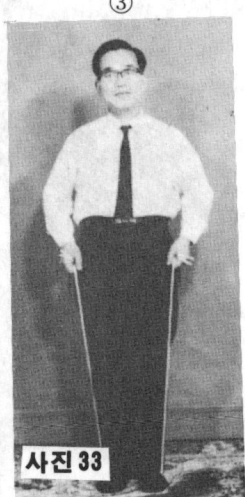
사진 33

② 숨을 내쉬면서 줄을 사용하여 몸을 들어올리는 기분으로 상체를 편다(내쉬는 숨으로 아랫배와 양 팔에 저절로 힘이 들어가는 복압 호흡).
③ 상체를 완전한 바로 자세가 되기까지 줄을 당긴다(이것으로서 강력한 복압이 가해진다).

■ 줄을 사용하여 누워서 조화 호흡하기
● 제1법
① 줄을 양 발의 발바닥 장심에 걸친다. 다음에 오른무릎을 세우고 왼다리를 펴면서 줄을 당긴다. 복압을 주고 숨을 내 쉬면서 당긴다.
② 이어서 왼무릎을 세우면서 오른다리를 펴고 복압을 가하면서 줄을 당긴다. 모두 내쉬는 숨으로 복압을 준다.
　좌우 번갈아 하나, 둘, 셋, 넷, 하고 구령을 붙이면서 20~30회를 한다.
　줄을 활용하면 누운 자세에서도 강한 복압이 잘 주어진다.

● 제2법
① 흡기에서 양 무릎을 세운다.
② 호기에서 양 무릎을 편다. 이 때 줄을 강하게 당길수록 강한 복압이 걸린다.

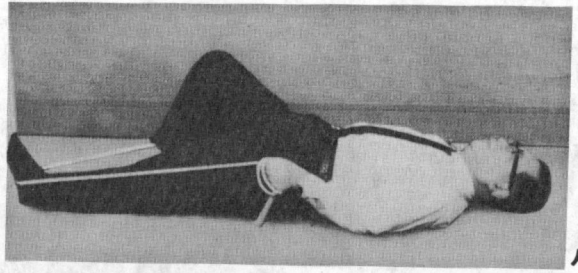

사진 34

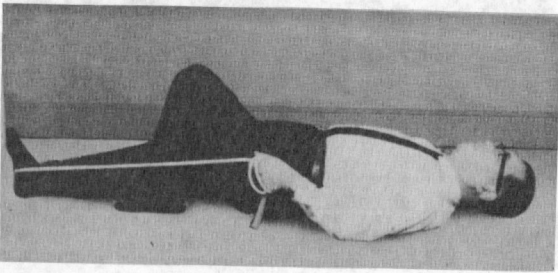

사진 35

● 제3 법

① 처음에는 발바닥의 장심에 줄을 걸고 누운 자세를 취한다.
② 줄을 당기면서 상체를 일으킨다. 반드시 숨을 내쉬면서 한다. 그렇게 되면 자연히 호기성인 강한 복압을 주게 된다.
③ 상체를 다소 앞으로 기울이게 되기까지 숨을 내쉰다.
④ 숨을 모두 내쉰 다음 다시 가볍게 숨을 들이마시면서 누운 자세로 되돌아간다.

＊주의

상체를 일으킬 때 숨을 멈추면 안 된다. 그러기 위해서는 하나, 둘, 셋 하고 구령을 붙이면서 일으키면 된다. 20~30회 이상 되풀이한다.

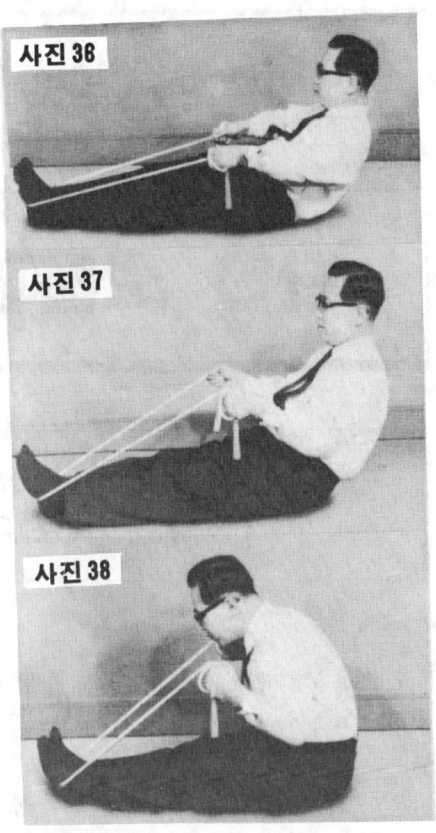

사진 36
사진 37
사진 38

제4장

단전 호흡법 문답

언제 어디서나 할 수 있는 3호1흡법(三呼一吸法)

　단전 호흡법의 첫걸음은 「3호 1흡법」의 터득이다. 이해를 돕기 위해 문답 형식으로 설명하기로 한다. 초보자도 이해하기 쉽게 문답했기 때문에 다른 내용과 중복될지 모르지만 양해하기 바란다.

　——3호 1흡법이란, 어떤 호흡을 말합니까?
　답 이론은 나중에 설명하기로 하고 실제로는 다음과 같이 합니다. 말로 표현한다면 하, 하, 하, 하고 정성들여 세 번 숨을 토하는 것부터 합니다.
　——그런거라면 나도 할 수 있을 것 같습니다.
　답 좋은 일은 서두르라고 했읍니다. 함께 해 봅시다. 하, 하, 하·하 하, 하·하, 하, 하!
　——몇 번 정도 합니까?
　답 조화호흡법에서는 일단 12회를 1사이클로 하고 있읍니다. 때로는 6회 또는 10회씩 해도 무방합니다.
　——구분을 하면서 하는 건 좋군요.

답 그렇습니다. 편의상 3호 1흡을 12회 한 다음에 완식(緩息)을 합니다.

── 완식이란 무엇입니까?

개방하는 숨쉬기입니다. 양 손을 무릎 위에 놓고(손바닥을 위로 하여) 몸도 마음도 릴렉스시킨 호흡을 하면 됩니다. 여러 번 해도 됩니다만 일단 3번으로 하고 있읍니다.

── 상당히 기분이 좋군요.

답 3호 1흡을 12회 하면 숨을 36 회하는 셈입니다. 정성들여 그것을 실천하면 명치 부분이 오므려져 자신도 모르는 사이에 아랫배에 힘이 들어가게 됩니다. 어떻습니까, 당신께서는?

── 과연 그렇군요. 아주 재미있는데요. 정성들여 숨을 내쉬다니 지금까지 전혀 몰랐던 일입니다.

답 그 때 횡격막이 매우 효과적으로 작용한답니다. 숨을 세차게 내쉴 때마다 횡격막이 수축하여 하강하고 그 때마다 장기 안에 있는 정맥혈이 심장으로 철저히 환원하게 됩니다.

── 그래서 혈액 순환이 좋아지는 겁니까?

답 그렇습니다. 그 정맥혈은 심장에서 즉시 폐로 보내지는데 폐로 보내진 정맥혈은 그 안에 있는 탄산 가스를 몸 밖으로 내보내고 싶어하니까 하, 하, 하, 로 대량의 탄산 가스가 몸 밖으로 보내지는 것입니다.

── 과연 3번씩 세차게 숨을 내쉬면 기분이 좋아지는군요.

답 3호 1흡법에서는 얕고 약한 호흡인 때의 3배 이상이나 되는 탄산가스가 배출됩니다.

── 3번 토하고 또 3번 토하고 하는 사이에 자신도 모르게 숨을 들이마시게 되는군요.

답 그래서 나는 이것을 스프링 호흡이라 이름짓고 있읍니다. 스프링식으로 숨을 들이마시게 되기 때문입니다.

── 느닷없이 숨을 가득 들이마시는 심호흡은 어떻습니까?

답 3호 1흡처럼은 산소가 들어오지 않습니다. 마치 만원 전차에서 사람들이 내리기 전에 타려는 것과 같은 이치입니다.

── 알겠읍니다. 튕겨져 나와 버리는군요.

답 이른바 서구식 심호흡은 합리적인 것 같아도 그렇지 않은 데가 있읍니다.

── 그렇군요. 우리가 지금까지 배운 심호흡은 10회 정도 하면 나중에는 하기 싫어집니다.

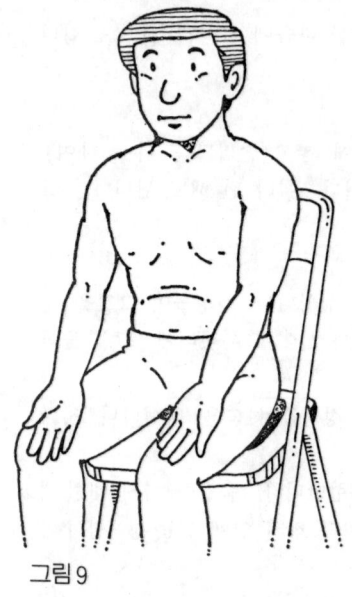

그림 9

답 그 점에 있어서 정성껏 숨을 내쉬는 호흡은 오래갑니다. 그리고 탄산가스를 몸 밖으로 많이 배출할 뿐 아니라, 사실은 의외로 많은 산소가 혈액 안에 받아들여집니다.
—— 하지만 언제나 내쉬는 숨에 노력한다는 것은 쉬운 일이 아니군요.
답 그래도 그 보수로써 많은 보물을 획득하는 셈이 되니까요.
—— 3호 1흡을 효과적으로 실천하려면 어떻게 해야 할까요?
답 12회의 3호 1흡을 가령 A라 하고 완식을 B라 합시다. 이 A와 B를 한데 묶은 것을 5회, 이를 1세트라 합시다. 1세트로 대개 3~5분 정도 걸립니다.
—— 그렇다면 언제 어디서든 할 수 있겠군요.
답 그렇습니다. 어디를 갈 때 버스나 전차를 기다리는 시간이라도 잠깐 활용할 수 있고, 일을 하면서도 잠깐 쉬는 사이에 할 수 있읍니다. 이것을 하루에 10세트 이상 하면 효과적입니다.
—— 1세트만 해도 몸이 후끈후끈해지는군요. 숨을 내쉴 때의 포인트는 무엇입니까?
답 아주 좋은 질문입니다. 숨을 짧게 내쉰다고 말씀드렸읍니다만 또 한가지는 「명치를 오므린다」는 점입니다.
—— 그건 어떤 의미입니까?
답 즉 명치를 오므려 상반신을 활 모양으로 구부리는 것입니다. 이 때 몸을 활 모양으로 앞으로 구부리면서 숨을 내쉬어야 합니다. 그러한 자세로 숨을 내쉬면 자연히 복압을 주게 됩니다. 그 뒤 자세를 다시 환원하면 저절로 숨을 들이마시게 되니까, 굳이 숨을 들이마시는 것을 의식할 필요는 없읍니다.
—— 활 모양으로 앞으로 숙인단 말이군요?
답 예컨대 바로 선 채 갑자기 무릎 관절을 구부리면 명치가 자연히 오므려집니다. 그 느낌을 기억해 두십시오. 이 경우, 그림에서처럼 「상허 하실」 체위라 하여 기분상으로는 상복부(명치 밑)를 허하게 하고 하복부(단전)를 충실하게 채우는 것 같은 자세로 만드는 것이 기본입니다.
—— 이렇게 하면 배꼽 위에 동전을 올려 놓아도 잘 떨어지지 않겠군요.
답 정말 그렇습니다. 동전이 떨어지지 않도록 안정된 상태가 되면 아주 좋습니다. 그렇게 명치를 중심으로 몸통을 둘로 접듯 구부리고, 상반신이 앞으로 숙여지는 과정에서 세차게 하, 하고 숨을 내쉬는 겁니다.
—— 네, 잘 알겠읍니다. 나도 즉시 실천해 보겠읍니다.

앉아서 하는 마라톤

조깅을 건강법으로 생각하고 있는 사람은 의외로 많으리라 생각합니다. 그것은 그것대로 바람직하지만 사람에 따라서는 심장이나 폐에 상당히 많은 부담을 주게 되므로 사고를 일으킬 우려도 있고 또한 조깅을 누구나 할 수도 없읍니다.

그 점에 있어서 심장이나 폐에 부담을 주지 않으면서도 달리는 것과 같은 정도의 효과를 얻을 수 있고 또한 매우 완전한 방법이「앉아서 하는 마라톤」입니다.

이것은 글자 그대로 앉은 채 또는 의자에 걸터앉은 채 손만을 사용하여 마라톤을 하는 방법입니다. 즉 두 발은 움직이지 않고 상반신만 달릴 때처럼 손을 앞뒤로 흔들면 되는 겁니다. 호흡법은 앞에서 설명한 하, 하, 하, 의 3호 1흡을 응용하면 됩니다. 다리를 움직이지 않기 때문에 조깅과는 달리 숨이 차거나 가슴이 뛰는 일이 전혀 없읍니다.

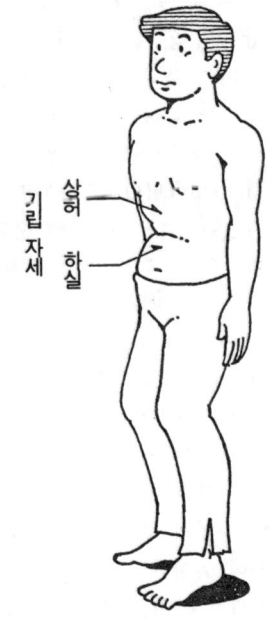

그림10 상허 하실의 체위

또한 달리고 있으면 하반신쪽에 혈액이 많이 돌아가지만, 그럴 필요가 없으므로 그것이 모두 내장이라든가 뇌로 보내집니다. 신선한 혈액은 내장을 강화해 주고 뇌를 명석하게 해 줍니다.

또한 하, 하, 하, 하는 세찬 호기는 심장의 영양 혈관인 관동맥으로 대량의 동맥혈을 보내 주기 때문에 심근의 수축력이 강해지고 심장이 쾌적하게 활동하게 됩니다. 따라서 심근 경색이라든가 협심증의 예방과 치료에 도움이 되며 조깅으로 인한 사고의 우려도 전혀 없읍니다.

이 앉은 마라톤은 3호 1흡으로 하기 때문에 다소 긴 시간을 해도 별로 피로해지지 않읍니다. 이것을 한 뒤에는 온 몸이 훈훈해지고 참으로 상쾌한 기분이 됩니다. 잠도 푹 자게 됩니다.

이에 대해 다시 문답 형식으로 이야기해 봅시다.

—— 지금 이야기를 들으니까 누구나도 할 수 있다니 마음이 편합니다.

답 그렇습니다. 건강법은 아무리 좋은 방법이라도 오래 계속하지 않으면 의미가 없으니까요. 게다가 앉아서 하는 마라톤은 간장을 강하게 해 주기도 합니다.

—— 간장의 작용이 좋아지는 겁니까?

답 간장은 횡경막 바로 아래 있기 때문에 앉아서 하는 마라톤으로 횡경막이 압축됨으로써 간장의 혈액 순환이 활발해지고 따라서 그 작용이 강해지는 겁니다.

—— 얼굴빛이 좋지 않은 사람은 내장이 나쁘다고 합니다만……

답 그렇습니다. 말하자면 횡격막의 작용이 나쁜 겁니다. 따라서 간장의 작용이 저하되고 혈액 순환이 나빠져서 혈색도 나빠지는 겁니다. 그것은 위장으로부터 간장으로 혈액을 나르는 길에 피가 고여 잘 흐르지 않게 되고, 그 때문에 음식을 먹어도 흡수가 나빠지게 되기 때문입니다.

—— 주의 사항이 있으면 말씀해 주십시오.

답 마치 열심히 달리고 있는 것처럼 하, 하, 하, 를 하는데 다소 앞으로 구부린 자세로 하십시오. 그렇게 되면 명치가 안으로 오므려져 세찬 숨을 내쉴 수 있읍니다.

—— 시간은 어느 정도 하면 될까요?

답 아무리 오래 해도 괜찮습니다만, 1회에 5~10분 정도, 하루에 몇 차례 실시하면 심신이 모두 강력해지고 힘이 솟습니다. 날씨가 맑거나 흐리거나 비가 오거나 실천할 수 있다는 점이 장점이기도 합니다.

아기들의 호흡은 이상적인 단전 호흡

　단전 호흡이라는 말을 처음 듣는 사람은 그것이 뭔가 말붙기 힘든 특별한 호흡이라고 생각할지도 모릅니다. 하지만 그것은 현대인이 운동 부족이며 게다가 과도의 정신적 스트레스를 수반하는 생활을 하고 있기 때문에 어느 사이엔가 잊어 버린 탓이며, 본래는 모두 단전 호흡을 해 왔던 것입니다.
　예컨데 아기들은 모두 단전 호흡의 실천자입니다. 본래 단전 호흡은 어른의 지혜로 생각해 낸 것이 아니라, 사실은 철없는 갓난 아기가 그 실천가였던 것입니다. 즉 갓난 아기는 이미 단전 호흡을 하고 있는 것입니다. 따라서 단전 호흡은 매우 자연스러운 것이며 젖먹이 때부터 해 오던 그 방법을 성장한 후에도 계속한다면 새삼 3호 1홉같은 것을 생각하지 않아도 되는 셈입니다. 갓난 아기가 무심히 잠들고 있을 때의 호흡을 관찰해 보면, 처음에 알게 되는 것은 복벽의 기복입니다. 그것은 숨쉬쉬기와 함께 움직입니다. 즉 들이마시는 숨으로 배가 부풀고　내쉬는　숨으로 배가 평평해집니다.
　이것은 무의식 중에도 횡경막이 운동하고 있음을 말해 줍니다.
　더욱 깊이 관찰하여 갓난 아기가 공복을 호소하기 위해 울고 있을 때 배에 손을 대어 보십시오. 우는 소리가 크면 클수록 복압이 강해지는 것을 알 수 있읍니다. 그리고 잠자고 있을 때의 배호흡과는 달리 아기 나름대로의 호기성인 강한 복압 호흡을 하고 있음을 알게 됩니다. 이것이 바로 단전 호흡입니다. 이 강한 복압에 의해 혈액 순환이 활발해지고 성장 발육이 촉진되며 아울러 뇌와 내장 그리고 사지의 성장 발육에도 박차가 가해지는 것입니다. 「우는 아이는 큰다」고 옛부터 합니다만, 참으로 포인트를 파악한 훌륭한 표현입니다.
　어린아이가 어느 정도 성장하여 이제 어른의 표정을 알게 되면 잘　웃습니다. 아기가 웃는 것을 보면 온 몸을 흔들며 웃습니다. 이것이 또한 강한 복압을 수반한 내쉬는 숨으로써 작용하는 것입니다. 그 어느 것을 보아도 아기들의 호흡은 그 성장 발육에 플러스가 되는 호흡 뿐입니다. 여기에도 대자연의 예지를 느낄 수가 있읍니다.
　사람이 누구나 이 태어나면서부터 갖추고 실천해 온 단전 호흡을 성장 후에라도 그대로 실천한다면 모름지기 질병의 태반은 예방할 수가 있을 것입니다.

맺음말

　인생은 원웨이 티켓 여행이다. 가기만 하고 돌아올 수 없는 나그네길이기 때문에 되도록 알찬 여행을 하고 싶은 것이 모든 사람의 소망이다.
　질병과 동반하는 인생 여행 따위는 별로 고맙지 않다. 자신도 고통스럽고 남에게도 폐를 끼친다. 설사 경제적으로는 그다지 높지 못하더라도 건강하기만 하면 내용이 풍부한 생활이 불가능하지만은 않다.
　사람은 누구나 생명의 불길을 태우면서 살아가게 마련이지만 호흡과 먹을 것은 이에 절대로 빠뜨릴 수 없는 존재이다. 이 양자는 마치 새의 양 날개, 수레의 두 바퀴와 같은 것으로 모두 중요하다. 그러나 이 중 먹을 것은 하루에 몇 차례 섭취하는 것으로 족하지만, 호흡은 밤낮 쉴 사이없이 일생을 통해 그 중단이 허락되지 않는다. 그럼에도 불구하고 이 호흡에 대해 의외로 무관심한 사람이 많다. 인생의 대부분은 무의식 중에 이 호흡을 되풀이하면서 살아간다. 그러나 이 무의식적인 호흡에 대해 의식적인 호흡도 할 수 있는 것이며, 그 어느 쪽을 사용하는가에 따라 인생 행로에 명암의 기로가 나뉜다면 어찌 호흡 또한 소홀히 할 수 있을까.
　대철학자이며 대종교가인 석가모니는 의지를 투입한 호흡이 인생에 있어서 얼마나 중요한가를 일찍 터득했다. 그가 도를 이룩한 후에 끊임없이 실천한 것은 입식・출식(入息・出息)의 법이라 부르는 특수한 호흡법이었다. 그것은 들이마시는 숨, 내쉬는 숨에 유의하는 호흡법이며 이른바 의식적 호흡법이다.
　이 호흡법도 처음에는 대뇌를 움직여야 하는 특수 호흡법이 되지만, 수련에 따라서는 전혀 마음을 쓰지 않고도 될 수 있다. 이 특수 호흡법이 마음과 몸을 조절해 주고 충실하게 해 주며 항상 몸과 마음이 일체가 되는 생활을 하게 해 준다. 또한 자연과 더불어 사는 인생을 맛보게 해 준다고 불법에서는 강조하고 있다. 도를 이룩한 후의 석가는 그 후 40여년 동안, 한 번도 질병에 걸리는 일없이 포교 전도 활동에 전념했다. 그가 많은 고난을 초월하고 오랜 세월의 포교 생활을 견디어 낸 그 끈기와 강한 정신력의 배경에는 아마도 특수 호흡법이 있었을 것이라 생각된다.

석가 뿐아니라 사람들은 모두 영험한 능력을 안에 지니고 있다. 그 영험한 작용의 보고를 여는 열쇠는 단전 호흡에 있음이 틀림없다고 나는 생각한다. 석가의 말을 빈다면 호흡에 마음을 기울인 호흡, 즉 의식적 호흡이다.

이것을 다시 현대 생리학적으로 본다면 횡격막에 주체성을 둔 호흡 운동의 실천이 된다. 즉, 복압이 매우 유효하게 작용하는 호흡 운동이며 나는 이것을 단전 호흡(또는 완전 호흡)이라 부른다.

단전 호흡은 심신 그 어느 쪽의 병도 탈락시키고 따라서 심신을 아주 건강하게 유지해 준다. 현대 의학은, 불과 1세기 전에 비할 때, 놀랄 만큼 진보 발전했지만 그래도 아직 암이나 뇌졸중, 심장병 등 3대 성인병을 비롯하여 갖가지 현대병의 증가 앞에 속수무책으로 위협당하고 있다. 완전 호흡이 많은 현대병에 대해 훌륭한 위력을 발휘할 수 있는 것임은 이를 실천하는 사람들에 의해 입증되고 있다.

단전 호흡은 매우 많은 질병을 우리 몸에서 추방해 줄 뿐 아니라, 더욱 나아가서는 질병 따위가 근접할 수 없는 심신의 소유자로 만들어 준다.

잘 조절된 심신으로 항상 대자연 속에 살며 대자연을 잊지 않는, 내용 풍부한 생활이야말로 이 단전 호흡의 실천으로 얻을 수 있다.

단전 호흡은 또한 옛부터 많은 현인들이 그 마음의 눈을 뜨는데 크게 도움이 되어 주었다. 이 어려운 시대에 사는 우리들도 단전 호흡의 활용으로써 진짜 마음의 눈을 열어 보았으면 한다.

편집자

단전호흡 건강법   값 12,000원

1판7쇄 2016년 3월 25일 인쇄
1판7쇄 2016년 3월 30일 발행

역　　자/ 김 주 호
편 집 인/ 정　화

발 행 처/ 서림문화사
발 행 자/ 신 종 호
주　　소/ 경기도 파주시 광탄면 장지산로
　　　　　278번길 68
홈페이지/ http://www.kung-fu.co.kr
전　　화/ (02)763-1445, 742-7070
팩시밀리/ (02)745-4802

등　　록/ 제 406-3000000251001975000017호(1975.12.1)
특허청 상호등록/ 022307호

ⓒ1990.Seolim Publishing Co., Printed in Korea
ISBN 978-89-7186-244-5 13510